Kristen Butler
Rein in die Komfortzone!

kailash

Für meine liebenswerte, bescheidene Großmutter »Midgy«,
die mich zutiefst liebte und inspirierte und mir während
meiner Kindheit unermessliche Geborgenheit,
Sicherheit und Freude schenkte.

Kristen Butler

Rein in die Komfortzone!

Warum wir uns wohlfühlen müssen, um unser volles Potenzial ausschöpfen zu können

Aus dem amerikanischen Englisch von Ursula Pesch

kailash

Die Originalausgabe erschien 2023 unter dem Titel *The Comfort Zone. Create a Life You Really Love with Less Stress and More Flow* bei Hay House, Inc.

MIX
Papier | Fördert gute Waldnutzung
FSC® C014496

Penguin Random House Verlagsgruppe FSC® N001967

1. Auflage
Deutsche Erstausgabe

Published in the United States by: Hay House, Inc.
Published in Australia by: Hay House Australia Pty. Ltd.
Published in the United Kingdom by: Hay House UK, Ltd.
Published in India by: Hay House Publishers India.
Lektorat: Antje Steinhäuser, München
Satz: Satzwerk Huber, Germering
Umschlaggestaltung: ki 36, Daniela Hofner Editorial Design, München
Umschlagmotiv
Druck und Bindung: GGP Media GmbH, Pößneck
Printed in Germany
978-3-424-63255-2

www.kailash-verlag.de

INHALT

Schritt 2: Ergründe, wohin du gehen willst

Schritt 3: Lege fest, wie du dorthin kommst

TEIL III: WERDE EIN KOMFORTZONEN-PROFI

WILLKOMMEN

Beginne hier

Ich möchte, dass du alles vergisst, was man dir je über das Leben in der »Komfortzone« gesagt hat, denn es wird Zeit, dass du dir endlich von einem Ort aus, an dem du dich leicht, natürlich – und ja, *behaglich* – fühlst, ein Leben erschaffst, das du liebst (und dir vielleicht deine größten, kühnsten Träume erfüllst).

Dieses Buch wird die irrtümliche Annahme widerlegen, dass ein Leben in der Komfortzone dich davon abhält, dein bestes Leben zu leben. Es wird Zeit, ein überholtes Paradigma aufzugeben und etwas Neues zu wagen.

Die Komfortzone ist kein Ort, an dem du untätig herumsitzt, weil du damit zufrieden bist, dich dort zu befinden. Sie ist kein Ort mit Barrieren, die dich daran hindern, deine Träume zu leben. Die Komfortzone, über die wir in diesem Buch sprechen werden, ist vielmehr der Ort, an dem sich die wahre Quelle des Wachstums, der Möglichkeiten und der Freude befindet. Dieses beste Leben ist zum Greifen nah, und ich möchte dir zeigen, dass du dich nicht unter Stress setzen musst, um dies zu erreichen.

Das, was ich in diesem Buch mit dir teilen werde, unterscheidet sich von dem, was du normalerweise von anderen hörst. Ja, ich gehe sogar so weit zu behaupten, dass dir noch nie jemand die Komfortzone auf diese Weise erklärt hat. Ich möchte dich persönlich willkommen heißen und einladen, ein neues Paradigma kennenzulernen, das deine Art ändern wird, zu arbeiten und Spaß zu haben, behaglich zu leben oder zu leiden, Erfolg zu haben oder zu scheitern, zu verkümmern oder zu wachsen.

MEIN LEBEN AUSSERHALB DER KOMFORTZONE

Du wirst es nie zu etwas bringen, wenn du immer nur träumst. Du musst realistischer sein. Diesen Kommentar habe ich während meiner Kindheit oft gehört, denn solange ich zurückdenken kann, bin ich eine Träumerin gewesen. Ich spürte eine tiefe innere Berufung und hatte Visionen, die viel größer waren als ich. Ich nahm die Welt durch eine rosarote Brille wahr und strebte fröhlich danach, in allem die gute Seite zu entdecken – trotz eines von Dysfunktionalität geprägten Lebens, in dem Chaos und Unbehagen herrschten.

In meinen ersten Lebensjahren verbrachte ich viel Zeit mit meinen Großeltern, während meine Mutter arbeitete, und verinnerlichte die schwierige Lage, in der sich meine Familie befand, nicht als Teil meiner Identität. Ich erkannte nicht, dass meine Mutter zu kämpfen hatte. Ich war, wie man wohl sagen könnte, der lebende Beweis dafür, dass »Unwissenheit ein Segen ist«. Dann zogen wir von meinen Großeltern weg, und ich kam in die Grundschule, wo ich fortan ein regelmäßiges Feedback erhielt.

Jeden Morgen, wenn ich den Klassenraum betrat, wurde ich wegen der Flecken oder Löcher in meiner Schulkleidung gehänselt. Diese kauften wir oft secondhand, und ich trug sie häufig mehrere Tage lang, ohne dass sie gewaschen wurde. Zur Mittagszeit verkündete die Dame an der Kasse der Cafeteria so laut, dass meine Mitschüler es hören konnten: »Für *dich* ist das Mittagessen kostenlos.«

In der Pause versammelten sich meine Mitschüler um die Schaukeln und sprachen über ihre Hobbys, Freizeitaktivitäten und Familienausflüge, die sie normalerweise sowohl mit einer Mutter als auch einem Vater unternahmen. Ich hatte nie etwas zu erzählen. Meine

Mutter war Single, lebte von Sozialhilfe und zog allein vier Kinder groß. Mein Dad hatte uns verlassen. Er war einer von vier Männern, die sich während meiner Kindheit als mein Vater aufspielten.

Jahr für Jahr musste ich Urteile und Spott ertragen, ja, mir anhören, dass ich nicht klug genug, nicht dünn genug oder beliebt genug sei. Doch die »Nicht-genug«-Botschaft entsprach nie meinem tief empfundenen Selbstwertgefühl.

Nicht nur in den Augen meiner Mitschüler war ich anders. Den Lehrern fiel auf, dass ich in der Regel nicht »lernbereit« in der Schule eintraf, und sie nahmen sich widerwillig extra Zeit für mich, weil ich ihrem Unterricht nicht so schnell folgen konnte wie andere Schüler.

Das Familienleben war nicht einfacher. Ich war in der Tat dankbar dafür, zur Schule gehen zu können, egal, wie viel Ablehnung ich dort erfuhr und wie sehr ich verspottet wurde. Ich konnte meinem Zuhause entkommen, und ich war daran gewöhnt, das Unbehagen zu ertragen, das ich in der Schule empfand.

Tatsächlich wurde mir gesagt, dass Unbehagen eine gute Sache sei.

»Du musst deine Komfortzone verlassen, wenn du etwas Wichtiges tun willst«, pflegte meine Lehrerin zu sagen. Und mein Großvater blies ins gleiche Horn: »Du wirst nie Erfolg haben, wenn du dich zu wohlfühlst.« Und einmal hörte ich, als wir Sportunterricht hatten, wie ein Mädchen im Umkleideraum zu einem anderen Mädchen sagte: »Wer schön sein will, muss leiden.«

Alle schienen diese seltsame Vorstellung zu teilen und sich darin einig zu sein, dass mein Erfolg und mein Wert irgendwie mit dem Grad an Schmerz und Unbehagen zusammenhingen, den auszuhalten ich bereit war. Wenn ich meine Situation ändern wollte, würde ich meine Komfortzone verlassen und mich unbehaglich fühlen müssen.

Trotz meiner Probleme wollte ich meine Situation ändern. Ich wollte einmal Großes erreichen, anderen helfen und die Welt zu einem besseren Ort machen. Dieser Wunsch hatte sich tief in meinem Herzen eingenistet, auch wenn außer mir niemand an meine Ziele und Visionen zu glauben schien.

»Eines Tages werde ich ein richtiges Buch schreiben, und es wird die Welt verändern«, erklärte ich meiner Lehrerin, als ich in der dritten Klasse meinen ersten Versuch hierzu unternahm und ein »Buch« über Abraham Lincoln abgab. Noch heute erinnere ich mich an ihren spöttischen Gesichtsausdruck, und ihr abschätziges Lachen brachte lauter als alle Worte zum Ausdruck: *Kristen, du bist schlecht im Lesen und Schreiben. Du hast in meiner Klasse bislang noch keinen Roman zu Ende gelesen. Du wirst nie ein Buch schreiben können.*

Rückblickend sehe ich, dass ich ständig wegen meiner Persönlichkeit und allem, was sich für mich natürlich anfühlte, kritisiert wurde. Wenn ich gern redete, war ich zu laut oder redete zu viel. Wenn ich einen Gedanken nicht schnell verstand, war ich langsam oder schwerfällig. Wenn ich versuchte, die Anführerin zu sein, war ich herrisch. Wenn ich versuchte, für mich selbst einzustehen, war ich zu empfindlich. Ich hatte nach wie vor enormes Selbstvertrauen, ließ es jedoch mit jedem Jahr mehr zu, dass mein Selbstbild und mein Selbstwertgefühl von den Meinungen der Außenwelt untergraben wurden. Schließlich begann ich, all meine Talente zu unterdrücken. Ich begann sogar, mich selbst als kleines Mädchen zu sehen, das »zu viel wollte« und zu wenig Talent hatte, um je irgendetwas erreichen zu können. Ich fragte mich: *Wer bin ich schon, dass ich mehr will?*

Doch ich *wollte* mehr. Worin also bestand die Lösung? Wie sollte ich mein Schicksal ändern und Erfolge verbuchen? Nach allem, was ich gelernt hatte, glaubte ich, die Antwort zu kennen: Arbeite härter und fühle dich unbehaglicher!

Wie so viele Menschen nahm ich mir diese Maxime zu Herzen und machte mir die entsprechende Lebensweise zu eigen. Wenn Arbeit und Unbehagen nötig waren, um mir meine Träume erfüllen zu können, dann würde ich diesen Kampf austragen. Wann immer mir der Gedanke kam, dass ich so nicht leben wollte, hörte ich jemanden, den ich bewunderte, sagen: »Du musst deine Komfortzone verlassen«, und fühlte mich in meinem Tun bestätigt.

Siehst du, du bist auf dem richtigen Weg, sagte ich mir, obwohl ich es hasste, wie ich mich fühlte. Vielleicht musst du noch ein Stückchen weiter aus deiner Komfortzone hinausgehen, um ein besseres Gefühl dir gegenüber zu bekommen.

Diese Art zu leben, hatte jedoch einen gefährlichen Nebeneffekt: Je unbehaglicher ich mich fühlte, desto mehr ging ich ungewollt darin auf, es anderen um ihrer Liebe, Akzeptanz und Bestätigung willen recht zu machen. Ich hielt mich für clever, als ich entdeckte, dass ich eine Maske aufsetzen und das, was mich belastete, hinter einem Lächeln verbergen konnte. Es fühlte sich damals wie ein großartiger Überlebensmechanismus an.

Mein Wunsch, aus meinen Verhältnissen auszubrechen und meine großen Träume zu verwirklichen, wurde stärker, als ich auf die Highschool kam. Ich *musste* Erfolg haben. Also tat ich, was ich glaubte, tun zu müssen. Ich sorgte dafür, dass mein Leben so unbehaglich wie nur eben möglich wurde. Ich stand jeden Morgen um fünf Uhr auf, wurde besessen von meinen Zielen, ließ zu, dass es mir zur zweiten Natur wurde, es allen recht machen zu wollen, und begann, Diät zu halten und zweimal pro Tag Sport zu treiben, während ich gleichzeitig jede freie Minute nutzte, um zu lernen.

Meine Anstrengungen führten zu erstaunlichen Ergebnissen. Ich beeindruckte meine Lehrer und begann, in die Gruppe der Klassenbesten aufzurücken. Ich fing an abzunehmen. Meine Klassenkameraden akzeptierten mich und freundeten sich mit mir an. *Ich habe endlich den Code geknackt,* sagte ich mir.

Mir alles abzuverlangen wurde zur Obsession, und ich glaubte, es würde meine Träume wahr werden lassen. Also begrub ich meinen Schmerz, und härter zu arbeiten, wurde mein Anker auf stürmischer See. Solange ich weiterhin über meine Komfortzone hinausging, brauchte ich weder Talent noch Fertigkeiten. Ich musste einfach nur immer härter arbeiten, musste trotz meines Unbehagens weitermachen und meinen zunehmenden Stress und die wachsende Angst verbergen.

Doch während ich dieses unausgeglichene Leben führte, ergaben die Entscheidungen, die ich traf, tief in meinem Inneren für mich keinen Sinn. Ich stellte im Stillen die Logik, dass Unbehagen ein angenehmes Leben zur Folge haben könnte, infrage, war jedoch nicht in der Lage, dieses intuitive Gefühl zu artikulieren. Außerdem sah ich, dass mein Unbehagen mir dazu verhalf, Fortschritte zu erzielen, und sorgte dementsprechend dafür, dass es noch größer wurde.

Im College füllte ich meinen Stundenplan bis zum Rand, nahm einen Job bei der College-Zeitung an, gründete ein Online-Unternehmen und beschränkte mein Sozialleben auf ein Minimum. Ich trug aufgrund meiner nicht geheilten, nicht verwundenen Vergangenheit fortwährend eine Maske, gab die Leistungsstarke, die Überfliegerin, jagte dem Erfolg hinterher und glaubte, endlich eine Methode gefunden zu haben, die wirklich funktionierte.

Von außen betrachtet, schien meine Situation hervorragend zu sein. Ich wohnte auf dem Campus, und ich fühlte mich frei. Ich kam früh zum Unterricht. Ich stand auf der Dean's List, der Bestenliste. Niemand sah, was in mir vorging. Niemand nahm meinen ständigen Schmerz und Stress und den zunehmend unerträglichen Druck, den ich spürte, wahr.

Und da ich nicht über genug Positivitätstools verfügte, um mich von der Last, die ich trug, zu befreien und mit dem Druck fertigzuwerden, den ich mir selbst machte, begann mein Leben sprichwörtlich aus den Fugen zu geraten. Ich war völlig ausgebrannt, was sich in Form eines hormonellen Ungleichgewichts, einer Gewichtszunahme und extremen Angstanfällen bemerkbar machte. Während der Lehrveranstaltungen bekam ich Panikattacken, etwas, was ich noch nie zuvor erlebt hatte. Ich verließ dann schnell den Raum, um zur Toilette zu gehen, und kam, aufgewühlt und erschöpft, zurück, wenn die Attacke vorbei war. Schließlich musste ich das College vorzeitig verlassen.

Ich war natürlich am Boden zerstört und schämte mich, versagt zu haben. In Gedanken hörte ich den Spruch: »Ohne Fleiß kein Preis.« Ich kam auf die einzige Art, die ich kannte, wieder auf die Beine: indem ich mich weiterhin von meiner Leidenschaft, meinem Tatendrang und meinem Unbehagen antreiben ließ.

Meine erzwungene Widerstandsfähigkeit hielt mich an einem Ort fest, den ich heute die Überlebenszone nenne, in der ich das Beste aus meiner Situation machte und trotz aller Widrigkeiten überlebte. Ich lebte jetzt nicht länger auf dem Campus, studierte aber weiter und lernte, von zu Hause aus zu arbeiten. Ich erstellte Websites, nutzte die sozialen Medien und wurde zur PowerSellerin auf eBay. Wieder genoss ich das, was ich tat, und ignorierte die inneren Anzeichen von Stress, Müdigkeit und Überforderung.

Ein Thema beherrschte mein Denken. *Du darfst nicht aufhören, aus deiner Komfortzone herauszukommen, Kristen. Es ist die einzige Möglichkeit.* Jedes Mal, wenn ich an eine Grenze stieß, durchbrach ich sie. Ich war stolz darauf, wie gut ich »zurechtkam«, und weigerte mich, meine Träume aufzugeben. Gab es eine Fertigkeit, die ich erlernen musste, dann erlernte ich sie. Bot sich eine Gelegenheit, *gab ich alles*. Ruhepausen, Freizeit, Selbstfürsorge und Spaß waren selten Teil der Gleichung. Es ging immer darum, mich weiter zu verbessern und die nächste Ebene zu erreichen.

Es waren noch mehrere Burn-outs nötig, bevor ich begann, auf die leise innere Stimme zu hören, die die Notwendigkeit von so viel Unbehagen infrage stellte. Ich musste in der Tat am absoluten Tiefpunkt ankommen und völlig am Leben verzweifeln, bevor die Stimmen verstummten, die mir befahlen, mich unbehaglich zu fühlen.

Ich war in meinen Zwanzigern. Ich war derart ausgelaugt, dass ich nichts mehr zu geben hatte – weder mir selbst noch anderen. Ich war deprimiert, ängstlich, fettleibig, pleite und völlig verloren. Ja, ich hatte die Grenzen der Belastbarkeit so weit überschritten, dass ich mich total erschöpft fühlte. Ich drängte mich aus meiner Überlebenszone heraus und fand mich in einer Zone wieder, die ich nun Selbstzufriedenheitszone nenne und in der ich physisch zusammenbrach. In Kapitel 3 werde ich diese Zonen detaillierter erklären, doch für den Moment reicht es, wenn du weißt, dass ich wochenlang bettlägerig war, während ich mich in dieser von Angst beherrschten Zone befand. Mein Leben brach in jeder Hinsicht auseinander. Leben hieß, es von einem Tag zum nächsten zu schaffen – oft von einer Stunde zur nächsten. Ich verbrachte die ganze Zeit im Bett, ertrank in negativen Emotionen: in Unruhe, Schuldgefühlen, Verbitterung, Depressionen und Angst, um nur einige zu nennen. Ich war in ein tiefes schwarzes Loch der Verzweiflung und des Selbsthasses gefallen und hatte keine Ahnung, wie ich wieder herauskommen könnte. Ich wusste nicht einmal, ob dies überhaupt je möglich war.

Ich erinnere mich, dass ich Mitte zwanzig zum ersten Mal zur Therapie ging. Ich musste dies tun, nachdem ich zwecks einer klinischen Bewertung in ein Krankenhaus aufgenommen worden war. Ein geliebter Mensch hatte gemeldet, dass ich verstörende Gedanken habe, mir das Leben zu nehmen, und einfach nicht aus dem Bett komme.

Als ich zu meiner ersten Therapiestunde kam, wusste ich nicht, was mich erwartete. Ich schämte mich, meine Geschichte zu erzählen, tat es an jenem Abend aber und empfand es als äußerst heilsam. Zum ersten Mal in meinem Leben fasste ich meinen Schmerz und meine Scham in Worte, während ich einen kurzen Einblick darin gab, welche Last ich getragen hatte. Tränen und Seufzer der Erleichterung verzehrten mich. Die Reaktion der Therapeutin war völlig anders, als ich es erwartet hatte.

»Haben Sie je *The Munsters* gesehen?«, fragte sie. Die populäre Fernsehserie lief damals gerade als Wiederholung, und ich hatte sie tatsächlich gesehen.

»Nun«, fuhr sie fort, »Sie sind genau wie Marilyn aus *The Munsters*. Sie sind positiv und normal. Sie sollten mehr Sie selbst sein.«

Zum ersten Mal in meinem Leben fühlte ich mich *gesehen*.

Das Problem war nicht, wer ich war, wie ich die Welt sah oder was für mich einen Sinn oder keinen Sinn ergab. Das Problem war, dass ich aufgrund meiner Selbstablehnung meine innere Führung, meine eigene Intuition ignoriert hatte. Wie Marilyn in *The Munsters* war auch ich »positiv und normal«, hatte aber der Vorstellung nachgegeben, dass ich unrecht und andere recht hatten. Ich hatte mein Leben, meine Weltsicht, meine Erfolgspläne entsprechend den Meinungen – und dem Spott – anderer Menschen ausgerichtet.

Diese Erkenntnis half mir, die Anschauungen anderer nicht länger so wichtig zu nehmen, und ermöglichte es mir, zu meiner eigenen Wahrheit zurückzukehren. Unter all den Etiketten, die ich mir von anderen hatte verpassen lassen, spürte ich mich endlich selbst. Ich kam zurück zu mir nach Hause. Es war ein unglaublich beruhigendes Gefühl, und ich schaute *nie* zurück. Meine Heilreise und tiefe innere Entwicklung hatten begonnen.

DIE RÜCKKEHR ZUM WOHLBEHAGEN

Ich erzähle meine Geschichte, weil ich dir zu der Erkenntnis verhelfen möchte, dass du dich nicht unwohl fühlen musst – gestresst, ängstlich, ständig besorgt –, um Erfolg zu haben.

Die traurige Wahrheit ist, dass ich nicht die Einzige bin, die so gelebt hat. Trotz der Fülle an Selbsthilferatgebern und Literatur zum positiven Denken legen Studien nahe, dass mehr als die Hälfte der US-amerikanischen Bevölkerung und anderer Leistungsgesellschaften der sogenannten westlichen Welt täglich von Stress, Sorgen und Frustration geplagt wird. Und laut einer neueren Gallup-Umfrage war einer von fünf Amerikanern »so ängstlich oder deprimiert, dass er seinen regelmäßigen täglichen Aktivitäten nicht länger nachgehen konnte«. Wir leben in einem Zeitalter, in dem Überarbeitung belohnt und gerühmt wird, und in einer Gesellschaft, die es für völlig normal hält, Vergnügen und Muße aufzuschieben und der Arbeit Priorität einzuräumen. Nimmt man sich dann Zeit für die Familie oder einen Urlaub, stellen sich oft Stress- oder Schuldgefühle ein.

In diesem Buch werde ich immer wieder auf meine Geschichte zurückkommen und ausführlich berichten, wie ich es geschafft habe, aus einem Kreislauf von Stress und Überarbeitung auszubrechen und in einen Zustand des Flows zu gelangen – meine wahre Komfortzone. Ich werde dir die Tools und Techniken erklären, die mir dabei geholfen haben, und zwar in der Hoffnung, dass sie auch dir helfen werden. Ich werde dich zudem an den Geschichten anderer teilhaben lassen, die Erfolge erzielt haben, wie auch ich sie schließlich erzielen konnte, als ich begann, in meiner Komfortzone zu leben. Erfolge, die auch du haben kannst, wenn du in deiner Komfortzone lebst.

Das in unserer heutigen Gesellschaft herrschende Paradigma »Verlass deine Komfortzone« bringt völlig gestresste Workaholics hervor, die die meiste Zeit Angst haben und unerfüllt sind. Die große Zahl der Menschen, die mir schreiben, dass sie nichts lieber tun würden, als sich einen Tag (oder eine Woche) auszuruhen und zu erholen, sich aber schon allein bei diesem Gedanken schuldig fühlen, beunruhigt mich zutiefst. Von dieser Lebensweise zeugt auch die Zunahme von Depressionen und anderen psychischen Erkrankungen.

Unsere Gesellschaft unterscheidet sich völlig von allen vorhergehenden, und doch agieren wir gemäß alten Glaubenssystemen und Werten, die einfach nicht funktionieren. Man sagt uns, dass wir nicht erfolgreich sind, weil wir uns nicht genug anstrengen.

Doch ich lade dich ein zu fragen: Muss man wirklich »seine Komfortzone verlassen«?

Ich kann nur sagen, dass ich es getan habe und dass es nicht funktioniert hat.

Dich unwohl zu fühlen bringt dich nicht dahin, etwas zu erreichen oder dich hervorzutun. Es erschöpft vielmehr die inneren Ressourcen und verschlimmert die Probleme, denen du bereits ausgesetzt bist.

Dem Unbehagen nachzujagen kettet dich an das Unbehagen. Die Wahrheit ist: Du kannst dir *kein* erfülltes Leben erschaffen, wenn du dich unwohl fühlst.

Indem ich es mir trotz der Einstellung unserer Gesellschaft zu diesem Thema erlaubte, *innerhalb* meiner Komfortzone zu leben, war ich endlich in der Lage, vergangene Traumata zu heilen und mein Leben so zu gestalten, wie ich es immer gewollt hatte. Zu meinen Bedingungen. Und während ich es tat, war ich im Flow – meinem Flow. Ich erteilte mir die Erlaubnis, mir Zeit zu nehmen, auf meinen Körper zu hören, wenn nötig, langsamer zu treten und meine eigenen Bedürfnisse zu akzeptieren. Ich erkannte, dass über meinem Kopf keine Uhr tickt, die mich daran erinnert, dass es fast zu spät ist. Ich erhielt Zugang zu echter Kraft. Meinem wahren Kern. Dem Kern dessen, wer ich bin, warum ich hier bin und was ich tun sollte. Eine Wahrheit, die nur ich sehen, fühlen und gestalten kann und der nur ich es erlauben kann, sich zu entfalten.

Dieses Buch, das du gerade in den Händen hältst, ist die Essenz all dessen, was ich gelernt habe, als ich mir mein Traumleben erschuf, während ich mich *innerhalb* – nicht außerhalb – meiner Komfortzone befand. Ich hoffe, dass auch du dich immer wohler dabei fühlen wirst, Zeit in deiner Komfortzone zu verbringen.

Wenn du deine Komfortzone erst einmal betreten hast, wirst du dich fragen, wie du je außerhalb von ihr leben konntest. Schließlich wirst du Zugang zu deiner inneren Weisheit, deiner Kreativität und einem Gefühl der Sinnhaftigkeit haben. Von deiner Komfortzone aus wirst du auf angenehme und authentische Weise die Kraft der Positivität nutzen. Wenn du dich dort wohlfühlst, wo du gerade bist, wirst du kreativer, energiegeladener, zuversichtlicher und leistungsfähiger.

In meiner Komfortzone zu leben hat mein Leben auf so positive und einschneidende Weise verändert, dass vielleicht manch einer

Dem Unbehagen nachzujagen
kettet dich an das Unbehagen.
Die Wahrheit ist:
Du kannst dir *kein* erfülltes Leben erschaffen,
wenn du dich unwohl fühlst.

meine Reise als eine Art Wunder beschreiben würde. Ich hatte vor rund fünfzehn Jahren einen absoluten Tiefpunkt erreicht und inspiriere nun Millionen von Menschen überall auf der Welt mit meinem Label »Power of Positivity«, das mit mehr als fünfzig Millionen Followern inzwischen zu einem globalen Drehkreuz für vielfältige Ideen geworden ist. Ich habe die große Angst, die Panikattacken und die Depressionen, mit denen ich zu kämpfen hatte, besiegt, und zwar ohne die Hilfe von Medikamenten. Ich habe die Hälfte meines Körpergewichts verloren und fühle mich gesünder denn je. Ich habe zwei wunderschöne Mädchen zur Welt gebracht, nachdem man mir gesagt hatte, ich könne nie Kinder bekommen. Ich bin nicht länger pleite und arbeitslos, sondern habe es zu finanziellem Wohlstand gebracht und bin eine erfolgreiche Unternehmerin geworden, die das tut, was sie liebt.

Ich lebe meine Leidenschaft, erfülle meine Bestimmung und präsentiere der Welt mein authentisches Ich. Ich bin wirklich glücklich.

Natürlich habe ich nicht aufgehört zu wachsen, zu lernen und mich zu verändern. In meinem Leben gibt es Herausforderungen und Bereiche, in denen ich mich zu verbessern versuche, aber ich bin glücklich und dankbar für diese Reise, weil mein Wachstum nicht länger quälend ist. Es erfolgt nicht mehr auf Kosten meiner Gesundheit und meiner Beziehungen. Seit ich mich in meiner Komfortzone befinde, fühlt sich mein Wachstum so selbstverständlich an wie Atmen. Es ist ein Teil von mir, und es geschieht natürlich und automatisch.

WARUM ICH DIESES BUCH GESCHRIEBEN HABE

Stell dir vor, du würdest all das erreichen, was du schon immer erreichen wolltest, ohne deinen Seelenfrieden, deine Gesundheit, deine Lebensdauer, deine Beziehungen und dein Glück zu gefährden. Stell dir vor, du würdest dir mit weniger Stress und mehr Flow ein reiches, erfülltes Leben erschaffen, ohne das Gefühl zu haben, dich derart abmühen zu müssen.

Diese mühelose, exponentielle Entwicklung war möglich, weil ich mich innerhalb meiner Komfortzone befand, und eine solche Entwicklung wünsche ich mir auch für dich. Dies ist letztlich der Grund dafür, warum ich dieses Buch geschrieben habe.

Ich freue mich riesig, dass wir gemeinsam diese Reise unternehmen, und ich bin zuversichtlich, dass die Methoden und Tools, die ich in diesem Buch vorstelle, dir zu Erfolg verhelfen werden. Doch es geht hier nicht darum, dass du meinen, sondern dass du deinen eigenen Weg wählst. Deine Komfortzone ist einzigartig. Deswegen ist es an dir herauszufinden, wie sich deine Komfortzone anfühlt, damit du eine lebenslange, gesunde Beziehung zu ihr aufbauen kannst.

Ich glaube an dich, an deine Träume und deinen unverwechselbaren Weg. Es ist an der Zeit, dass auch du das tust! Ich bin davon überzeugt, dass du dein wahres Selbst findest, wenn du in deiner Komfortzone lebst und dich in die Person verliebst, die du bist. Es ist der beste, effektivste und angenehmste Weg, sich *zu entfalten.*

Wir wurden nicht geboren, um zu leiden oder einfach nur zu überleben. Wir sind unglaublich kraftvolle, entwicklungsfähige Wesen, die die Fähigkeit besitzen, große Freude, Glück, Freiheit und Liebe zu erfahren.

Nachdem ich nun mehr als ein Jahrzehnt lang in meiner Komfortzone lebe, bin ich fest davon überzeugt, dass sie ein glückliches, erfülltes Leben ermöglicht. Ich habe auch andere glückliche, erfolgreiche, sehr leistungsstarke Menschen beobachtet und festgestellt, dass sie ebenfalls in ihrer Komfortzone leben, manchmal sogar, ohne sich dessen bewusst zu sein.

Ich habe erkannt, dass wir von Natur aus nach einem behaglichen Leben streben. Wir vereinfachen und systematisieren praktisch *alles* im Leben, um für mehr Behaglichkeit zu sorgen. Uns wohlzufühlen, ist unser natürlicher Daseinszustand.

In diesem Buch geht es nicht darum,
dass du meinen, sondern dass du deinen eigenen
Weg wählst. Deine Komfortzone ist einzigartig.
Deswegen ist es an dir herauszufinden,
wie sich deine Komfortzone anfühlt,
damit du eine lebenslange, gesunde
Beziehung zu ihr aufbauen kannst.

Die Komfortzone zu verlassen ist eine Form der Selbstablehnung. Deswegen hast du das Gefühl, dich selbst zu verlieren, wenn du darauf bestehst, außerhalb deiner Komfortzone zu leben. Chronisches Unbehagen kann dazu führen, dass du deine Instinkte, dein Selbstwertgefühl und die Möglichkeit, geliebt zu werden, anzweifelst. Wenn du dich dazu drängst, deine Komfortzone zu verlassen, verlierst du nach und nach das Vertrauen in dich, in andere und in deine Fähigkeiten und beginnst, die Welt als einen gefährlichen, bedrohlichen Ort zu sehen.

Deine Komfortzone ist ein Ort, an dem du tiefste Erfüllung erfahren kannst. Deswegen liegt mir so viel daran, meine Erkenntnisse über die Komfortzone und das Leben in ihr mit dir zu teilen. Denn ich möchte, dass *du* das Leben deiner Träume lebst und dich dabei wohl, sicher, zuversichtlich und erfüllt fühlst. Deine Träume unterscheiden sich vielleicht von meinen. Du möchtest vielleicht einen Abschluss machen, eine Familie gründen, dich beruflich umorientieren, eine Krankheit besiegen, in Form kommen, ein Haus besitzen, dein Hobby zum Beruf machen, eine Sprache lernen, die Welt bereisen. Das Schöne daran, in der Komfortzone zu leben und aus ihr heraus zu wirken, besteht darin, dass dies bei all deinen Bestrebungen und unabhängig vom Auf und Ab des Lebens möglich ist. Die Komfortzone ist in der Tat ein Anker, der auch hält, wenn die äußeren Umstände turbulent sind. Egal, wo du dich im Leben befindest oder was du tust – wenn du dich in deine Komfortzone hineinbegibst, wirst du dich kontinuierlich und mit Leichtigkeit auf das zubewegen, was du dir ersehnst, und dich dabei wohl, zuversichtlich und im Reinen mit dir selbst fühlen.

Ich möchte, dass DU dich so fühlst.

Ich möchte, dass DU weißt, dass du alles haben kannst, was dein Herz begehrt.

Ich möchte, dass DU glücklich bist, selbst angesichts von Herausforderungen.

Ich möchte, dass DU voller Zufriedenheit das Leben deiner Träume lebst.

Ich möchte, dass DU bei allem, was du tust, mit dem Fluss des Lebens gehst.

Und ich möchte, dass DU all dies von DEINER Komfortzone aus tust.

ZUR BENUTZUNG DIESES BUCHES

Ich möchte, dass du der Macht neuer Anfänge vertraust, wenn du mit der Lektüre dieses Buches beginnst. Ja, Veränderungen können beängstigend sein, doch Veränderungen innerhalb deiner Komfortzone sind tatsächlich aufregend.

Die beste Art, dieses Buch zu lesen, ist die, vorn zu beginnen und die Kapitelreihenfolge einzuhalten. Manchmal macht es Spaß, hin und wieder ein Kapitel zu überspringen, doch in diesem Buch bauen die Konzepte, die ich vorstelle, aufeinander auf. Es ist in drei Teile gegliedert:

In Teil I, »Warum es wichtig ist, sich wohlzufühlen«, teile ich mit dir die Ideen, Forschungen und Geschichten, die mich zu der Reise hin zu einem Leben aus meiner Komfortzone heraus und zum Schreiben dieses Buches inspiriert haben. Ich hoffe, dass die fünf Kapitel dich dazu anregen werden, tiefer in dieses Buch einzusteigen und zu lernen, *wie* du innerhalb deiner Komfortzone leben und dich entfalten kannst. Ich stelle in diesen Kapiteln auch einige umfassende Konzepte vor, auf die wir von Zeit zu Zeit zurückkommen werden, Konzepte wie einschränkende Überzeugungen, die drei Zonen des Lebens und den Create-with-Comfort-Prozess. Betrachte diese Kapitel als das Fundament eines Gebäudes, das wir gemeinsam errichten.

In Teil II, in dem es um den Create-with-Comfort-Prozess geht, werde ich all die Konzepte, Tools und Techniken vorstellen, die du brauchst, um dich innerhalb deiner Komfortzone entfalten zu können. Auf diesem Teil liegt der Schwerpunkt des Buches, denn in ihm geht es um einen Drei-Schritte-Prozess, dem ich seit einem Jahrzehnt folge, um mir von meiner Komfortzone aus das Leben meiner Träume zu erschaffen.

Im Anschluss an die ersten beiden Teile bietet Teil III, »Werde ein Komfortzonen-Profi«, zusätzliche Tools, Ideen und Prozesse, die dir helfen werden, das Leben innerhalb deiner Komfortzone zu einer festen Gewohnheit zu machen. Ich stelle dort Techniken vor, die mir geholfen haben, meine Beziehungen zu stärken statt zu schwächen, obwohl ich mich entschieden habe, auf eine Weise zu leben, die die meisten Menschen inakzeptabel finden.

Viele Kapitel enthalten Übungen, die das Lernen vertiefen und das Gelernte mit Leben füllen. Um den größten Nutzen aus der Lektüre des Buches zu ziehen, solltest du ein leeres Notiz- oder Tagebuch und einen Stift zur Hand haben, wenn du mit dem Lesen beginnst. Notiere dir nach jedem Kapitel deine Gedanken, Aha-Momente und Ideen. Wenn du zu einer Übung gelangst, dann hör mit dem Lesen auf und absolviere sie, und zwar schriftlich in deinem Notizbuch.

Es ist äußerst wichtig, dass du diese Übungen machst. Um die in diesem Buch vorgestellten Konzepte wirklich verstehen und umsetzen zu können, musst du bereit sein, diese Arbeit zu leisten. Denn ebendiese Einträge in deinem Notizbuch werden dir helfen, deine eigene Verbindung zu diesen Konzepten zu ergründen sowie mögliche Blockaden zu erkennen und zu überwinden, damit du beginnen kannst, in deiner Komfortzone zu leben und von ihr aus zu agieren. Außerdem werden viele Übungen deine Antworten im Zusammenhang mit vorhergehenden Übungen als Ausgangspunkt nutzen.

Nachdem du das Buch gelesen und die Übungen gemacht hast, kannst du es später immer mal wieder zu Hand nehmen und zu den einzelnen Teilen vorblättern, um dir das Material erneut in Erinnerung zu rufen oder eine Übung zu wiederholen. Doch ich möchte dich dringend bitten, bis dahin chronologisch vorzugehen. Das Material ist dafür ausgelegt, dich auf eine innere Reise mitzunehmen, die dich behutsam dazu anleitet, innerhalb deiner Komfortzone zu leben und zu wirken.

Und schließlich solltest du, während du dieses Buch durchgehst, unbedingt zu mir und der Power-of-Positivity-Community eine Verbindung herstellen. Teile deine Gedanken, Aha-Momente und Einsichten und lass unsere Community zu deinem Verbündeten werden. Um dich auf deinem Weg zu unterstützen, haben mein Team und ich eine Referenzseite erstellt, die dir zeigt, wo du zusätzliches Material herunterladen, inspirierende Geschichten von Leuten, die aus ihrer Komfortzone heraus agieren, finden und Verbindung mit unserer Gemeinschaft aufnehmen kannst. Für mehr Informationen besuche: www.thecomfortzonebook.com/resources.

Ich brenne darauf, dass du anfängst. Lass uns loslegen!

Vier Möglichkeiten, um verbunden zu bleiben!

Wir wagen uns auf ein neues, spannendes Gebiet vor, und ich möchte nicht, dass du dich auf dieser Reise auch nur eine Minute lang allein fühlst. Lass uns also auf die folgenden Weisen verbunden bleiben:

1. **Füge** mich auf deinen sozialen Lieblingsnetzwerken hinzu: Sag Hallo, und kündige deine Reise an, indem du ein Foto von dir mit diesem Buch hochlädst und mich taggst: @positivekristen.
2. **Simse** »Comfort Zone« an 828-237-6082*, um dich gratis inspirieren zu lassen.

3. **Teile mit anderen,** wo du dich wohlfühlst. Sei ein Wegbereiter in deiner Gemeinschaft und teile ein Foto, wenn du »in der Zone« – deiner Komfortzone – bist. Tagge mich und verwende #comfortzone.
4. **Tritt** dem Komfortzonen-Club bei. Stell den Kontakt her zu einem Netzwerk vorausdenkender Individuen vor Ort und aus aller Welt, die dieses Buch ebenfalls lesen und das Gelernte anwenden. Besuch uns auf thecomfortzonebook.com/club.

PS: Jetzt, wo wir verbunden sind, kannst du dich jederzeit melden. Zögere nicht, mich zu taggen und mich wissen zu lassen, wenn du einen Aha-Moment hast oder dir ein Zitat gefällt. Ich werde die Augen offen halten, um so viele wie möglich teilen zu können.

* Für Bewohner der USA und von Kanada.

Teil I

WARUM ES WICHTIG IST, SICH WOHLZUFÜHLEN

Die Komfortzone ist ein Ort, an dem du dich
sicher, wohl und frei von Stress fühlst.
Sie ist der Ort, an dem du ganz du selbst
sein kannst, ohne dich bedroht zu fühlen.
Sie ist dein inneres Zuhause, dein Zufluchtsort.

Kapitel 1

EINE NEUE SICHTWEISE DER KOMFORTZONE

»Du musst deine Komfortzone verlassen« ist ein fürchterlicher kleiner Satz, mit dem herumgeworfen wird, als handelte es sich um eine unbestrittene Weisheit. Er spiegelt den allgemeinen Konsens unserer Gesellschaft wider, dass es schändlich ist, sich wohlfühlen zu wollen, so als stünde Zufriedenheit dem Fortschritt im Wege.

»Deine Träume befinden sich jenseits deiner Komfortzone« ist zu unserem Mantra geworden, und als Folge sind Stress und Angst nun unser natürlicher Seinszustand.

Äußerst produktiv, ehrgeizig und überarbeitet zu sein ist ein beliebter Trend. Viele von uns sind geradezu besessen davon, sich größere Ziele zu setzen, sich aus ihrer Komfortzone hinauszudrängen und um des Fortschritts willen große Risiken einzugehen. Wir tragen voller Stolz eine »Arbeite-rund-um-die-Uhr-bis-zur-völligen-Erschöpfung«-Haltung wie ein Ehrenabzeichen zur Schau. Wir akzeptieren es als eine der Tatsachen des Lebens, dass ein Großteil unserer Bevölkerung unter enormen stressbedingten körperlichen und psychischen Belastungen leidet. Derweil verspüren wir den Druck, außerdem positiv, friedlich und gesund zu bleiben und tiefer gehende Beziehungen aufrechtzuerhalten.

Wenn du das Gefühl hast, dass diese Ideologie im Widerspruch zu deinem Glück, deiner Erfüllung und deinem Lebenszweck steht, so zeugt das von Vernunft. Du kannst dir nicht alles abverlangen und dich gleichzeitig in einem Zustand des Wohlbehagens befinden. Du magst deine Ziele erreichen, aber zu welchem Preis? Genießt du unterdessen wirklich die Reise, oder schiebst du dein Glück auf, bis du an deinem Ziel angekommen bist? Das Problem mit dem Aufschieben des Glücks ist jedoch, dass es vielleicht nie kommt.

Was ist eigentlich so schlecht daran, sich wohlzufühlen? Was gewinnst du dadurch, dass du Wohlbehagen und Fortschritt so betrachtest, als würden sie einander ausschließen?

Ich glaube nicht, dass du dadurch irgendetwas gewinnst. Im Gegenteil, du gibst damit viel von dem auf, was dich dazu bringt, leben zu wollen. Indem du im Streben nach Wachstum der Freude entsagst, vergisst du, dass Wachstum dir ein Gefühl der Lebendigkeit verleihen sollte und dass du, wenn du dein Ziel erreicht hast, energiegeladen, ja beschwingt und nicht erschöpft und ausgebrannt sein solltest.

Können Wachstum und Wohlbehagen also gleichzeitig existieren? Ich weiß, dass sie es können. Ich habe es in meinem eigenen Leben erfahren und im Leben anderer gesehen. Aber wie kannst du dir selbst ein solches Leben erschaffen? Das zu tun wirst du in diesem Buch lernen.

Ich möchte, dass du entdeckst, wie du eine Beziehung mit deinem authentischen Selbst entwickeln und die Kraft dessen, wer du bist, genau dort, wo du bist, nutzen kannst. Ich möchte, dass du aufhörst, den Ratschlägen oder Erfolgsfahrplänen aller anderen zu folgen, und deinen eigenen authentischen Plan erstellst, für das Leben, das du dir wirklich wünschst. Schließlich kennst du dich selbst am besten, oder? Um diesen spezifischen Plan erstellen zu können, musst du dich in deiner Komfortzone befinden.

Du denkst vielleicht: Okay, aber wo ist sie? Und: Was ist sie?

Indem du im Streben nach Wachstum der Freude entsagst, vergisst du, dass Wachstum dir ein Gefühl der Lebendigkeit verleihen sollte und dass du, wenn du dein Ziel erreicht hast, energiegeladen, ja beschwingt und nicht erschöpft und ausgebrannt sein solltest.

Komfort ist per definitionem ein Zustand des Wohlbehagens und der Leichtigkeit. Komfort ist das, wonach du jedes Mal strebst, wenn du ein Problem löst. Als wir Menschen das Rad erfanden, strebten wir nach Komfort. Als wir aus Holz und Ziegelsteinen Gebäude schufen, in denen wir wohnen konnten, strebten wir nach Komfort.

Schau dich um. Was von dem, was du siehst, ist nicht dazu gedacht, dein Leben angenehmer zu machen? Stühle, Tische, Kissen, eine Fernbedienung, der Einband des Buches, das du in den Händen hältst, das Design deines Stifts – all diese Dinge sollen dein Leben angenehmer machen.

Die »Komfortzone« ist ein Ort oder eine Situation, an dem oder in der du dich sicher, wohl und frei von Stress fühlst. Sie ist der Ort, an dem du ganz du selbst sein kannst, ohne dich bedroht zu fühlen. Sie ist dein inneres Zuhause, dein Zufluchtsort, dein Hort der Sicherheit, wo du zuversichtlich sein und, ja, dich *wohlfühlen* kannst.

Wir alle wollen gut und erfolgreich leben und dauerhaftes Glück, mehr Erfüllung und Frieden finden, aber auch schnellere und bessere Resultate erzielen. Ich glaube, dass du alles, was du im Leben möchtest, mit Leichtigkeit erreichen kannst, wenn du es von der Sicherheit deiner Komfortzone aus angehst. Dieses Buch zeigt dir, wie du lernen kannst, dies dauerhaft zu tun.

ERFOLG VERSUS KOMFORTZONE

Die Vorstellung, dass wir uns unwohl fühlen müssen, um unsere Träume verwirklichen zu können, fiel bei mir nie auf fruchtbaren Boden. Deswegen habe ich die letzten zwei Jahrzehnte damit verbracht, mir die Beziehung zwischen Wohlbehagen und Erfolg genauer anzusehen.

Seit meiner Kindheit bewundere ich leistungsstarke Menschen. Ich erinnere mich an einen Aufsatz, den ich in der Middle School schrieb. »Wähle irgendein Wort aus deinem Wortschatz, und schreibe zehn Seiten darüber«, wies unser Lehrer uns an. Die meisten meiner Mitschüler blickten angesichts der Mühe, die es kosten würde, einen so langen Text über ein einzelnes Wort zu schreiben, völlig entsetzt drein, doch ich fand es aufregend, das Wort *Erfolg* zu erforschen. Damals existierte Google noch nicht, und das gab mir die Möglichkeit, die Bibliothek als Quelle des Lernens zu entdecken. Ich wurde in Armut hineingeboren, und die Frage, *was* einen Menschen erfolgreich machte und *warum*, interessierte mich brennend. Ich hatte Träume und wusste: Wenn ich sie verwirklichen wollte, musste ich hinausgehen und dafür sorgen, dass sie wahr wurden. Aber … wie?

Als Erwachsene las ich alles und jedes zu diesem Thema. Als ich tiefer grub, kristallisierten sich für mich zwei Arten von erfolgreichen Menschen heraus:

1. Die glücklichen erfolgreichen Menschen, die vorankamen und wirklich erfüllt waren.
2. Die gestressten, überarbeiteten erfolgreichen Menschen, die alles opferten.

Ich wusste, dass es entscheidende Unterschiede zwischen diesen beiden Arten des Erfolgs gab. Ich war mir nicht sicher, worin diese Unterschiede bestanden, aber ich wollte unbedingt der ersten Kategorie angehören.

Doch während ich erforschte, was erfolgreiche Menschen *taten*, um Erfolge zu erzielen, stieß ich immer wieder auf denselben Rat: *Du musst deine Komfortzone verlassen.*

Als ich am eigenen Leib erfuhr, welch unvorhersehbare Folgen es hatte, sich ständig unter Druck zu setzen und zu etwas zu zwingen, da wusste ich, dass es einen besseren Weg geben musste. Ich musste den Code knacken.

Im Lauf der Jahre beobachtete ich Menschen, die ein Leben führten, das großartiger war, als die meisten von uns es sich vorstellen können, aber auch Menschen, die sehr unglücklich waren und Probleme hatten, selbst die kleinsten Ziele zu erreichen.

Was unterschied diese Menschen voneinander?

Welche Denkweisen und Glaubenssätze hatten sie?

Agierten sie außerhalb oder innerhalb dessen, was für sie angenehm war?

Nach und nach gewann ich ein neues Verständnis dafür, was es hieß, in der Komfortzone zu sein. Ich bildete mir eine Meinung dazu, wie Erfolg – im Gegensatz zu allem, was ich las – im Einklang mit Wohlbehagen aussieht.

Was ich fand, war faszinierend. Ob es *lebensverändernd* war? Ja!

Ich lernte, dass diejenigen, die sich mit Leichtigkeit ihre kühnsten Träume erfüllten, sich meistens Aktivitäten widmeten, die sich natürlich und angenehm anfühlten. Und wenn sie etwas Neues, ihnen Ungewohntes taten, nutzten sie einige der in diesem Buch vorgestellten Tools – Tools wie *Akklimatisation*, *Scaffolding* und *Visualisierung* –, um sich bewusst selbst zu fordern und ihre gegenwärtige Komfortzone so zu erweitern, dass sie ihre Ziele und Träume umfasste. Sie stellten sich eine größere Version von sich selbst vor, die ich das *erweiterte Selbst* nenne, und ergriffen spezielle Maßnahmen, die *Anziehung* und *Schwungkraft* erzeugten. Wir werden diese und andere Techniken und Tools in späteren Kapiteln kennenlernen und üben.

Indem ich mir die Menschen, die aus ihrer Komfortzone heraus ein erfülltes Leben zu führen scheinen, genau anschaute, gelangte ich zu einer wichtigen Schlussfolgerung: Unsere Definition der Komfortzone und unsere Auffassung von ihr sind falsch – oder zumindest unvollständig. Wahrer, anhaltender Erfolg wird nicht außerhalb, sondern innerhalb unserer Komfortzone erzielt. Je mehr wir unsere Lebensreise genießen, desto schneller können wir uns unsere Träume erfüllen.

Während eines Großteils meiner Kindheit und meines jungen Erwachsenenlebens schämte ich mich dafür, mich wohlfühlen zu wollen. Ich zwang mich dazu, über das hinauszugehen, was sich richtig und angenehm anfühlte, und zwar unter anderem, weil ich dachte, mein Wunsch, ein entspanntes Leben führen zu wollen, zeuge davon, dass etwas mit mir nicht stimme.

Zig Ziglars bekannter Ausspruch »Es gibt keinen Fahrstuhl zum Erfolg, du musst die Treppe nehmen« enthält insofern ein Körnchen Wahrheit, als kleine, beständige Schritte zum Erfolg führen können. Doch der dahintersteckende Gedanke, dass Erfolg nur durch mühevolle, harte Arbeit erreicht werden kann, spiegelt nicht den wahrhaft erfüllenden Erfolg wider, den du erzielen kannst, wenn du dich in deiner Komfortzone befindest. Erfolg, der so sehr im Einklang mit deinem Ziel steht, dass die Reise sich fast so magisch anfühlen kann, als würde man einen Fahrstuhl zur Spitze eines Wolkenkratzers nehmen.

Heute schäme ich mich nicht mehr dafür, dass ich den Fahrstuhl zum Erfolg nehmen will. Und ich möchte, dass auch du ein gutes Gefühl dabei hast, auf einfache, angenehme Weise von deiner Komfortzone aus Erfolge zu erzielen und dir deine Träume zu erfüllen.

Bevor wir uns mit der neuen Theorie der Komfortzone beschäftigen, die ich in diesem Buch darlege, wollen wir uns ansehen, inwiefern die alte Theorie falsch ist.

INWIEFERN DIE KOMFORTZONE FALSCH VERSTANDEN WIRD

Die Idee, die Komfortzone verlassen zu müssen, um Erfolg zu haben, ist nicht neu. Doch sie wurde 2008 populär, als der Managementtheoretiker Alasdair White seine Erkenntnisse zu diesem Thema in einem Aufsatz mit dem Titel »From Comfort Zone to Performance Management« veröffentlichte.

In diesem Aufsatz, der drei unterschiedliche Studien beleuchtete, legte White diese Binsenweisheit auf neue Weise dar, indem er ausdrücklich behauptete, dass wir unsere Leistungskraft nur dann voll entfalten können, wenn wir unsere Komfortzone verlassen.

Psychologen definieren die Komfortzone als einen »Verhaltenszustand, in dem eine Person angstneutral agiert, wobei sie eine begrenzte Anzahl von Verhaltensweisen nutzt, um ein konstantes Leistungsniveau zu erreichen, normalerweise ohne ein Risikogefühl«. Sie sind sich auch darin einig, dass zu viel Angst schwächt und uns ins Schleudern bringen kann, während ein *gewisses* Maß an Angst bewirken kann, dass wir unsere Leistung verbessern. Darüber, wie viel Angst gut und wie viel Angst schädlich ist, herrscht jedoch große Unklarheit.

Diese Erkenntnisse zur Komfortzone waren nicht neu, als Whites Aufsatz veröffentlicht wurde. White nutzte einfach das, was Psychologen unter der Komfortzone verstanden, um die in unserer Gesellschaft übliche Definition dieser Zone weiterzuentwickeln. Sein großer Beitrag zu diesem Thema bestand darin, dass er eine Zone definierte, in der wir unsere beste Leistung erbringen – eine Zone, die er die *optimale Leistungszone* nannte und *außerhalb* unserer Komfortzone verortete.

Diese Ansicht wird seitdem in Hunderten von Artikeln, Memes, inspirierenden Posts und Soundbites wiederholt. Im Internet wimmelt es von Stimmen, die uns sagen, dass wir unsere Komfortzone verlassen müssen, um unser Bestes geben zu können, eine Behauptung, die bis heute kaum jemals infrage gestellt wird.

Lass sie uns genauer betrachten, damit wir anfangen können, ihr auf den Grund zu gehen.

Stell dir vor, dass du gern einen Traumjob hättest, der sich von deiner jetzigen Tätigkeit unterscheidet – vielleicht durch ein anderes Leistungsniveau oder auch einen anderen Tätigkeitsbereich. Stell dir nun vor, man hätte dir dein Leben lang gesagt, dass du das, was du willst, nur erreichen kannst, wenn du deine Komfortzone verlässt. Doch woher weißt du, ob du aus deiner Komfortzone herausgetreten bist? Nun, nach dem, was man dir gesagt hat, erkennst du dies an den unangenehmen Risiken, die du einzugehen bereit bist, und dem Stresslevel, den du auszuhalten bereit bist.

Und so fängst du an, mühevolle Aufgaben zu übernehmen, Aufgaben, die sich nicht natürlich anfühlen. Du gehst Risiken ein und investierst vielleicht zusätzliche Zeit und zusätzliches Geld, um deine Ziele zu erreichen. Du verpflichtest dich, über deine Grenzen hinauszugehen und dein Letztes zu geben.

Wenn du dich gestresst fühlst, sagst du dir: Das ist gut! Ich gebe mir Mühe; es wird sich auszahlen. Ich muss noch weiter aus meiner Komfortzone heraustreten. Ich komme der Sache näher!

Du unterhältst dich vielleicht mit nahen Familienangehörigen und Freunden darüber, warum du so eingespannt bist und welche Anstrengungen du unternimmst, um eines Tages nicht mehr so eingespannt zu sein. Es wird sich alles *auszahlen*. Das *muss es*.

Im Lauf der Zeit werden einige Aufgaben vielleicht leichter. Vor anderen graut es dir, aber du zwingst dich dennoch, sie zu erledigen. Bald fängst du an, dich müde zu fühlen. Deine Motivation, das zu tun, was du tun *solltest*, lässt immer mehr nach. Und die Aufgaben, die du erledigst, führen nicht immer zu den Ergebnissen, die du erwartet hast. Du treibst dich noch mehr an, weil du denkst, dass du womöglich nicht weit genug aus deiner Komfortzone herausgekommen bist, um Erfolg zu haben.

Dein Leben bereitet dir Unbehagen, bis der Stress und die Angst, die du empfindest, für dich zum Normalzustand werden. Es dauert nicht lange, bis du glaubst, Leben sei gleichbedeutend mit dem Zustand des Überarbeitetseins und Angst ein natürlicher und notwendiger Lebensgefährte. In den seltenen Momenten, in denen dein Körper dichtmacht und dich zwingt, eine Pause einzulegen, hast du das Gefühl, faul, unproduktiv und selbstzufrieden zu sein, ja, du fühlst dich sogar *schuldig*.

Du wirst wahrscheinlich den Job bekommen, den du haben wolltest, aber sofort unzufrieden sein, weil du es dir angewöhnt hast, nie innezuhalten und das, was du hast, wertzuschätzen. Du bist nun darauf programmiert, dich im Stresszustand zu befinden, weil Stress Fortschritt bedeutet. Du hast dein Gehirn und dein Leben erfolgreich neu vernetzt für den Weg des größten Widerstands, da du den Zustand des Gestresstseins mit Am-Leben-Sein und Zufriedenheit mit Tod gleichsetzt. Du sagst vielleicht Dinge wie »Ich werde mich ausruhen, wenn ich tot bin« und nutzt deinen Ehrgeiz als Treibstoff, um dich bis zur Erschöpfung zu schinden.

Dieses beängstigende Szenario kommt dir sicher nur allzu bekannt vor. Vielleicht hast du auf diese Weise gelebt oder lebst im Moment so. Du beobachtest vielleicht, dass die Menschen um dich herum so leben. Diese Lebensweise ist so sehr ein Teil von uns geworden, dass wir sie nie infrage stellen. »Natürlich muss ich mich unwohl fühlen, um erfolgreich zu sein«, sagst du. Und hältst nie inne, um zu sehen, ob diese Aussage überhaupt stimmt.

Dies ist meiner Ansicht nach eine rückwärtsgewandte Mentalität, die mittlerweile so weithin akzeptiert wird, dass sie eine rückwärtsgewandte Welt hervorgebracht hat.

Solltest du daran zweifeln, dann sieh dir nur diese alltäglichen Beispiele an:

- Wir glorifizieren harte Arbeit und Opfer. Wir streben nach unseren Zielen, koste es, was es wolle. Doch niemand sagt auf seinem Totenbett: »Ich wünschte, ich hätte härter gearbeitet.« Vielmehr bedauern wir, nicht mehr Zeit mit unseren Angehörigen verbracht, uns nicht mehr entspannt, nicht mehr Reisen unternommen, nicht mehr Kontakte hergestellt und nicht mehr von dem getan zu haben, was uns ein gutes Gefühl vermittelt. Das bedeutet, dass wir in einer vorwärtsgewandten Welt Beziehungen, unserem Freundeskreis, der Erholung und Dingen, die uns Spaß machen, den Vorrang geben würden. Doch in der rückwärtsgewandten Welt opfern wir bereitwillig das, was uns am kostbarsten ist.
- Wir suchen den Weg zu unseren Träumen außerhalb von uns. Doch nur wir allein wissen, welche Richtung wir einschlagen

müssen. In der vorwärtsgewandten Welt würden wir, um göttliche Führung zu erhalten, in uns hineinhorchen. In der rückwärtsgewandten Welt misstrauen wir aber dieser Führung und hoffen, dass andere uns den Weg weisen. Die Folge ist, dass sehr viele von uns sich verloren fühlen und unglücklich sind.

- Wir fokussieren uns die meiste Zeit auf das, was in der Welt, die uns umgibt, nicht stimmt, was nicht funktioniert und wogegen wir sind. Wir können den Fernseher zu jeder Stunde eines jeden Tages einschalten und Stunden damit verbringen, uns auf die Worst-Case-Szenarien um uns herum zu konzentrieren. Gleichzeitig wissen wir jedoch, dass wir einen freien Willen haben, um unsere eigene Realität durch das zu erschaffen, worauf wir unsere Aufmerksamkeit richten. Wie können wir eine schöne, gerechte, freundliche Welt erschaffen, wenn wir unsere Aufmerksamkeit und Energie vor allem auf das richten, was nicht funktioniert? In einer vorwärtsgewandten Welt würden wir uns auf Lösungen konzentrieren statt auf Probleme, weil wir wissen würden, dass wir durch die Fokussierung auf die Probleme nur noch mehr Probleme erzeugen.

Eines der vielleicht negativsten Merkmale des Lebens in einer rückwärtsgewandten Welt besteht darin, dass Unbehagen glorifiziert wird und Menschen, die sich für ein Leben in ihrer Komfortzone entscheiden, an den Pranger gestellt werden.

Ist es nicht seltsam, dass die meisten Menschen die meiste Zeit unzufrieden mit ihrem Leben zu sein scheinen?

Unsere ständige Unzufriedenheit damit, wo wir sind, wer wir sind und was wir tun, ist eine direkte Folge unseres Kreuzzugs gegen die Komfortzone. Und es fühlt sich ganz und gar nicht richtig an.

Es ist, als stünden wir mitten in einem Raum, der mit den köstlichsten Speisen gefüllt ist, und würden uns weigern, etwas zu essen. Stattdessen bestehen wir darauf, hinaus in die Wildnis zu gehen und dort nach Nahrung zu suchen. Das ergibt keinen Sinn, und doch ist es zur vorherrschenden Ideologie geworden, einer Ideologie, die unser Leben und unsere Entscheidungen leitet.

In einer rückwärtsgewandten Welt glauben wir, dass sich wohlfühlen gleichbedeutend mit Selbstzufriedenheit ist, doch Selbstzufriedenheit ist in Wirklichkeit eine eigene Zone, die wir in Kapitel 3 erforschen werden.

In einer vorwärtsgewandten Welt sind wir fähig zu erkennen, wenn wir uns außerhalb unserer Komfortzone befinden, und räumen der Rückkehr dorthin Priorität ein, weil wir wissen, dass unsere wahre Kraft in dieser Zone weilt. In einer vorwärtsgewandten Welt leben wir alle in unserer Komfortzone und entwickeln uns von ihr aus, einer Zone, in der wir uns sicher, verbunden und mit uns selbst im Reinen fühlen können. Auf diese Weise zu leben kann uns helfen, die meisten Konflikte in unserem Leben und unserer Gesellschaft erheblich zu reduzieren, ja vielleicht sogar aus der Welt zu schaffen. Natürlich haben wir Meinungsverschiedenheiten, denn wir sind eine bunt gemischte Spezies, doch wenn wir uns innerhalb unserer Komfortzone befinden, fühlen wir uns sicher und zuversichtlich genug, unsere Vorlieben zu äußern, ohne andere dabei angreifen zu müssen. Und wenn unsere eigenen Bedürfnisse zum Ausdruck gebracht und erfüllt werden, werden wir auch toleranter gegenüber den Vorlieben anderer.

In unserer Komfortzone zu leben befreit uns und ermöglicht es uns, im Flow zu bleiben. Indem wir es uns erlauben zu sein, wer wir sind, erlangen wir die Freiheit, Entscheidungen zu treffen, die in unserer Bestimmung wurzeln.

Aber *wie* können wir in einer rückwärtsgewandten Welt, die möchte, dass wir den Systemen, Ideen und Idealen anderer Menschen folgen, auf diese Weise leben? Wie kannst *du* dich dafür entscheiden, dich wohlzufühlen, wenn du in einer Welt lebst, die dich dafür an den Pranger stellt? Manchmal schämen wir uns vielleicht sogar, einfach zuzugeben, dass wir es genießen, *innerhalb* unserer Komfortzone zu leben und von ihr aus zu agieren, weil wir das Urteil anderer fürchten.

Dies sind die Fragen, die wir in den folgenden Kapiteln gemeinsam beantworten werden.

Was du erreicht hast

Du hast Kapitel 1 abgeschlossen! Wir beginnen gerade unsere gemeinsame Reise, und mein Ziel für dieses Kapitel war es, einige meiner eigenen wichtigen Erkenntnisse über die Komfortzone mit dir zu teilen. Ich hoffe, dass du beim Lesen damit angefangen hast, dein eigenes Verständnis der Komfortzone infrage zu stellen oder zumindest zu sehen, dass das Leben außerhalb dieser Zone zu dem Stress oder der Unsicherheit beigetragen haben könnte, die du möglicherweise beim Heranwachsen empfunden hast oder sogar jetzt noch empfindest.

Im nächsten Kapitel werden wir einige der Überzeugungen in puncto Komfortzone untersuchen, die wir als Ergebnis der unaufhörlichen Botschaften zu diesem Thema, mit denen unsere rückwärtsgewandte Welt uns bombardiert, automatisch internalisieren. Ich hoffe, dass du bei der Lektüre dieses Kapitels offen und bereit bleibst, deine eigenen Gedanken und Ideen zu prüfen. Und wie immer: Wenn du dich ein bisschen überfordert fühlst oder Hilfe bei diesem Thema brauchst, dann nimm mit mir über die sozialen Medien Kontakt auf. Ich bin für dich da!

Kapitel 2

WIE DEINE ÜBERZEUGUNGEN FÜR DEIN STÄNDIGES UNBEHAGEN SORGEN

Unser Kampf gegen den Verbleib in unserer Komfortzone ist vor allem auch darauf zurückzuführen, dass wir die falschen Geschichten glauben, die die Gesellschaft uns über das Wohlbehagen und dessen Bedeutung für das Erreichen unserer Ziele erzählt.

Wenn es nicht gut läuft, denkst du vielleicht, es liege daran, dass du dich in deiner Komfortzone befindest und dass ein Wandel nur erfolgen wird, wenn du ins Unbekannte hinaustrittst. Läuft es gut, hast du vielleicht das Gefühl, dass es all deine Fortschritte zunichtemachen wird, wenn du dich in deiner Komfortzone entspannst.

Traurigerweise erkennst du nicht, dass diese Glaubenssätze dich dein Glück, deine Gesundheit, dein Wohlergehen und deinen Wohlstand kosten. Und so meidest du deine Komfortzone wegen der vielen falschen Vorstellungen, die man dir über sie vermittelt hat.

Dieses Buch stellt diese Vorstellungen infrage. Es eröffnet dir eine neue Möglichkeit, deine Träume zu leben und zu erschaffen, eine leichtere, natürlichere und mehr Freude bereitende Möglichkeit. Damit es für dich funktioniert, musst du jedoch deine Überzeugungen unter die Lupe nehmen.

Bitte nimm dir bei den nächsten Seiten Zeit. Sie sind möglicherweise die wichtigsten im gesamten Buch. Nimm dir beim Lesen dieser Seiten Zeit, und sei ehrlich zu dir selbst bei der anschließenden Bewertung. Das wird dir helfen, deine Fortschritte nachzuverfolgen, wenn wir später in diesem Buch wieder auf sie zurückkommen.

Ich weiß, dass Selbsterforschung Arbeit erfordert. Doch ich verspreche dir: *Wenn du diese Arbeit leistest, wirst du auch Ergebnisse sehen.* In diesem Fall besteht die Arbeit darin, deine Überzeugungen zu erkennen, und die Ergebnisse werden dich von Vorstellungen befreien, die dir dabei im Weg stehen, deine wildesten Träume auf Freude bereitende, leichte und aufregende Weise zu erreichen!

EIN PAAR GEDANKEN ZU ÜBERZEUGUNGEN

Bevor du die Überzeugungen, die dir im Weg stehen, identifizieren kannst, musst du verstehen, was Überzeugungen sind.

Wenn du wiederholt einen bestimmten Gedanken hast, tut dein Gehirn etwas extrem Effizientes: Es automatisiert den Gedanken, und dieser ist dann im Hintergrund all der anderen bewussten Gedanken, die du an jedem einzelnen Tag hast, unterschwellig immer da. Sobald ein Gedanke automatisiert ist, musst du dich nie wieder *entscheiden*, ihn noch einmal zu haben. Er wird für dich zu einer »Tatsache des Lebens« – zu einer Überzeugung.

Dein Gehirn wandelt ständig Gedanken in Überzeugungen um, weil du immer nur eine bestimmte Anzahl an bewussten Gedanken im Kopf haben kannst. Es automatisiert also, wann immer möglich, einen Gedanken, um Raum zu schaffen.

Das ist sehr hilfreich, weil es dir ermöglicht, Informationen im Zusammenhang mit vergangenen Erfahrungen zu speichern, ohne sie ständig wieder abrufen oder dich an die Umstände erinnern zu müssen, die den Gedanken überhaupt erst hervorbrachten.

Wenn du zum Beispiel auf eine heiße Herdplatte fasst, erzeugst du vielleicht den Gedanken, dass *Herdplatten heiß sind*, und sobald dieser Gedanke in eine Tatsache des Lebens verwandelt wurde, wirst du immer vorsichtig sein, wenn du mit einer Herdplatte in Berührung kommst. Ob du dich daran erinnerst oder nicht, dass du dir bei deinem ersten Kontakt mit einer Herdplatte eine Verbrennung zugezogen hast, wird irrelevant.

Leider kann diese Fähigkeit, Gedanken in Tatsachen des Lebens umzuwandeln, deine Erfahrungen stark beschränken, wenn die Gedanken, die zu Überzeugungen werden, begrenzter oder begrenzender Natur sind. Bist du zum Beispiel der Überzeugung: *Wenn ich eine Rede halten muss, bekomme ich eine Panikattacke*, wirst du das öffentliche Reden anders erleben als jemand, der glaubt: *Redenhalten ist aufregend.*

Alle Probleme sind lösbar ist eine Überzeugung, die zu Einfallsreichtum inspirieren kann, während *Ich kann nie die richtigen Antworten finden* eine ist, die deine Kreativität und dein Wachstum massiv behindern kann.

GLAUBE DARAN, UND DU WIRST ES BEKOMMEN

Ich habe einen Freund, der daran glaubt, dass er Glück hat. Das Ergebnis ist, dass er tatsächlich ständig Glück hat. Er gewinnt bei Lotterien, bekommt einen Parkplatz, egal, wie belebt eine Straße ist, und Fremde scheinen immer genau das zu haben, was er gerade braucht. Einmal verlor er seinen Führerschein, und die Person, die ihn fand, schickte ihn ihm zurück, noch bevor er gemerkt hatte, dass der Lappen weg war.

Überzeugungen sind das, was es unserem Gehirn ermöglicht, die Welt um uns herum zu verstehen und zu erklären. Sie haben ihren Ursprung in unserem Umfeld und in dem, was wir durchleben, doch letzten Endes entstammt jede Überzeugung einer Entscheidung. Wir müssen an die Gültigkeit eines Gedankens glauben, um ihn in eine Überzeugung verwandeln zu können. Wir müssen ihm zustimmen.

Laut dem Psychologieprofessor und Gründer der Zeitschrift *Skeptic,* Michael Shermer, bilden wir *zuerst* unsere Überzeugungen und beginnen dann, Beweise für sie zu sammeln.

Nachdem wir zu einer Überzeugung gelangt sind, fängt unser Gehirn an, Geschichten um sie herum zu konstruieren und nach Rationalisierungen und Erklärungen zu suchen. Mein vom Glück begünstigter Freund zum Beispiel findet Möglichkeiten, Glück zu haben, egal, wohin er geht. Eine Freundin von mir glaubt, dass sie den Mann, mit dem sie gerade zusammen ist, verlieren wird, wenn ihre Fingernägel nicht perfekt sind. Und irgendwie geht sie letztlich immer wieder eine Beziehung mit einem der wenigen Männer ein, die ein Problem mit abgeblätterten oder nicht perfekt gepflegten Fingernägeln haben.

Das heißt: Was du glaubst, bestimmt deine Realität, nicht umgekehrt.

Deswegen sagte Henry Ford: »Ob du denkst, du kannst es, oder denkst, du kannst es nicht – in beiden Fällen hast du recht.«

Das erklärt, warum jemand, der der Überzeugung ist: *Das Leben ist hart,* kein einfaches Leben haben wird, und warum jemand, der glaubt: *Ich bin ganz schlecht in Mathe,* niemals in Mathe gut sein wird, und jemand, der glaubt: *Millionäre sind Betrüger,* nur dann Millionär werden wird, wenn er sich in einen Betrüger verwandelt.

Überzeugungen sind das, was es unserem Gehirn ermöglicht, die Welt um uns herum zu verstehen und zu erklären. Sie haben ihren Ursprung in unserem Umfeld und in dem, was wir durchleben, doch letzten Endes entstammt jede Überzeugung einer Entscheidung.

FORDERE NICHT DEN MISSERFOLG HERAUS, WENN DU ERFOLG HABEN MÖCHTEST

Ich habe eine Bekannte, die schöne Dinge haben möchte, sehr hart arbeitet, davon spricht, dass sie eines Tages im Lotto gewinnen wird, und sogar mehrmals pro Woche Lotto spielt. Doch sie glaubt, dass Menschen mit Geld habgierig sind und dass Geld schlecht ist und letztlich das Schlimmste in uns hervorbringt. Sie verwendet und gibt Geld aus, sie arbeitet für Geld, doch ihre Überzeugungen in puncto Geld machen es ihr unmöglich, an ihm festzuhalten. Die Folge ist, dass sie enorme Schulden hat. Jeder Bereich ihres Lebens scheint durch eine finanzielle Krise beeinträchtigt zu sein. Ihre negativen Überzeugungen in Bezug auf Geld führen zu einem Mangel an Geld, egal, wie hart sie arbeitet und wie viele Gehaltserhöhungen sie bekommt.

Es ist einfach nicht möglich, ein Leben zu führen, das nicht im Einklang mit unseren Überzeugungen steht.

Das macht es auch so schwierig, Überzeugungen zu ändern. Sobald etwas zu einer Tatsache des Lebens geworden ist, lässt es sich immer schwerer widerlegen. Irgendwann haben wir so viele unterstützende Beweise gesammelt, dass es uns geradezu unmöglich erscheint, dass es nicht wahr sein soll. Wenn du deine Überzeugung in deiner Kindheit entwickelt hast, hast du vielleicht jahrzehntealte Beweise dafür, dass sie korrekt ist.

Wenn du ein Leben führst, das dir nicht gefällt, ist es gut möglich, dass du gemäß Überzeugungen lebst, die dir abträglich sind – Überzeugungen, die dich in deiner Kreativität, deiner Inspiration und deiner Fähigkeit, Erfolg zu haben, beschränken.

Doch es gibt Hoffnung! Es ist möglich, deine Überzeugungen zu ändern!

Da sich Überzeugungen aus Gedanken entwickeln, kannst du sie nur ändern, wenn du beschließt, nicht länger an den ursprünglichen Gedanken zu glauben. Tust du dies, kannst du einen anderen Gedanken wählen. Einen, der gut für dich ist und dich stärkt!

In der folgenden Übung werden wir all deine limitierenden Überzeugungen in Bezug auf die Komfortzone herausfinden. Überspringe diesen Schritt nicht. Wenn du dir eingestehst, wie deine derzeitigen Überzeugungen aussehen, wirst du in der Lage sein, sie infrage zu stellen und zu ändern, während du den Rest dieses Buches liest.

Komfortzonen-Übung Nr. 1: Welche Überzeugungen hast du in Bezug auf deine Komfortzone?

Du kannst dein Leben nicht ändern, ohne deine innere Programmierung zu ändern. Ebenso wenig kannst du dein Leben ändern, wenn du dir deiner derzeitigen Überzeugungen nicht bewusst bist. Ich habe Glaubenssätze zur Feststellung deiner Überzeugungen aufgelistet. Es ist wichtig, dass du diese Übung machst. Sie wird es dir ermöglichen, deine Fortschritte zu beurteilen und am Ende des Buches zu erkennen, inwieweit sich deine Vorstellungen verändert haben. Nimm dir jetzt also einen Moment Zeit, in Ruhe jeden dieser Glaubenssätze zu lesen und jede Aussage anzukreuzen, die bei dir Widerhall findet oder die du momentan für richtig hältst. Wenn du Überzeugungen aufdeckst, die hier nicht aufgeführt sind, dann schreibe sie in die Leerzeilen am Ende der Liste.

Deine derzeitigen Überzeugungen in puncto Komfortzone

- ❑ In deiner Komfortzone zu leben, bremst dich aus.
- ❑ Du entwickelst dich nicht, wenn du dich wohlfühlst.

- ❑ Wandel beginnt an den Grenzen deiner Komfortzone.
- ❑ Du darfst nicht aufhören, aus deiner Komfortzone herauszutreten.
- ❑ Große Dinge entstehen nicht in deiner Komfortzone.
- ❑ Deine Träume befinden sich jenseits des Wohlbehagens.
- ❑ Das Leben beginnt außerhalb deiner Komfortzone.
- ❑ Wer nicht wagt, der nicht gewinnt.
- ❑ Du musst dich unwohl fühlen, um erfolgreich zu sein.
- ❑ Du musst deine Komfortzone verlassen, wenn du ein gutes Leben haben willst.
- ❑ Ohne Fleiß kein Preis.
- ❑ Wenn du immer nur auf Nummer sicher gehst, wirst du nie gewinnen.
- ❑ In der Komfortzone sind Ausreden an der Tagesordnung,
- ❑ Wachstum ist in der Komfortzone nicht möglich.
- ❑ Du fühlst dich am lebendigsten außerhalb der Komfortzone.
- ❑ In deiner Komfortzone kannst du nicht produktiv sein.
- ❑ Du wirst dein Potenzial erst dann kennen, wenn du deine Komfortzone verlässt.
- ❑ Wenn du in deiner Komfortzone lebst, übernimmst du keine Verantwortung für dein Leben.
- ❑ Wachstum und Wandel können in deiner Komfortzone nicht stattfinden.
- ❑ Du gibst deine Träume auf, wenn du in deiner Komfortzone bleibst.
- ❑ Wenn du es dir immer leicht machst, verlässt du nie die Komfortzone.
- ❑ Angst und Unbehagen zeigen an, dass du dich in die richtige Richtung bewegst.
- ❑ Dein wahres Ziel kannst du nur erreichen, wenn du dich unwohl fühlst.

- ❑ Die Komfortzone ist der Feind des Erfolgs.
- ❑ Je häufiger du in deiner Komfortzone bleibst, desto selbstzufriedener bist du.
- ❑ Vorstellungskraft und Kreativität sind Nebenprodukte des Unbehagens.
- ❑ Wenn du dich in deiner Komfortzone befindest, belügst du dich selbst und machst Ausflüchte.
- ❑ Deine Komfortzone schränkt dich ein.
- ❑ Du bist faul, wenn du dich wohlfühlst.
- ❑ Wenn du nicht aus deiner Komfortzone heraustrittst, entwickelst du dich nicht.
- ☒ In deiner Komfortzone zu leben, heißt, deine Träume aufzugeben.
- ❑ Sich für die Komfortzone zu entscheiden, heißt aufzugeben.
- ❑ Es ist eine Schande, sich wohlfühlen zu wollen.
- ❑ In der Komfortzone zu leben, heißt, den einfachen Weg zu wählen.
- ❑ Deine Kreativität und deine Talente können sich nur außerhalb deiner Komfortzone entfalten.
- ❑ Du schränkst dich selbst und dein Leben ein, wenn du in deiner Komfortzone bleibst.
- ❑ Du machst etwas falsch, wenn du in deiner Komfortzone bist.
- ☒ Es ist normal, sich in seiner Komfortzone schuldig zu fühlen.
- ❑ Du erweist dir selbst und anderen einen Bärendienst, wenn du in deiner Komfortzone bleibst.
- ❑ Deine Komfortzone ist ein *gleichbleibender* Ort. Er ändert und entwickelt sich nicht
- ❑ Wenn du dich wohlfühlst, belügst du dich selbst.
- ❑ Du handelst in deiner Komfortzone nicht zur richtigen Zeit.

- [x] Deine Träume sterben in deiner Komfortzone.
- [ ] ______________________________
- [ ] ______________________________
- [ ] ______________________________

Was du erreicht hast

Hurra, du hast Kapitel 2 abgeschlossen! Limitierenden Glaubenssätzen zu Leibe zu rücken ist nicht einfach, aber du hast es getan. Gut gemacht! Es ist deshalb so wichtig, dass du gerade diese Übung gemacht hast, weil du nun am Ende des Buches deinen Fortschritt verfolgen kannst. Noch besser ist, dass du jetzt, wo du deine derzeitigen Überzeugungen in puncto Komfortzone herausgefunden hast, offen dafür sein wirst, sie zu ändern. Und das Beste ist: Um diese Überzeugungen zu ändern, brauchst du wirklich nichts anderes zu tun als das, was du gerade tust. Während du dieses Buch liest und die Übungen absolvierst, wirst du feststellen, dass sich deine Überzeugungen in Bezug auf dieses Thema auf natürliche Weise verändern werden. Schon bald wirst du deine limitierenden Glaubenssätze durch ermächtigende Glaubenssätze ersetzt haben.

Ich weiß, dass du bereit bist, dir ein Leben zu erschaffen, in dem du weniger Stress und mehr Flow erlebst, sodass wir uns als Nächstes mit dem beschäftigen werden, was ich die drei Zonen des Lebens nenne. In welcher befindest du dich gerade? Finde es heraus …

Kapitel 3

DIE DREI ZONEN DES LEBENS

Wir alle leben unser Leben von Bereichen aus, die ich die drei Zonen des Lebens nenne: die Selbstzufriedenheitszone, die Überlebenszone und die Komfortzone. Normalerweise wechseln wir im Verlauf unseres Lebens zwischen diesen Zonen hin und her. Die Zone, in der du die meiste Zeit verbringst, bestimmt die Qualität deiner Entscheidungen und damit auch die Qualität deines Lebens.

Die drei Zonen des Lebens zu verstehen, zu wissen, in welcher du dich in jedem Moment befindest, und dich stets in die Zone zu begeben, die inneren Frieden und Verbundenheit fördert, ist die effektivste Art, die ich kenne, um ein glücklicheres Leben zu leben und angenehme, erfüllende Erfahrungen zu schaffen.

DIE SELBSTZUFRIEDENHEITSZONE

Sprechen sie von der Komfortzone, meinen die meisten Menschen in Wirklichkeit die Selbstzufriedenheitszone. Und so müssen wir, um diese Zone zu verstehen, ein bisschen tiefer graben und unter ihre Oberfläche schauen.

Menschen, die in der Selbstzufriedenheitszone leben, mögen sich vielleicht als zufrieden bezeichnen, sind jedoch weit davon entfernt, sich wirklich wohlzufühlen. Üblicherweise behaupten die-

DIE DREI ZONEN DES LEBENS

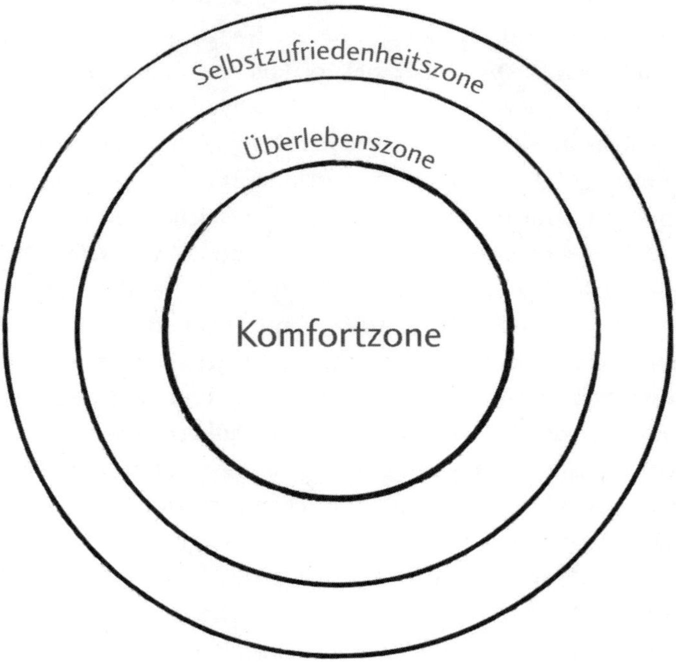

jenigen, die sich vorrangig in dieser Zone aufhalten, dass sie zufrieden sind, obwohl sie das Gefühl haben, dort festzustecken, und aufgrund einer gewissen Angst und Zermürbung – die ihnen nicht einmal bewusst sein muss – nicht in der Lage sind zu handeln.

Manchmal manifestiert sich dieser Motivationsmangel als ein allgemeines Gefühl der Apathie, der Antriebsarmut. Diejenigen, die diese Zone bewohnen, gehen vielleicht durchs Leben, ohne sich sonderlich für irgendetwas zu interessieren. Sie sind möglicherweise »zufrieden« mit dem, was ist, weil sie richtungslos sind und ihnen die Energie und die Klarheit fehlen, nach mehr zu streben. Sie haben vielleicht so oft versagt, dass schwere Zweifel sie davon abhalten, mehr zu verlangen, weil sie denken: *Was soll das Ganze? Warum es noch mal versuchen?* Möglicherweise fällt es denjenigen, die in der Selbstzufriedenheitszone leben, sogar schwer, eine tiefere Verbindung zu Menschen, Projekten oder Aktivitäten herzustellen, weil sie sich ob ihrer Verletzlichkeit zu schutzlos fühlen. Andererseits geben sie vielleicht zu viele persönliche Informationen preis oder erklären zu viel, um ihr mangelndes Interesse zu verbergen.

In dieser Zone mögen wir uns selbst vielleicht nicht sonderlich. Möglicherweise empfinden wir sogar Hass auf uns selbst, unser Aussehen, unsere Fähigkeiten oder den Mangel daran. Wir werden allzu kritisch uns selbst gegenüber, werden neidisch auf andere und empfinden vielleicht sogar Groll gegenüber jenen, die es leichter zu haben scheinen. Wir neigen auch dazu, Menschen und Umständen, über die wir keine Kontrolle haben, die Schuld zu geben. Üblicherweise benutzen wir auch Begriffe wie *immer* und *nie*, die unseren einschränkenden Überzeugungen Permanenz verleihen.

»Bei mir klappt *nie* etwas.«

»Ich werde es *nie* schaffen.«

»Ich werde *immer* übersehen oder ignoriert.«

Die meisten von uns sind zu irgendeinem Zeitpunkt ihres Lebens in der Selbstzufriedenheitszone gewesen. Hier dreht sich das Leben einfach nur darum, es von einem Tag zum nächsten zu schaffen, und die negativen Gefühle, die wir tagtäglich haben, können leicht die Oberhand gewinnen. Wenn wir ständig in der Selbstzufriedenheitszone leben, schalten unser Bewusstsein und unser Unterbewusstsein auf Autopilot, sodass alles, was wir um uns herum sehen, unsere Angst, unseren Mangel und unsere Begrenztheit verstärkt.

Ich bin mir sicher, dass du dies bei anderen Menschen in deinem Umfeld gesehen hast. Vielleicht gibt es in deiner Familie jemanden, der sehr viele ungenutzte Talente und Fähigkeiten hat, jedoch nicht in der Lage zu sein scheint, es zu etwas zu bringen. Sein mangelnder Fortschritt schlägt sich in gewohnheitsmäßiger Bitterkeit oder in Apathie nieder, die ihn davon abhält, etwas aus seinem Leben zu machen. Der allgemeine Konsens in Fällen wie diesem scheint der zu sein, dass diese Person sich nicht bemüht, das zu bekommen, was sie will (oder was sie unserer Meinung nach wollen sollte), weil sie sich mit dem Status quo zu »wohl« fühlt – obwohl dies in Wirklichkeit ein gewaltiger Irrtum ist. Wir empfinden in der Selbstzufriedenheitszone weder Wohlbehagen noch echte Zufriedenheit, sondern Angst: Angst vor dem Versagen, Angst vor dem Erfolg, Angst vor Verletzlichkeit, Angst, etwas zu mögen, Angst vor echter Verbundenheit.

In dieser Zone kann eine Handlungslähmung uns davon abhalten, die Dinge zu tun, die wir tun müssen – die Dinge, die wir tun *wollen*. Wenn wir nicht bereit sind, einen Blick unter die Haube zu werfen, rechtfertigen wir unser Nichtstun vielleicht mit der Aussage, dass wir glücklich damit sind, wo wir sind. Dass wir gar nicht mehr haben wollen. Es ist nur allzu leicht, unser Unglücklichsein zu leugnen, wenn wir nicht bereit oder in der Lage sind, unter die Oberfläche zu schauen, um die limitierenden Überzeugungen in Bezug auf uns selbst und die Welt zu sehen, die uns in dieser Zone festhalten. Denn wenn wir uns in der Selbstzufriedenheitszone befinden, kann uns alles unerreichbar erscheinen und uns dazu bringen, uns am Rande der Stagnation zu bewegen. Oft droht alles, worauf wir hingearbeitet haben, zu zerfallen, und nichts von dem, was wir erreichen wollen, scheint jemals Wirklichkeit zu werden. In der Selbstzufriedenheitszone herrscht eine Art Hoffnungslosigkeit, die sich nicht angenehm, sondern äußerst bedrückend anfühlt.

Selbstzufriedenheit ist nicht angenehm

Selbstzufriedene Menschen befinden sich nicht in ihrer Komfortzone. Sie fühlen sich im Grunde überhaupt nicht wohl. Wenn man sich zu lange in der Selbstzufriedenheitszone aufhält, fühlt man sich verloren.

Hast du dich jemals so gefühlt?

Ich schon. Als ich am absoluten Tiefpunkt angekommen war – die Erfahrung, die ich zu Beginn dieses Buches beschrieben habe –, steckte ich tief in meiner Selbstzufriedenheitszone. Ich wurde geplagt von selbstkritischen Gedanken, von Angst, Einsamkeit, Selbstzweifeln und sogar Selbstmordgedanken (die jedoch nie verweilten). Ich war psychisch labil und gesundheitlich so angeschlagen, dass mein Körper nach Hilfe schrie.

Es war eine Abwärtsspirale, die ich nicht aufhalten konnte, zum Teil, weil ich bei jedem auf diesem Weg unternommenen Schritt dachte, dass das, was ich tat, befriedigend sei. Ich hatte zu viel Angst, mich eingehender mit meinem Handeln zu befassen und die Ängste und falschen Vorstellungen zu finden, die mich in meine Selbstzufriedenheitszone gedrängt hatten.

In dieser Zone fühlte ich mich festgefahren, ausgebrannt und hoffnungslos. Ich war immer ein lösungsorientierter Mensch gewesen. Wenn es keinen Weg gab, fand ich einen Weg oder schuf eine Möglichkeit. Aber hier fühlte ich mich hilflos. Ich wusste nicht, was ich tun sollte, also aß ich. Und nahm immer mehr zu. Ich dachte, das Essen befriedige mich, doch in Wirklichkeit war ich nicht fähig zu erforschen, welche Angst meine Esssucht verdeckte.

Je mehr ich aß, desto mehr hasste ich meinen Körper und mich selbst, und desto deprimierter wurde ich. Mit allem in meinem Leben ging es bergab, ja, sogar mein Einkommen sank. Ich verlor meinen florierenden eBay-Shop, weil ich zu deprimiert war, um allen Bestellungen nachzukommen. Ich mied gesellige Treffen mit Freunden und Familie. Nichts bedeutete mir noch etwas. Ich gab meine Träume auf, blieb einfach stecken, und mein Leben war mir völlig egal. Allein schon der Gedanke, irgendetwas tun zu müssen, und sei es nur Zähneputzen, war mir schon zu viel. Ich ging nicht ans Telefon. Ich lag im Bett, und ich schlief.

Dein Tiefpunkt mag völlig anders aussehen als meiner, und das verstehe ich – damals hatte ich immer noch ein Bett zum Schlafen, materielle Besitztümer und Menschen, die sich um mich kümmerten. Doch das Gefühl ist das gleiche – die tiefe Hoffnungslosigkeit und Verzweiflung. Es ist ein Gefühl, das uns zerstören kann, wenn wir dies zulassen. Andererseits kann es uns etwas über unsere tiefsten und dunkelsten Seiten lehren und es uns damit ermöglichen, uns voll zu *entfalten*.

In der Selbstzufriedenheitszone zu sein muss nicht heißen, dass du am Tiefpunkt angelangt bist. Du kannst es dir so vorstellen, als wärst du ein Handy und würdest mit einem schwachen Akku durch den Tag gehen. Vielleicht schaltest du dich von Zeit zu Zeit sogar aus. Du lädst dich wieder auf, aber nur gerade so viel, dass du durchhalten kannst. Vielleicht hast du gar nicht das Bedürfnis, dich ganz aufzuladen, vielleicht kann dein Akku sich nicht mehr vollständig aufladen und muss repariert werden. Dies ist die Zone, in die wir gelangen, nachdem wir uns in der Überlebenszone, mit der wir uns als Nächstes beschäftigen werden, verausgabt haben. Und je mehr Zeit wir dort verbringen, desto mehr verlieren wir die Bindung zu uns selbst und zu dem, was uns ein Gefühl der Freude, des Wohlbehagens und der Zufriedenheit verleiht. Deswegen sterben Träume in der Selbstzufriedenheitszone und nicht in der Komfortzone.

Ich bin der lebende Beweis dafür, dass es möglich ist, den Weg aus der Selbstzufriedenheitszone wieder herauszufinden und Erfolg zu haben. Mithilfe der Techniken, die ich dir in diesem Buch vorstelle, ist es mir gelungen, aus dieser Dunkelheit herauszukommen. Solltest du dich also gerade in dieser Zone befinden, dann mach dir keine Sorgen. Ich bin hier, um dir die Hand zu reichen.

Das Credo derer, die in der Selbstzufriedenheitszone leben und von ihr aus agieren, lautet: Es geht mir gut, dort, wo ich bin. Warum sollte ich mich um mehr bemühen? Schließlich ist die Welt ein harter und ungerechter Ort. Nichts läuft je glatt für mich. Es ist sinnlos zu träumen, weil Hoffnung zu Enttäuschung führt.

DIE ÜBERLEBENSZONE

Wenn du sehr ehrgeizig bist und die Angewohnheit hast, dich aus deiner Komfortzone zu drängen, verbringst du höchstwahrscheinlich die meiste Zeit in der Überlebenszone. Große Anstrengung ist die treibende Kraft dieser Zone. Sie ist auch die Zone endloser Vergleiche und Rivalitäten, und als solche kann sie Neid, Missgunst und der ständigen Kritik an anderen Vorschub leisten. Befindest du dich in dieser Zone, schaust du immer nach draußen, vergleichst dich mit Menschen, die haben, was du haben möchtest, und verspürst das ständige Bedürfnis, dich der Welt gegenüber zu beweisen.

In dieser Zone scheint sich alles von einem Tag auf den anderen zu ändern. Deine Vorstellungen von dem, was möglich ist, die Klarheit deiner Vision, deine Ängste und deine Zweifel – sie sind in einem Moment groß und im nächsten gering. Die Folge sind viele Gewinne, flüchtige Erfolge, unzuverlässige Ergebnisse und unerwartete Rückschläge. In dieser Zone misst du oft deine Fortschritte, als würdest du Punkte zählen, und kämpfst darum, authentische Beziehungen aufzubauen und aufrechtzuerhalten.

Wenn du von der Überlebenszone aus agierst, funktionieren die Dinge. Sie erfordern jedoch sehr viel Mühe, wobei du nie weißt, ob sie sich lohnt. Befriedigende Gefühle sind flüchtig. Einige Tage sind einzigartig und fühlen sich wie ein Erfolg an, andere hingegen sind eine Qual.

In dieser Zone fühlst du dich gewöhnlich durch beides erschöpft:

1. durch mittelmäßige Resultate trotz intensiver Anstrengung,
2. durch sehr erfolgreiche Resultate, deren Aufrechterhaltung noch mehr Anstrengung erfordert.

In dieser Zone treiben sich die Menschen zu Dingen an, die oft zu wünschenswerten Ergebnissen führen, schließlich jedoch negative Begleiterscheinungen wie Versagen, Müdigkeit oder Krankheiten nach sich ziehen.

Die Zone ist voller Fallen, weil sich in ihr eine Dynamik er ckelt, die uns die Illusion vermittelt, dass das, was wir tun, funktioniert. Also tun wir weiterhin Dinge, die uns Unbehagen verursachen und zu schrittweisen oder unzuverlässigen Ergebnissen führen. Wir leben für diese kleinen Siege sowie die großen, scheinbar unerreichbaren Siege und sind somit ständig eingespannt, überarbeitet und gestresst.

Plane Ruhepausen, oder dein Körper plant sie für dich

In der Überlebenszone neigt man schnell dazu, harte Arbeit zu verherrlichen, Stress mit Fortschritt zu verwechseln und auf jede Ideologie, die diese Lebensweise infrage stellt, zynisch zu reagieren. Du hast vielleicht all die schönen Dinge, die man mit Geld kaufen kann, wirst jedoch all deine Zeit, deine Energie und vor allem deine Gesundheit opfern.

Ich habe es persönlich miterlebt. Mein Großvater, den ich liebevoll meinen Papa nannte, stieg zum Spitzenverkäufer in der Pittsburgher Stahlindustrie auf, als diese Mitte bis Ende des 20. Jahrhunderts Hochkonjunktur hatte. Er war deren bestes Pferd im Stall.

Sein Engagement und seine Loyalität gegenüber dem Unternehmen zeigten sich darin, dass er im Lauf seines Berufslebens mehrmals mit seiner Familie von einem Staat in den anderen zog. An den Wochenenden reiste er im Land umher, um sich fortzubilden und Geschäfte abzuschließen. In der Woche fuhr er bei starkem Pendlerverkehr früh zur Arbeit und kam erst spät wieder nach Hause. Anschließend hörte er sich im Radio Wirtschaftssendungen an und bildete sich weiter, um beruflich voranzukommen.

Er arbeitete, um den amerikanischen Traum zu leben – um die schöneren Dinge im Leben, Sicherheit für seine Familie und einen angenehmen Ruhestand zu haben. Dieses Leben erforderte seines

Wissens nach leidenschaftliches Engagement, harte Arbeit und Hingabe. Je größer die Mühe, desto größer der Erfolg.

Als ich noch sehr klein war, vergötterte ich meinen Großvater. Er hatte ein schickes Büro in der City, ein wunderschönes Haus und Oldtimer. Er war der erfolgreichste Mensch, den ich kannte. Wenn ich bei meinen Großeltern war, stand ich bereitwillig um fünf Uhr morgens auf, um ihn zu verabschieden. Meine Großmutter und ich sahen ihn dann erst zum Abendessen wieder, als es schon fast dunkel war.

Wenn er nach Hause kam, war er meistens gestresst, erschöpft und fahrig. Sobald er da war, stopfte er sich eine Pfeife und ging dann in die Küche, um sich einen Wodka pur auf Eis einzuschenken. Damals war es mir nicht klar, doch als ich älter wurde, begriff ich, dass er Alkoholiker war. Die Familie versuchte alles, um ihm zu helfen. Er ging zu Treffen der Anonymen Alkoholiker, wurde aber immer wieder rückfällig.

Als er älter wurde, holte ihn seine Neigung zum Workaholismus ein, und seine Bewältigungsmechanismen funktionierten nicht mehr. Kurz nachdem er in den Ruhestand gegangen war, wurde bei ihm Krebs diagnostiziert. Ein paar harte, grauenvolle Jahre später verstarb er.

Mein Großvater war wie jeder andere, der sich als Angestellter abrackert. Doch er war fest entschlossen, im Ruhestand dann *endlich* das Leben zu genießen. Er gab sich der Illusion hin, dass es sich eines Tages auszahlen würde und er sich entspannen könne, wenn er in seinen jüngeren Jahren nur hart genug arbeitete. Doch dazu kam es nie. Als er in Rente ging, hatte er alles, was er sich nur wünschen konnte, mit einer Ausnahme: Seine Gesundheit ließ ihn im Stich.

Ich lernte viel von ihm, erkannte aber auch, dass sein Leben ein Musterbeispiel für Erfolg war, der von der Überlebenszone aus erreicht wurde, ebender Zone, von der aus wir überall in den USA bis heute vorrangig agieren. In amerikanischen Büros wimmelt es von Menschen, die den größten Teil ihres Lebens gestresst, überarbeitet und ausgebrannt sind, weil sie nichts anderes kennen. In den Unternehmen sind die Anzeichen dafür, dass die Mitarbeiter sich in dieser Zone befinden, nicht zu übersehen: die Dokumentenstapel auf dem Schreibtisch des Managers, mit dem ich mich treffe, die müden Augen und das Gähnen der Angestellten, denen ich begegne, der Mangel an Vertrauen zwischen den Abteilungen und die riesigen Mengen an Süßigkeiten und Kaffee in den Pausenräumen. In dieser Zone versuchen wir alle nur, über die Runden zu kommen und zu überleben. Und wir schielen immer lüstern nach jenen, die haben, was wir wollen, und denken: *Wenn ich nur ein bisschen mehr tue, kann ich* das *vielleicht auch haben.*

Du bist hier, um dich zu entfalten und lebendig zu fühlen, nicht nur, um zu überleben

Wenn Menschen von »Plackerei« oder »Hetze« sprechen, sprechen sie über die Überlebenszone. Wenn sie Dinge wie »Ohne Fleiß kein Preis« oder »Arbeite hart, spiele hart« sagen, kommunizieren sie von der Überlebenszone aus. Wenn sie zu ihren Kindern sagen: »Geld wächst nicht auf Bäumen« oder »Ein Hobby ist kein Beruf«, erziehen sie diese von der Überlebenszone aus. Die Wahrheit ist: Nichts im Leben lässt sich auf lange Sicht forcieren. Du musst zulassen, dass sich das, was sein soll, entfaltet. Du musst tun, was sich gut anfühlt und dich lebendig werden lässt. Nur dann kannst du dich voll entfalten.

Egal, um welches Problem es sich handelt, die Lösung der Überlebenszone besteht normalerweise darin, immer mehr und größere Anstrengungen zu unternehmen, als hinge dein Leben davon ab. Deswegen kann die Überlebenszone für Menschen, die emotionaler sind oder allein sein müssen, um ihre Batterien wieder aufladen zu können, eine sehr feindliche Umgebung sein. Ich brauchte

Jahre, um zu erkennen, dass sich diese Zone für mich nicht deshalb so unangenehm anfühlte, weil mit mir etwas nicht stimmte. Wäre ich weniger empathisch und extrovertierter, hätte es vielleicht viel länger gedauert, bis ich unter dem Stress, dem ich in dieser Zone ausgesetzt war, zusammenbrach. Ich hätte mein gesamtes Leben so wie mein Großvater in dieser Zone leben können, ohne je den Tiefpunkt zu erreichen. Doch mein Naturell war nicht vereinbar mit dieser Zone, und wenn du, so wie ich, ein eher sensibler, introvertierter Mensch bist, ist der Druck, unter dem du in dieser Zone stehst, möglicherweise auch für dich zu groß.

Vielleicht bist du aber auch ein Persönlichkeitstyp, der das wechselhafte Klima dieser Zone über längere Zeiträume hinweg überleben kann.

Der allgemeine Konsens derer, die sich in der Überlebenszone befinden, ist, dass du dich unwohl fühlen musst, um erfolgreich zu sein. Wenn du diese Auffassung teilst und vorrangig von dieser Zone aus agierst, ist es gut möglich, dass du mit der Prämisse dieses Buches zu kämpfen hast! Ist dies der Fall, denk über Folgendes nach: Was, wenn ich recht habe? Was, wenn du ohne all den Stress alles bekommen kannst, was du möchtest? Wenn dies wirklich möglich ist, würdest du dann nicht wissen wollen, wie?

Das Credo derer, die in der Überlebenszone leben und von ihr aus wirken, lautet: Die Welt ist wettbewerbsorientiert, und meine Chancen stehen nicht sehr gut. Erfolgreich zu sein ist schwer, also muss ich härter dafür arbeiten. Stress bedeutet, dass ich auf dem richtigen Weg bin und auf meine Ziele hinarbeite.

DIE KOMFORTZONE

Gehörst du zu denen, die es lieben, im Flow zu sein, während sie etwas gestalten? Räumst du der Selbstfürsorge Priorität ein? Ist es dir wichtig, authentisch zu sein? Bist du leidenschaftlich? Suchst du nach einem Sinn im Leben? Strebst du nach Wachstum? Bist du zielbewusst? Vertraust du darauf, dass bei dir alles glattläuft und dass das Leben es letztlich gut mit dir meint?

Wenn du irgendeine dieser Fragen mit Ja beantwortest, lebst du vielleicht gerade in deiner Komfortzone oder arbeitest daran, dies zu tun. Glückwunsch! Gut gemacht! Lies nun weiter, denn das, was du in diesem Buch lernen wirst, wird dir helfen, dir mit noch mehr Flow und noch größerer Genauigkeit dein Traumleben zu erschaffen.

Sollten diese Fragen dich mit Wut, Groll, Hoffnungslosigkeit oder Angst erfüllen oder dich nach Ausreden suchen lassen, mach dir keine Sorgen. Dieses Buch wird dir helfen, die Gewohnheiten abzulegen, die dich daran hindern, das leichte, vielfältige Leben zu leben, das du innerhalb deiner Komfortzone leben kannst.

DIE KOMFORTZONEN-DENKWEISE

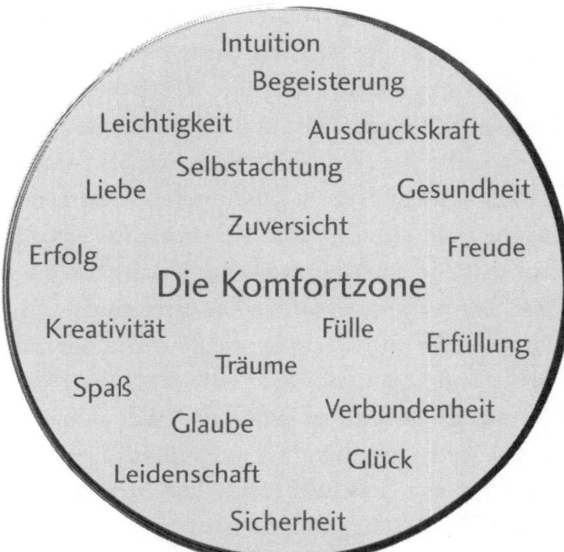

Betrachte deine Komfortzone als das Zuhause, in dem du dich sicher fühlen kannst, ja, frei bist, dich ohne Angst vor Urteilen so zu geben, wie du bist. Diese Zone umfasst alles, was es dir ermöglicht, dich beflügelt zu fühlen und mit dir selbst und dem Leben zufrieden zu sein. Sie ist voller Dinge, die sich angenehm und richtig anfühlen. Sie ist ein sehr individualisierter Raum, in dem *du* in angespannten, durch Bedrohungen von außen geprägten Zeiten stark und in deiner Kraft bleiben kannst.

Wenn du in deiner Komfortzone bist, ist deine Amygdala (das Stresszentrum deines Gehirns) zumeist inaktiv. Solange keine unmittelbare Gefahr wie zum Beispiel ein in der Küche ausbrechendes Feuer droht, fühlst du dich entspannt und sicher. Das ermöglicht es dir, im »Rest-and-digest«-Modus zu sein, in dem dein Körper heilen und sich erholen kann. Außerdem ermöglicht es deinen Hirnströmen, langsamer und zu Alphawellen zu werden, sodass du mögliche Probleme kreativer lösen kannst.

Und laut wissenschaftlichen Studien des HeartMath Institute zu den Interaktionen von Herz und Gehirn kann, wenn du dich sicher fühlst, ein Zustand der Herzkohärenz erreicht werden, das heißt ein Gleichklang von Atmung, Puls und Blutdruck. Da eine Synchronisation von Körperorganen und Herz erfolgt, befinden sich alle Organe im Gleichklang, ein Zustand, der dafür sorgt, dass sie schneller heilen und effizienter funktionieren. Deswegen ist es so effektiv, von der Komfortzone aus zu agieren. Sie ermöglicht ein Maß an physischer, psychischer und emotionaler Gesundheit, das du nicht erreichen kannst, wenn du um dein Leben kämpfst. Als Folge bist du gesünder und kreativer und bewegst dich ruhiger und mit Leichtigkeit auf das zu, was du anstrebst.

Die Komfortzone ist kein statischer Ort. Tatsächlich wird sie, wenn wir es zulassen, kontinuierlich wachsen und sich ausdehnen. Sie wird immer größer. Das liegt daran, dass wir lernende Wesen sind, die gern Vielfalt erleben. Es liegt in unserer Natur, die Grenzen unserer Fähigkeiten und Erfahrungen fortwährend zu verschieben.

Ich liebe es, wenn meine Kinder sich in der Komfortzone befinden. Sie agieren dann mit großer Leichtigkeit, handeln voller Freude und scheinen wenige oder gar keine Zweifel zu haben, dass sie tun können, was immer sie tun möchten – und sie lieben es, ihre Grenzen zu erweitern und zu lernen.

Wir wünschen uns naturgemäß Wohlbehagen und Entwicklung

Als meine Tochter noch ganz klein war, ging ich oft mit ihr in einen großen Park in der Nähe unseres Hauses. Die ersten Male wich sie mir kaum von der Seite. Sie wagte es nicht, sich mehr als ein paar Meter von mir zu entfernen, und kehrte dann schnell wieder in die Sicherheit meines unmittelbaren Dunstkreises zurück. Und mit anderen Kindern spielen kam gar nicht infrage! Außer Mama schien niemand für sie zu existieren. Ihre Komfortzone schloss außer mir kaum etwas anderes mit ein.

Wenn ich in ihrer Nähe war, fühlte sie sich sicher und erforschte gern Unbekanntes. Sie bewegte sich unbeschwert durch den Park, war entspannt und hatte Spaß, obwohl sie Neues ausprobierte. Sie scherzte, erkundete und ging Risiken ein. Doch sobald sie sich unbehaglich fühlte, machte sie dicht, bekam Angst und versuchte sogar, sich an mich zu klammern, als hänge ihr Leben davon ab.

Wir gingen immer wieder in denselben Park, und ich bemerkte, dass die Komfortzone meiner Tochter größer wurde. Schon bald musste ich nicht mehr ihre Hände halten, wenn sie die Rutsche hinabglitt. Sie wagte es, sich weiter als ein paar Meter von mir zu entfernen, ja, es war für sie sogar in Ordnung, wenn ich auf einer Bank saß und ihr von der Seitenlinie aus zuschaute, während sie, ohne sich meiner Gegenwart bewusst zu sein, herumrannte. Sie begann, mit anderen Kindern zu sprechen und leicht und auf natürliche Weise Freundschaften zu schließen.

Die Komfortzone ist kein statischer Ort.
Tatsächlich wird sie, wenn wir es zulassen,
kontinuierlich wachsen und sich ausdehnen.
Sie wird immer größer.

Es ist interessant, dass wir bereit sind, unseren Kindern den Raum zu geben, den sie brauchen, um nach und nach ihre Komfortzone zu erweitern, es uns selbst jedoch nicht gestatten. Wir verstehen, dass unsere Kinder sich nur entwickeln können, wenn sie sich sicher und wohl genug fühlen, um die sie umgebende Welt ohne die Gefahr, verletzt oder verlassen zu werden, zu erkunden. Geht es jedoch um uns selbst, denken wir plötzlich, dass Sicherheit und Wohlbehagen unserem Fortkommen im Wege stehen werden.

Aus unserer Komfortzone heraus zu leben bedeutet, dass uns zutiefst bewusst wird, wie es uns im Moment geht, und dass wir Wege wählen, die es uns ermöglichen, uns sicher, wohl und unterstützt zu fühlen, statt Wege, die Unbehagen, Angst und Stress hervorrufen. Die Komfortzone erwächst aus Geborgenheit und Sicherheit. Sobald diese einfachen Bedürfnisse erfüllt werden, kann sie erweitert werden.

Mit dieser Erkenntnis habe ich es geschafft, dass die Power-of-Positivity-Community auf Millionen angewachsen ist. So viele Menschen haben mich gebeten, sie zu coachen, zu beraten oder mit ihren Teams über das Geheimnis meines Erfolgs zu sprechen. Obwohl Erfahrung, Kompetenz und ein Prozess selbstredend eine Rolle spielen, unterscheidet sich das Ganze nicht unbedingt von irgendetwas, was du überall sonst finden würdest. Es gibt Dutzende von Business-Büchern, Programmen und Coaches, die meine täglichen Geschäftsprozesse besser analysieren können als ich. In der Tat bin ich noch immer dabei zu lernen.

Ich glaube, das Geheimnis meines Erfolgs besteht darin, konsequent dafür zu sorgen, dass ich im Einklang mit meiner Komfortzone bin und sie vergrößere. Nachdem ich an meinem Tiefpunkt angekommen war, beschloss ich, mich nicht länger aus meiner Komfortzone hinauszudrängen. Ich arbeitete nicht mehr bis zur völligen Erschöpfung. Ich folgte nicht länger dem Weg anderer zum Erfolg. Stattdessen tat ich das, was sich für *mich* richtig und angenehm anfühlte, *und entfaltete mich dann von diesem Ort aus.*

Deine Komfortzone ist deine Powerzone

Wenn du in deiner Komfortzone lebst, wachst du morgens mit einem Ziel auf. Du hast Zugang zu Klarheit. Du kannst dich inspiriert fühlen und erlaubst es dir, auf der Grundlage dieser Inspiration zu handeln. Da es in der Komfortzone darum geht, sich sicher zu fühlen, gibst du, wenn du dort bist, ganz selbstverständlich Ereignissen, Beziehungen und Aufgaben den Vorrang, die Spaß machen und erfüllend sind.

Du stellst dir Fragen wie: Wie kann ich heute der Welt dienen? Welche eine Sache kann ich heute tun, die Spaß macht? Wie kann ich dieses Problem auf eine Weise lösen, die sich gut anfühlt?

Wenn du von deiner Komfortzone aus agierst, hörst du auf deine innere Führung statt auf die Vorschläge anderer. Du vertraust dir selbst. Du hörst auf, dich mit anderen zu vergleichen, weil du erkennst, dass sich jeder Mensch auf seiner eigenen Reise befindet. Du setzt gesunde Grenzen, und sie werden akzeptiert. Und so beginnst du, das Leben auf *deine* Weise zu leben, statt dem Plan zu folgen, den jemand anders für dich hat.

Die Komfortzone ist wie eine Schutzblase, die du für dich erschaffst und die es dir ermöglicht, kreativ zu sein und dich sicher und voller Zuversicht und Klarheit durchs Leben zu bewegen. Vertrauen, Verbundenheit, Geerdetsein, Klarheit und Zielgerichtetheit sind emotionale Realitäten, die die Komfortzone dir bietet. Dies ist die Zone, in der du dich mit Leichtigkeit entfalten und mühelos wirken kannst. Wenn du dich in deiner Komfortzone befindest, bestreitest du deinen Alltag mit einem Gefühl der Sinnhaftigkeit sowie voller Leichtigkeit und Optimismus.

Das Credo derer, die in ihrer Komfortzone leben und von ihr aus agieren, lautet: Das Leben ist genial gestaltet, und alles verläuft immer zu meinem Besten. Um erfolgreich zu sein, muss ich nur ich selbst sein und meiner inneren Führung folgen. Wenn ich es träumen und fordern kann, kann ich es auch bekommen.

Übliche Einwände gegen ein Leben in der Komfortzone

1. In meiner Komfortzone zu leben, heißt, dass ich meine Träume aufgegeben habe.

Viele Menschen haben Angst, sich in ihrer derzeitigen Situation wohl oder glücklich zu fühlen, weil sie fälschlicherweise glauben, sich wohlzufühlen sei gleichbedeutend mit aufgeben.

Es mag dir kontraintuitiv erscheinen, doch tatsächlich ist das Gegenteil der Fall. Wir können nirgendwohin gelangen, ohne ehrlich in Bezug auf unseren Ausgangspunkt zu sein. Möchtest du zum Beispiel mithilfe eines Navis zu einem Restaurant gelangen, kannst du nicht die Adresse des Restaurants als deinen Zielort und dann die Adresse von jemand anderem als deinen Ausgangspunkt eingeben. Du wirst zwar eine Wegbeschreibung erhalten, aber die wird dir nichts nützen. Doch genau das tust du, wenn du deine derzeitige Situation leugnest, weil du Angst hast, stecken zu bleiben, wo du bist.

In deiner Komfortzone zu leben, heißt zu akzeptieren, wo du und wer du in diesem Moment bist. Es bedeutet nicht, dass du deine Träume aufgibst. Es macht es jedoch wesentlich leichter, deine Träume zu verwirklichen, weil du in der Lage bist, genau die Schritte zu unternehmen, die dich von dort, wo du bist, dorthin bringen werden, wo du sein möchtest.

2. In meiner Komfortzone zu leben, heißt, dass ich nie etwas tue, das mir unangenehm ist.

In seinem Buch *Die 1 %-Methode* spricht James Clear über die Goldlöckchen-Regel: Nach dieser »ist der Mensch optimal motiviert, wenn er Aufgaben zu bewältigen hat, die am Rande seiner aktuellen Fähigkeiten liegen. Nicht zu schwierig, nicht zu simpel, sondern genau richtig.«

Wir Menschen lieben von Natur aus Herausforderungen. Wir lieben Wachstum. Wir lieben es, Dinge zu tun, die unsere Fähigkeiten erweitern. Wird eine Aufgabe jedoch zu schwer, verlieren wir die Motivation und geben oft auf.

Das heißt, dass wir darauf gepolt sind, Dinge zu tun, die nicht immer angenehm sind, selbst wenn wir innerhalb unserer Komfortzone leben. Doch es macht einen himmelweiten Unterschied, ob du diese unangenehmen Dinge tust, wenn du dich innerhalb oder außerhalb deiner Komfortzone befindest.

Ist mein Körper zum Beispiel steif, fühlt es sich vielleicht ein bisschen unangenehm an, mich bis an die Grenze des Wohlbehagens zu dehnen, ja, es tut vielleicht sogar ein bisschen weh; aber wenn ich es lerne, mich dabei zu entspannen, lockert das Dehnen die Muskeln. Zwinge ich mich jedoch zu einem Spagat, kann ich mich ernsthaft verletzen.

Wenn wir innerhalb unserer Komfortzone leben, wollen wir diese Zone instinktiv auf für uns angenehme Weise ausdehnen. So suchen wir, wenn wir mit einer beängstigenden Aufgabe konfrontiert sind und diese erfüllen wollen, ganz selbstverständlich nach Möglichkeiten, uns die Sache leichter zu machen und unsere Angst zu verringern. Wir schaffen uns *Brücken*, weil wir verstehen, dass das Leben nicht hart oder gefährlich sein sollte. Wir suchen nach Unterstützungssystemen, Mentoren und Tools, die uns auf unserem Weg helfen. Diesen *Scaffolding* genannten Prozess werden wir an späterer Stelle in diesem Buch weiter erforschen.

3. In meiner Komfortzone zu bleiben, ist der einfache Weg.

Ja, das ist es. Und was ist falsch daran, den einfachen Weg zu wählen? Wenn du eine Wanderung unternimmst, ziehst du dann den Weg vor, der frei von Schutt und heruntergefallenen Ästen ist, oder möchtest du jedes Mal einen neuen Weg erproben?

Wir vereinfachen und systematisieren buchstäblich *alles* im Leben. Wir erschaffen eine Tastatur, die es uns ermöglicht, auf schnelle, effiziente Weise mit allen zehn uns zur Verfügung stehenden Fingern zu tippen. Wir stellen Motoren her, die Treibstoff in Energie umwandeln, damit wir in kürzerer Zeit längere Entfernungen zurücklegen können. Wir gestalten unsere Küchen so, dass wir bei der Zubereitung einer Mahlzeit möglichst wenig herumlaufen müssen. Wir sprechen im Zusammenhang mit all diesen Bemühungen von »Smart Working«. Selbst unser Körper ist so geschaffen, dass er Energie konserviert und optimiert, damit die Billionen Zellen, die unsere Organe bilden, effizient und harmonisch arbeiten können. Wir sind buchstäblich dazu geschaffen, das Leben effizienter und angenehmer zu machen.

Warum also wehren wir uns dagegen, den »leichten Weg« zu nehmen, wenn es darum geht, unser Leben zu leben? Warum haben wir das Gefühl, dass wir uns, um uns entfalten zu können, aus der Komfortzone hinausdrängen müssen?

Ich glaube, es ist an der Zeit, dass wir uns die Erlaubnis erteilen, es uns leicht zu machen, uns wohlzufühlen und auf eine Weise zu leben, die sich natürlich anfühlt. Ein radikaler Gedanke, oder?

IN WELCHER ZONE BEFINDEST DU DICH?

DIE DREI ZONEN DES LEBENS

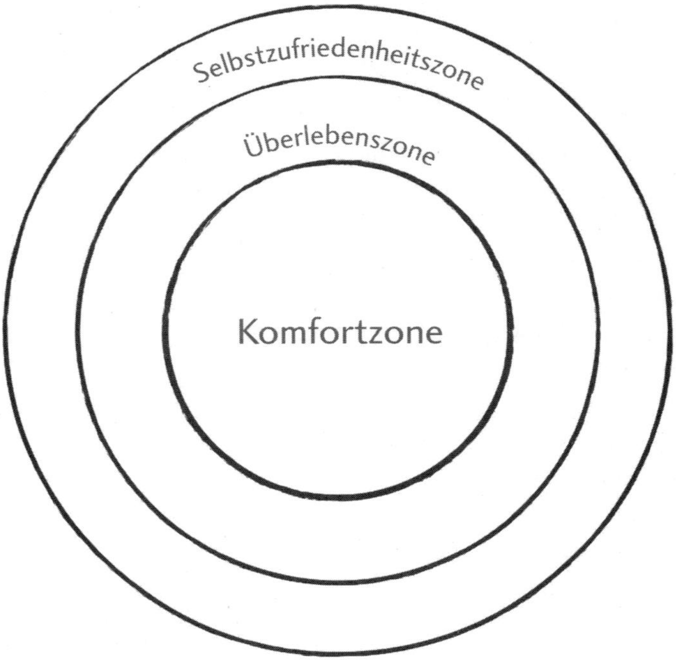

Es ist völlig normal, dass du mal in der einen, mal in der anderen Zone bist. Drei Zonen des Lebens in unterschiedlichen Phasen deines Lebens. Vielleicht weißt du aufgrund der Beschreibungen, die du gelesen hast, bereits, in welcher Zone du dich im Moment befindest. Bist du dir nicht sicher, dann nimm dir ein paar Minuten Zeit, und mach den folgenden Test. Das wird dir helfen, klarer zu erkennen, in welche Richtung du dich bewegst und warum.

Wenn du die Aussagen liest und beurteilst, inwieweit sie auf dich zutreffen, solltest du absolut ehrlich zu dir sein. Du musst niemandem von den Ergebnissen dieser Beurteilung erzählen. Doch es ist enorm wichtig, dass du ehrlich antwortest, auch wenn du dich dadurch verletzlich machst.

Ich weiß, dass es Schuldgefühle und Scham hervorrufen kann, einigen dieser Aussagen zuzustimmen. Sollte dies der Fall sein, bitte ich dich inständig, freundlich und liebevoll zu dir zu sein. Betrachte die Aussagen als Informationen und nicht als Angriff. Du wirst es als sehr befreiend empfinden, wenn du endlich bereit bist, dich offen und ehrlich zu betrachten und dich voll und ganz zu akzeptieren.

Wenn es dir schwerfällt, kein negatives Urteil über dich zu fällen, dann lass dir sagen: Jede einzelne dieser Aussagen betrifft etwas, was ich selbst erlebt habe. Irgendwann in meinem Leben habe ich fast ständig diese Gefühle und diese Überzeugungen gehabt. Die Gedanken und Verhaltensmuster zu erkennen, die mich von meiner Komfortzone fernhielten, war mein erster Schritt auf der Reise, zu mir selbst zurückzukehren.

Komfortzonen-Übung Nr. 2: In welcher Zone befindest du dich?

Trage neben jeder Aussage eine Zahl zwischen 1 und 5 ein, um dein Maß an Übereinstimmung anzuzeigen.

1 = nie
2 = hin und wieder
3 = manchmal
4 = oft
5 = fast immer

		Deine Antwort 1-5
1	Ich mache mir Sorgen um die Zukunft.	4
2	Ich vernachlässige leicht meine eigenen Bedürfnisse.	3
3	Ich fühle mich schuldig, mir selbst Priorität einzuräumen.	3
4	Alle anderen scheinen zu bekommen, was sie wollen, nur ich nicht.	3
5	Ich habe Angst davor, anderen mein wahres Ich zu zeigen.	4
6	Ich fühle mich überfordert.	3
7	Ich habe abends Probleme einzuschlafen.	3
8	Ich fühle mich nicht ausgeruht, wenn ich morgens aufwache.	4
9	Ich habe kein Vertrauen in meine eigene Intuition.	2
10	Ich habe Probleme, meinen Verpflichtungen nachzukommen.	2
11	Mein Glück liegt außerhalb meiner Kontrolle.	3
12	Ich will glücklich sein, weiß aber nicht, wie.	4
13	Ich mag meinen Job oder die Arbeit, mit der ich meinen Lebensunterhalt verdiene, nicht.	3
14	In meinem Leben gibt es viele toxische Menschen.	2
15	Meine Zukunftsvision macht mir Angst.	3
16	Wenn ich an die Zukunft denke, fällt es mir schwer, aktiv zu werden.	2

		Deine Antwort 1-5
17	Das Leben ist hart.	3
18	Es fällt mir schwer, hoffnungsvoll zu sein, wenn so viel Unsicherheit herrscht.	3
19	Ich esse Lebensmittel, die mir nicht guttun.	4
20	Meine Gedanken über mich selbst sind lieblos.	2
21	Meine Gedanken über andere sind wertend.	4
22	Ich habe oft Kopfschmerzen, Muskelverspannungen oder gesundheitliche Probleme.	3
23	Ich neige dazu, mich von Freunden und der Familie abzusondern.	3
24	Ich verwende Substanzen wie Alkohol, Drogen, Tabak usw., um den Kopf frei zu kriegen.	2
25	Ich habe starke Stimmungsschwankungen. Ich bin oft gereizt, frustriert, launisch und ungehalten.	4
26	Es fällt mir schwer, mich klar zu äußern und meine Bedürfnisse zu kommunizieren.	3
27	Die Leute nutzen mich aus.	2
28	Ich weiß nicht, was ich will.	4
29	Ich möchte die ganze Zeit im Bett bleiben.	2
30	Ich fühle mich unwichtig und unverstanden.	2
	Gesamtergebnis:	65

Hast du alle Aussagen mit einer Zahl zwischen 1 und 5 versehen, dann zähle die Punkte zusammen und trage das Gesamtergebnis in den dafür vorgesehenen Kasten ein. Das Ergebnis zeigt dir, in welcher Zone du die meiste Zeit agierst und wie groß der Abstand zu den benachbarten Zonen ist.

30–90 Die Komfortzone

Liegt deine Punktzahl in diesem Bereich, agierst du die meiste Zeit von deiner Komfortzone aus. Das bedeutet, dass du dir, während du dich deinem Wachstum und deiner Entwicklung widmest, Zeit nimmst, deine eigenen Bedürfnisse zu respektieren, bereit bist, wenn nötig um Hilfe zu bitten, und Herausforderungen mit einer positiven, lösungsbasierten Haltung angehst, die dir hilft, die offenen Türen zu finden, die du suchst.

Das Problem: Die größte Herausforderung, die das Leben in der Komfortzone mit sich bringt, ist die, in dieser Zone zu bleiben. Die Welt wird dich glauben lassen, dass es etwas Schlechtes oder Beschämendes hat, wenn die Dinge so problemlos funktionieren. Phrasen wie »Das dicke Ende kommt erst noch« und »Wie gewonnen, so zerronnen« weisen auf die abwehrende Haltung gegenüber der Erwartung hin, dass das Leben leicht und angenehm ist. Mach dir diese Haltung nicht zu eigen! Diese Ideologie wurde von Menschen geschaffen, die nicht in ihrer Komfortzone leben und deswegen nicht die Macht und das Potenzial eines solchen Lebens verstehen.

Die gute Nachricht: Je mehr Zeit du in deiner Komfortzone verbringst, desto leichter wird dein Leben werden, desto glücklicher wirst du sein, und desto mehr Chancen wirst du mit größerer Leichtigkeit erhalten. Je normaler diese Auswirkungen für dich werden und je mehr du sie erwartest, desto wohler wirst du dich mit der auf natürliche Weise erfolgenden Entwicklung fühlen, die deine Komfortzone dir ermöglicht.

Nächste Schritte: Halt den Kurs, arbeite weiter an deiner Denkweise, um positiv zu bleiben, hör nicht auf, deine innere Welt zu nähren, und verwende immer wieder die in diesem Buch vorgestellten Tools, um deine Komfortzone zu definieren und deine Fähigkeit zu verbessern, in ihr zu agieren. Je öfter du dies tust und je niedriger deine Punktzahl bei dem Test wird, desto angenehmer und erfüllter wird dein Leben werden.

91–120 Die Überlebenszone

Liegt deine Punktzahl in diesem Bereich, agierst du die meiste Zeit von der Überlebenszone aus. Dies ist die Zone harter Arbeit mit gemischten Ergebnissen. Befindest du dich im unteren Teil dieses Bereichs, vermitteln dir deine Bemühungen möglicherweise ein gutes Gefühl, das Gefühl, dass das, was du tust, funktioniert – schließlich siehst du Ergebnisse. Du hast vielleicht Überzeugungen, die dich zu noch größeren Anstrengungen drängen, und sagst Dinge wie »Ohne Fleiß kein Preis« und »Ich werde schlafen, wenn ich tot bin!«. Vielleicht bist du auch sehr stolz auf deine Fähigkeit, trotz deines Unbehagens zu arbeiten und über deine Grenzen hinauszugehen. Liegt deine Punktzahl eher im oberen Bereich, könntest du kurz vor einem Burn-out stehen. Deine Anstrengungen mögen Ergebnisse bringen, aber sie verursachen gesundheitliche Probleme, Stress und Konflikte in deinen Beziehungen. Du hast vielleicht das Gefühl, dass dir der Treibstoff und die Motivation ausgehen. Erschöpfung und ein Burn-out kündigen sich an.

Das Problem: In der Überlebenszone besteht das Problem darin, dass du das Gefühl hast voranzukommen, während du dich dort befindest, was dazu führen kann, dass du sie für einen guten Aufenthaltsort hältst. Mit deinen Anstrengungen erzielst du eine Weile lang Ergebnisse, bevor du dann die schädlichen Auswirkungen auf dein physisches und mentales Wohlbefinden wahrnimmst.

Die gute Nachricht: Diese lautet, dass du jederzeit den Blick nach innen richten und anfangen kannst, deine Bedürfnisse zu respektieren. In der Überlebenszone tragen schon kleine Bemühungen viel dazu bei, ein Gefühl der Sicherheit, Ausgeglichenheit und Erdung zu erzeugen. Mit anderen Worten: Du musst dein Leben nicht radikal ändern, um dich erleichtert und behaglich zu fühlen.

Nächste Schritte: Das beste Geschenk, das du dir machen kannst, ist, die Überzeugungen und Ideologien zu hinterfragen, die dazu führen, dass du dich völlig verausgabst. Sei bereit zu sagen: »Vielleicht gibt es einen leichteren Weg, und wenn dies so ist, wäre es dann nicht schön, wenn ich ihn fände?« Unternimm dann die Schritte, die ich in diesem Buch aufzeige, um dich langsam deiner Komfortzone zu nähern. Ich verspreche dir, dass dein Leben leichter und angenehmer werden wird, je mehr du dem Gefühl des Wohlbehagens, der Leichtigkeit und der Sicherheit den Vorrang gibst. Dies ist ein wunderbares Geschenk, das du dir heute machen kannst.

121–150 Die Selbstzufriedenheitszone

Liegt deine Punktzahl in diesem Bereich, befindest du dich in der Selbstzufriedenheitszone. Du fühlst dich vielleicht festgefahren und hoffnungslos. Möglicherweise bist du derart erschöpft, dass du keine Energie mehr hast, etwas Neues auszuprobieren. Die Dinge, die du einst geliebt hast, spielen vielleicht keine so große Rolle mehr wie früher, und Gedanken aufzugeben gehen dir durch den Kopf. Eventuell hast du mit einem Gesundheitsproblem zu kämpfen.

Das Problem: Das Schwierigste daran, in der Selbstzufriedenheitszone zu sein, sind die Emotionen, die du dort erlebst. Angst, Hoffnungslosigkeit, Überforderung, Depressionen und das Gefühl, in einem Leben festzustecken, das du gar nicht willst, können es schwierig machen, auch nur über einen Ausweg nachzudenken. *Wozu die Mühe?,* fragst du dich vielleicht und lässt diesem Gedanken dann eine Menge negativer Urteile über dich selbst folgen.

Die gute Nachricht: Das Gute daran, sich in der Selbstzufriedenheitszone zu befinden ist, dass du, wenn du erst einmal dort bist, endlich aufgeben kannst. Du wirfst das Handtuch. Nichts von dem, was du getan hast, hat funktioniert, warum also solltest du es noch mal versuchen? Wenn du das Handtuch wirfst, gibst du allen Widerstand auf und kannst endlich damit aufhören, Selbstkritik zu üben und Erwartungen an dich zu stellen. Dies ist der Moment, in dem du beginnst, dein Leben auf den Kopf zu stellen. Wenn du diesen Zustand, in dem du keinen Druck empfindest, aufrechterhalten kannst, wirst du fähig sein, dich mit weniger Mühe, als du vielleicht annimmst, in deine Komfortzone zu führen.

Nächste Schritte: Gib auf, hör auf, dich so anzustrengen, entspann dich, gib die Kontrolle ab und deinen Widerstand auf. Du befindest dich am perfekten Ort, um in deine Komfortzone einzutreten, und der Create-with-Comfort-Prozess in diesem Buch wird dir dabei helfen, Schritt für Schritt dorthin zu gelangen. Hör nicht auf, zu lesen und die Übungen zu absolvieren. Schon bald wirst du feststellen, dass du ein Leben führst, das sich belebend und angenehm anfühlt.

Was du erreicht hast

Glückwunsch, du hast Kapitel 3 abgeschlossen. Das war eine Menge Material, aber ich hoffe, dass die Beschreibungen der drei Zonen des Lebens dir geholfen haben, dich an die unterschiedlichen Zeiten in deinem Leben zu erinnern, in denen du in der einen oder anderen Zone gelebt hast. Bitte beachte: Es ist keine Schande, in der Überlebenszone oder der Selbstzufriedenheitszone zu leben. Jede Zone, in der du je gewesen bist, hat dich geformt. Alle Erfahrungen, selbst die schlimmsten, haben dich zu der Person gemacht, die du bist.

Die drei Zonen des Lebens zu verstehen, zu wissen, wo du dich zu jedem beliebigen Zeitpunkt befindest, und dich stets in die Zone zu begeben, die inneren Frieden und Verbundenheit fördert, ist der effektivste Weg, den ich kenne, um unsere Lebensqualität zu verbessern. Herauszufinden, wo du dich gerade befindest, bietet dir einen Ausgangspunkt, sodass du besser dorthin gelangen kannst, wo du sein möchtest. Hey, es ist dein Geburtsrecht, Erfahrungen erschaffen zu wollen, die angenehm und erfüllend sind.

Im nächsten Kapitel werden wir die Gefahren betrachten, die ein Leben außerhalb deiner Komfortzone mit sich bringt. Eine Folge sind physiologische Veränderungen in deinem Körper. Wie bereits erwähnt, triggert ein Leben außerhalb deiner Komfortzone deine Amygdala, das Stresszentrum deines Gehirns, und beeinträchtigt deine Fähigkeit, dich zu entwickeln und neue Dinge zu lernen. Wenn du von deiner Komfortzone aus agierst, gibst du deinem Gehirn die Chance, neue Dinge zu lernen und damit Vertrauen in dich und deine Fähigkeiten.

Auf geht's!

Kapitel 4

SELBSTWERTGEFÜHL UND SELBSTVERTRAUEN IN DER KOMFORTZONE

Wenn das Vertrauen in einen anderen Menschen zerbricht, kannst du dich in der Beziehung mit ihm nicht länger sicher fühlen. Das Gleiche gilt für deine Beziehung zu dir selbst. Wenn du dir selbst nicht vertraust, fühlst du dich von dir getrennt, bist verwirrt und unsicher – lauter Zustände, die die Selbstsicherheit untergraben. Lebst du ständig außerhalb deiner Komfortzone, erzeugst du eine Endlosschleife negativer Gefühle, die dein Selbstwertgefühl und dein Selbstvertrauen zerstören.

Dein Selbstwertgefühl hängt eng mit dem Maß an Vertrauen zusammen, das du in deine Fähigkeiten, deine Glaubwürdigkeit und deine Werte hast. Es spielt eine wichtige Rolle dabei, wie andere dich deiner Meinung nach sehen.

Wenn dein Selbstwertgefühl beschädigt ist, denkst du normalerweise, dass andere dich nicht mögen oder sogar hassen. Du neigst zu Selbstzweifeln und Selbstkritik sowie Gefühlen der Scham und der Einsamkeit.

Ich möchte, dass du an deine Kindheit zurückdenkst und an eine bestimmte Situation, in der ein Elternteil, Freund, Familienmitglied oder Lehrer dich dazu drängte, dich außerhalb dessen zu begeben, was sich natürlich und angenehm anfühlte, das heißt in eine Situation hinein, die dir Angst und Stress bereitete.

Du warst vielleicht schüchtern und wurdest aufgefordert, vor der gesamten Klasse ein Referat zu halten. Möglicherweise warst du extrovertiert und wild, solltest aber still sitzen und aufhören zu stören.

Wie hast du dich in diesem Moment gefühlt? Welche Geschichte hast du dir nach diesem Vorfall über dich selbst und deine Fähigkeiten erzählt? Welche emotionalen und verhaltensmäßigen Folgen hatte er?

Wenn du dieses schüchterne Kind warst, das gezwungen wurde, vor der Klasse zu sprechen, hast du möglicherweise eine lebenslange Abneigung gegen das Redenhalten entwickelt. Du hast dir vielleicht gesagt, dass mit dir etwas nicht stimmt.

Schließlich scheint niemand sonst Angst davor zu haben, vor seinen Freunden zu stehen und zu sprechen. Einige Leute leben sogar für diese Momente, in denen sie ihre Ideen öffentlich kommunizieren können. Du hingegen hast vielleicht riesige Angst davor, im Rahmen deines Jobs eine Präsentation geben oder bei einer Versammlung, egal welcher Größe, sprechen zu müssen.

Ich bin furchtbar schlecht im Redenhalten, sagst du vielleicht. Ich war nie gut darin, nicht einmal als Kind.

Wenn du das extrovertierte Kind warst, das zum Schweigen gebracht wurde, hast du vielleicht das Gefühl, dass mit deinem Energielevel, deiner Stimme oder deiner Form der Selbstdarstellung etwas nicht stimmt. Der Gedanke, dass du »laut« bist und »störst«, macht dich eventuell befangen oder verursacht Schuldgefühle.

Warum kann ich nicht normal sein wie jeder andere?, magst du dich fragen.

WIE DAS SELBSTWERTGEFÜHL BESCHÄDIGT WIRD

Wenn man dir in einem frühen Alter vermittelt, dass das, was sich für dich richtig anfühlt, nicht zählt und dass etwas mit dir nicht stimmt, weil du dich auf eine Weise verhältst, die sich für dich angenehm anfühlt, interpretierst du das vielleicht so: dass du nicht zählst und dass das, was sich für dich richtig und angenehm anfühlt, falsch oder anormal ist. Das kann dazu führen, dass du anfängst, dich negativ zu sehen, dich zu verurteilen und damit dein Selbstwertgefühl zu beschädigen. Letztlich passt du dich dann den Standards anderer Menschen an, Standards, die normalerweise nicht im Einklang mit deinen Begabungen und Talenten stehen.

Zwischen deinem Selbstwertgefühl und deiner Fähigkeit, Kontakt zu anderen herzustellen, besteht eine enge Beziehung. Je geringer dein Selbstwertgefühl ist, desto schwerer fällt es dir, Kontakte herzustellen, und desto einsamer fühlst du dich, wie Studien zeigen.

Wenn ich Leute Dinge sagen höre wie »Ich war nie gut in Mathe« oder »Es fällt mir einfach schwer, mich zu konzentrieren«, frage ich mich oft, welche stressreichen Kindheitserfahrungen zu diesen Überzeugungen geführt haben.

Studien zeigen auch, dass es eine enge Beziehung zwischen Selbstwertschätzung und Vertrauen gibt. In einer 1974 im *Journal of Personality and Social Psychology* veröffentlichten Studie berichteten die Wissenschaftler Craig W. Ellison und Ira J. Firestone, dass unsere Fähigkeit und Bereitschaft, uns selbst und anderen zu vertrauen, von unserem Maß an Selbstwertschätzung beeinflusst werden. Wir müssen uns selbst vertrauen, bevor wir anderen vertrauen können, und wir müssen uns selbst akzeptieren, bevor wir andere darum bitten können, uns zu akzeptieren.

Das Problem ist: Wenn dein Selbstwertgefühl beeinträchtigt ist, ist auch dein Vertrauen beeinträchtigt. Und wenn dein Vertrauen beeinträchtigt ist, fängst du an, deinen Instinkten, deinen Ideen, deinen Vorlieben und deinem Handeln zu misstrauen. Da die Art, wie du dich der Welt zeigst, deine Beziehung zu dir selbst spiegelt, zerbricht dein Vertrauen in andere, wenn dein Selbstvertrauen zerbricht. Als Folge empfindest du die Welt und ihre vielen Bewohner und Gegebenheiten als beliebig, feindselig und unzuverlässig.

In ihrer Rede »The Anatomy of Trust« als Teil der von Oprah Winfrey auf OWN TV moderierten SuperSoul Session erklärt die Forscherin und Autorin Brené Brown anhand der Analogie von einem Glas mit Murmeln, wie Vertrauen gefördert wird. Vertrauen, so Brown, wird durch winzige, scheinbar unbedeutende Handlungen aufgebaut: sich an jemandes Namen zu erinnern, zu einer Beerdigung zu gehen, um Hilfe zu bitten oder anzurufen, wenn man sagt, dass man anrufen wird. All diese Dinge füllen dein Glas mit Murmeln und bauen Vertrauen auf. Diese winzigen Momente, die dir ebendies ermöglichen, sind aber auch genau die Momente, in denen du das Vertrauen brechen und Murmeln aus dem Glas entfernen kannst.

Ich glaube, dass wir Vertrauen, egal, ob es um andere oder um uns selbst geht, immer auf dieselbe Weise aufbauen und brechen, nämlich durch winzige Handlungen, die wir während flüchtiger, scheinbar unbedeutender Momente in unserem Leben vornehmen. Geht es um das Vertrauen in uns selbst, sind wir jedoch oft mit Situationen konfrontiert, die von Mächten außerhalb unserer Kontrolle geschaffen werden.

Um eine solche Situation handelt es sich zum Beispiel, wenn ein Kind von einem Erwachsenen aufgefordert wird, etwas Unangenehmes zu tun, das sein schulisches oder soziales Wohlergehen beeinflussen wird. In Situationen wie diesen kannst du das Vertrauen in dich selbst entweder aufbauen oder aber zerstören. Ein Kind mag sich vor eine Klasse stellen, ein großartiges Referat halten und entdecken, dass es sich vor Publikum wohlfühlt. Ein anderes Kind fühlt sich vielleicht sehr unwohl, wenn es nach vorn geht, hat Mühe, seinen Text vorzutragen, empfindet Scham und beschließt, dass es sich selbst nicht vertrauen kann, wenn es vor einem Publikum steht.

Das Unterscheidungsmerkmal zwischen diesen beiden sehr unterschiedlichen Erfahrungen ist die individuelle Komfortzone des Kindes. Bei dem einen befand sich das Halten des Referats in oder am Rand seiner Komfortzone, bei dem anderen weit jenseits davon.

Bei Kindern lässt sich eine sehr große Vielfalt an Ausdrucksformen und Interessen feststellen. Jedes Kind hat seine eigenen unverwechselbaren Vorlieben, die angeboren zu sein scheinen. Meine eigenen Kinder, die weitgehend dasselbe Erbgut haben und ähnlich aufgewachsen sind, haben sehr unterschiedliche Persönlichkeiten und Vorlieben und deswegen sehr unterschiedliche Komfortzonen. Eine Aktivität, die meinem ältesten Kind keinerlei Mühe macht und großen Spaß bereitet, kann für mein jüngstes Kind eine Quelle der Langeweile oder großer Angst sein. Und so unterscheiden sich die Aktivitäten und Situationen, die beim einzelnen Kind ein Gefühl des Wohlbehagens erzeugen, stark voneinander.

Physiologische Folgen

Leider wird dein Selbstbild manchmal schon durch eine einzige Erfahrung, bei der du aus deiner Komfortzone gedrängt worden bist, negativ beeinflusst. Sobald dein Gehirn entscheidet, dass eine bestimmte Aktivität für dich bedrohlich ist, wird es im Zusammenhang mit ihr stets Angst erzeugen. *Deswegen verfolgen uns unsere Kindheitserfahrungen oft bis weit ins Erwachsenenalter hinein.*

Vielleicht ist dir nicht bewusst, dass es physiologische Folgen hat, wenn du dich aus deiner Komfortzone hinausdrängst. In ihrem Buch *Mit einem Schlag* schreibt die Hirnforscherin Dr. Jill B. Taylor: »Wenn die Situation als vertraut wahrgenommen wird, ist die Amygdala [das Stresszentrum unseres Gehirns] ruhig … Sobald jedoch die Amygdala von unbekannten oder vielleicht sogar bedrohlichen Reizen stimuliert wird, steigt der Angstpegel und sorgt dafür, dass sich die Aufmerksamkeit des Gehirns auf die aktuelle Situation richtet.«

Diese erhöhte Aktivität in deiner Amygdala ist wunderbar, wenn du in der Wildnis von einem Tiger gejagt wirst, kann aber im Alltag von großem Nachteil sein, weil deine Aufmerksamkeit sich auf die Selbsterhaltung richtet und von jeder Art von Lernen oder kreativem Problemlösen weggelenkt wird. Das heißt: Je weiter du als Kind oder als Erwachsener außerhalb deine Komfortzone agierst, desto mehr beeinträchtigst du die Fähigkeit deines Gehirns, zu lernen und neue Informationen zu behalten.

Deine Fähigkeit, dir selbst zu vertrauen, ist eng verbunden mit deiner Beziehung zu deiner Komfortzone. Je mehr du dagegen ankämpfst und dich dafür schämst, Zeit in deiner Komfortzone zu verbringen, desto größer ist die Gefahr, dass du das Vertrauen in dich selbst aufs Spiel setzt.

Verlust des Selbstvertrauens

Innerhalb deiner Komfortzone erhältst du Zugang zu Selbstvertrauen, Selbstwertschätzung, Selbstsicherheit und Authentizität. Wenn du außerhalb deiner Komfortzone lebst, sagst du dir unbewusst, dass mit dir etwas nicht stimmt und dass das, was dir leichtfällt, nicht wichtig oder wertvoll ist. Du sagst dir, dass du jemand anders sein musst, um etwas erreichen zu können, dass du Dinge tun musst, die jemand anders tut, und dass du auf eine Weise leben musst, auf die jemand anders lebt. Und dann fragst du dich, warum du dich nicht wohl in deiner Haut fühlst und warum du so selbstkritisch bist.

Doch was ist, wenn sich jemand ins Zeug legt, hart arbeitet und sich über alle Maßen anstrengt, aber dennoch völlig zufrieden wirkt und großes Selbstvertrauen zu haben scheint? Du denkst vielleicht an einen Freund oder eine Freundin, ein Familienmitglied oder einen Kollegen, jemanden, der eindeutig aus seiner Überlebenszone heraus lebt, jedoch ein großes Selbstwertgefühl zu haben scheint – oder sogar ein aufgeblähtes Selbstgefühl. Diese Person

Je mehr du dagegen ankämpfst und dich dafür schämst, Zeit in deiner Komfortzone zu verbringen, desto größer ist die Gefahr, dass du das Vertrauen in dich selbst aufs Spiel setzt.

scheint alles richtig zu machen und nie ihre Fähigkeiten, Meinungen oder Handlungen anzuzweifeln. Du denkst vielleicht sogar: *Oh, sie nimmt sich selbst sehr wichtig* oder: *Ich wünschte, ich hätte ihr grenzenloses Selbstvertrauen!*

Es ist wichtig, hinter das übermäßige Selbstvertrauen eines Menschen zu schauen, um zu sehen, welche Emotionen ihn in Wirklichkeit zu dieser Außendarstellung treiben. Wer wahres Selbstvertrauen hat, das einem inneren Ort der Sicherheit und des Wohlbehagens entspringt, muss sich nichts beweisen, muss andere nicht kontrollieren und ihnen auch nicht unrecht geben, nur um recht zu haben. In meinen Augen sind diese Verhaltensweisen Symptome von Unsicherheit und Selbstkritik und nicht von Selbstvertrauen und Selbstwertschätzung. Wenn wir das Gefühl haben, dass unser Wert oder Selbstgefühl bedroht werden, glauben wir, ihn beziehungsweise es rechtfertigen oder schützen zu müssen.

Wenn ich sehe, wie wir in unserer Gesellschaft mit Kindern umgehen, kann ich besser verstehen, warum Erwachsene eine so dysfunktionale Beziehung zu ihrer Komfortzone haben und warum sich so viele von uns wertlos, unsicher und unzulänglich fühlen. Kinder werden nicht oft gefragt, womit sie sich wohlfühlen. Man bezieht sie während ihrer Schulzeit nicht in die Gestaltung des Lehrplans mit ein.

Als Gesellschaft sind wir es nicht gewohnt, darauf zu achten, wozu Kinder auf natürliche Weise neigen, und ihnen dabei zu helfen, ihre Fertigkeiten weiterzuentwickeln. Stattdessen wenden wir in der Bildung eine Einheitsmethode an. Indem wir die Bildung und sogar die Erziehung standardisieren, lehren wir unsere Kinder, dass sie, um in der Gesellschaft funktionieren zu können, in ein bestimmtes Schema passen müssen – eines, mit dem sich viele von ihnen unwohl fühlen. Wie oft hast du jemanden in Bezug auf etwas, das dich begeistert, sagen hören: »Tu das, was du liebst, als Hobby, aber suche dir einen vernünftigen Job.« Wie oft hast du es zu deinen eigenen Kindern gesagt?

Andererseits sind Kinder unglaublich kreativ, wenn sie sich sicher, wohl und frei fühlen. Sie leben, um sich zu entfalten, und wenn sie sich wohlfühlen, können ihre individuellen Formen der Selbstentfaltung uns zum Staunen bringen.

Nicht nur Kinder leben, um sich zu entfalten. Auch als Erwachsene bereitet es uns große Freude, die Grenzen unserer eigenen Fantasie zu erforschen und unsere individuellen Ideen zum Ausdruck zu bringen. Wir sind am glücklichsten, wenn wir ein Leben leben können, das uns Erfahrungen ermöglicht, die uns Spaß machen und uns begeistern.

Es ist wichtig zu betonen, dass sich Erfahrungen, die dich begeistern, niemals außerhalb deiner Komfortzone abspielen – selbst die »gruseligen« nicht. Wenn etwas aufregend ist, wenn es Spaß macht, wenn es sich leicht oder zumindest erreichbar anfühlt, dann lebt es *innerhalb* deiner Komfortzone. Diese Emotionen, die dir das Gefühl geben, lebendig zu sein, und dich zum Handeln motivieren, sind Indikatoren dafür, dass du mit Ideen arbeitest, die dir entsprechen.

Wenn du dich in deiner Komfortzone befindest, erlaubst du es dir, so zu sein, wie du bist. Wenn du regelmäßig aus deiner Komfortzone heraus wirkst, gibst du deinem Gehirn die Chance, Neues zu lernen. Das ermöglicht es dir, Vertrauen in deine Fähigkeiten zu gewinnen und das Vertrauen in dich selbst wieder aufzubauen. Du sendest dir die Botschaft, dass du nichts anderes tun oder sein musst als das, was du tust oder wer du im Moment bist. Dies ist ein gewaltiger Wendepunkt im Leben der meisten Menschen. Bei mir war es der Moment, in dem ich endlich wieder das Gefühl hatte, atmen zu können.

Mir wurde sofort eine große Last genommen, als ich endlich begann, mich selbst zu fragen: *Was würde ich heute gern tun?* Als ich aufhörte, auf das »Du solltest« der Welt zu hören, und es mir endlich erlaubte, mein Handeln danach auszurichten, was ich als angenehm empfand. Ich unternahm den ersten Schritt, die Beziehung zu mir selbst wieder aufzubauen. Innerhalb weniger Wochen begann ich, mich besser zu fühlen, und verspürte den Wunsch, Dinge zu tun, die ich früher einmal sehr gern getan hatte. Mit einem Mal boten sich mir spannende Möglichkeiten, von zu Hause aus zu arbeiten, und eine große Zufriedenheit stellte sich ein. Ich hatte das Gefühl, angekommen zu sein. Schon bald verwandelte sich die Zufriedenheit in Hoffnung, Begeisterung und Freude.

Was du erreicht hast

Du hast Kapitel 4 abgeschlossen – gut gemacht! Jetzt kannst du deutlich erkennen, inwiefern es dein Selbstwertgefühl negativ beeinflusst, deine Komfortzone zu verlassen. Wenn du in deiner Komfortzone bleibst, gibst du deinem Gehirn die Chance, Neues zu lernen. Das ermöglicht es dir, Vertrauen in deine eigenen Fähigkeiten zu gewinnen und das Vertrauen in dich selbst wieder aufzubauen. Dies zu wissen kann einen Wendepunkt darstellen – du kannst es dir endlich erlauben, ganz du selbst zu sein.

Wenn du akzeptierst, wer du wirklich bist, kannst du beginnen, dir nach und nach das Leben zu erschaffen, das du dir wünschst. Dies führt uns zum nächsten Kapitel über die Wichtigkeit, auf die eigene Weisheit zuzugreifen und zu hören, weil nur *du* wirklich weißt, wie du dir das Leben erschaffen kannst, das du dir wünschst. Ich freue mich, dir den Weg zu weisen und von meiner Reise zu erzählen, und ich vertraue darauf, dass du anfangen wirst, mehr auf deine innere Führung zu hören. Im nächsten Kapitel werde ich dir meinen Create-with-Comfort-Prozess vorstellen, der buchstäblich eine Anleitung dafür ist, deine eigene Komfortzone zu kreieren.

Kapitel 5

DER INNERE WANDEL HIN ZU WOHLBEHAGEN

Stell dir vor, du würdest mit jemandem zusammenleben, der dir nie zuhört. Stell dir vor, dass er dich ignoriert, wenn du ihm von deinen Wünschen, Ideen und Vorlieben erzählst. Dass er so tut, als würdest du gar nicht existieren. Stell dir vor, dass diese Person irgendwann entscheidet, dass alles, was du zu sagen hast, falsch ist, und von diesem Moment an immer genau das Gegenteil von dem tut, was du vorschlägst. Dass sie, selbst wenn sie hört, was du zu sagen hast, antwortet: »Oh, das kann nicht stimmen. Lass mich sehen, was jemand anders dazu zu sagen hat.« Genau so behandelst du dich selbst, wenn du deine eigene Wahrheit und innere Führung ignorierst.

Jederzeit können mehrere Stimmen in deinem Kopf mit dir sprechen. Der richtigen zuzuhören ist entscheidend dafür, das Leben zu erschaffen, das du wirklich führen willst. Da sind die plappernden Stimmen in deinem Kopf, die ständig die dich umgebende Welt einschätzen und beurteilen, und da ist diese Weltuntergangsstimme, die die unheimliche Fähigkeit besitzt, selbst die kleinsten Risiken und Fehler zu sehen und aufzubauschen. Dann ist da die Stimme deiner Intuition, deiner inneren Weisheit, der göttlichen Führung, des Geistes, Gottes oder wie immer du persönlich sie nennen magst. Du erkennst den ruhigen, sanften Flüsterton dieser Stimme, die alles über dich weiß, was es zu wissen gibt, die weiß, wohin du möchtest und wie du dorthin gelangst. Diese Stimme ist nie bestimmend oder ängstlich. Sie verlangt nie, dass du handelst oder gehorchst. Sie schlägt nur vor. Und selbst wenn du sie dein Leben lang ignorierst, kehrt sie dir nie den Rücken zu.

Die Stimme deiner inneren Weisheit kannst du nur in deiner Komfortzone hören, niemals außerhalb von ihr. Um sie deutlich wahrzunehmen, musst du dorthin gehen, wo sie ist. Du brauchst nicht zu versuchen, sie zu hören, wenn du dich in der von Chaos und Angst beherrschten Selbstzufriedenheitszone befindest. Das wäre so, als würdest du mitten auf dem Times Square stehen und versuchen, einen Freund zu hören, der dir von der Ruhe seines Landhauses aus leise etwas zuflüstert. Du musst dorthin gehen, wo dein Freund ist, wenn du hören willst, was er zu sagen hat.

Deine innere Weisheit ist dein Freund, und er lebt innerhalb der ruhigen Sicherheit deiner Komfortzone.

SICH WOHLZUFÜHLEN ERZEUGT EINEN INNEREN WANDEL

Als Kind hörte ich von Haus aus auf meine innere Weisheit. Meine Großmutter erinnerte mich auch oft daran, was Jiminy Cricket zu Pinocchio sagte: »Lass dich immer von deinem Gewissen leiten.« Doch als ich älter wurde, wurde meine innere Weisheit nach und nach durch die Forderungen der Menschen um mich herum zum Schweigen gebracht. Ich begann, ihre behutsame Führung anzuzweifeln, da die Erwachsenen mir Ratschläge erteilten, Dinge zu tun, die außerhalb meiner Komfortzone lagen. Selbst wenn sie das Beste für mich wollten, führten ihre wohlgemeinten Ratschläge mich fort von dem, was sich für mich gut und richtig anfühlte. Ich musste erst alles verlieren, um zu erkennen, dass ich aufgehört

Deine innere Weisheit ist dein Freund, und er lebt innerhalb der ruhigen Sicherheit deiner Komfortzone.

hatte, auf meine innere Führung zu hören, und mich darin verloren hatte, es allen recht machen zu wollen.

Ich hatte mich in die Ecke manövriert. Entweder musste ich mir tatsächlich das Leben nehmen oder aber etwas tun, was ich lange nicht getan hatte: darauf hören, was mein Körper, mein Geist und meine Seele wirklich brauchten. Mit als Erstes ersetzte ich Aussagen wie *Ich weiß nicht, was ich tun soll!* und *Ich weiß nicht, wie ich mich fühlen soll!* durch Fragen wie *Was möchte ich tun?* und *Was würde sich im Augenblick gut anfühlen.* Auf jede Frage bekam ich eine Antwort. Ich vertraute darauf, dass es die richtige Antwort war.

Zum ersten Mal seit Langem hörte ich auf, meine Wünsche, Gefühle und Vorlieben zu bewerten. Wenn ich müde war und im Bett bleiben wollte, bezeichnete ich mich nicht länger als faul. Stattdessen sagte ich mir: *Ruhe ist genau das, was ich im Moment brauche. Ruhe ist gut.* Wir unterschätzen, wie wirkmächtig unsere Worte sind und wie sehr unsere Selbstgespräche unser Erleben beeinflussen können.

Ich erlaubte es mir, Trost darin zu finden, wo ich mich befand. Ich war an einem sicheren Ort. Ich hatte ein bequemes Bett. Ich hatte warme Kleidung. Ich ließ mich von meiner Intuition leiten, und Dankbarkeit und Affirmationen wurden zu meinen täglichen Ritualen. Je weniger ich meine Situation beurteilte und es mir stattdessen erlaubte, mich in meinem momentanen Umfeld wohlzufühlen, desto besser ging es mir. Als ich mir die Erlaubnis erteilte, ich selbst zu sein, kehrte mein Elan zurück. Ich fand mich selbst wieder.

Ich hatte zwei Wochen im Bett verbracht, als sich dieser innere Wandel vollzog, fühlte mich nun jedoch inspiriert, aufzustehen und mich zu recken und zu strecken. Ich fand körperliche Aktivitäten, die sich beruhigend anfühlten. Ich begann, mich gesund zu ernähren. Je mehr Entscheidungen ich traf, die ich als tröstlich empfand, desto besser fühlte ich mich und desto mehr Ideen flogen mir zu. Ich begann abzunehmen, nicht weil ich meinen Körper hasste und wollte, dass er sich änderte, sondern weil ich lernte, ihn so zu lieben, wie er war, und auf die richtige Weise für ihn zu sorgen.

Ich feierte kleine Siege, sprach liebevoll mit mir und vertraute darauf, dass letzten Endes alles gut werden würde. Mein Leben änderte sich schnell. Der Einfluss meiner positiven Gedanken wurde sichtbar. Ich war dabei, eine positive Feedbackschleife zu kreieren. In meine Komfortzone einzutreten ermöglichte es mir, auf positive Gedanken zuzugreifen, und die positiven Gedanken halfen mir, in meiner Komfortzone zu bleiben. Ich fing an, mir Komfortzonenrituale zu schaffen, Gewohnheiten, die angenehm, natürlich und beruhigend waren. Fühlte das Leben sich dann mal unbehaglich an, hielten mich meine Rituale in der Komfortzone fest. Schon bald spürte ich die Kraft der Positivität!

Mein neues Leben war so wunderbar, dass ich die Inspiration mit anderen Menschen teilen wollte. Ich war zutiefst motiviert, anderen dabei zu helfen, ihr Leben zu ändern, indem sie einfach ihre Gedanken änderten. Also postete ich fortan jeden Tag Zitate und Affirmationen online, und meine Community wuchs schnell. Ja, es kostete Mühe, aber ich liebte, was ich tat, sodass die Zeit nur so dahinflog, selbst wenn ich »Überstunden« machte. Ich war im Flow – wo Leidenschaft und Zielgerichtetheit aufeinandertreffen. In späteren Kapiteln werde ich dir genau die Schritte zeigen, mit deren Hilfe ich in einen Flowzustand gelangte, damit auch du das tun kannst.

Einige Zeit später schaute ich zurück auf diese magische Zeit. Ich wollte wissen, welche inneren Veränderungen es mir ermöglichten, mein Leben mit so großer Leichtigkeit völlig auf den Kopf zu stellen. Ich erkannte, dass es sich bei jeder Entscheidung, die ich während dieser Zeit des positiven Wandels traf, um etwas handelte, das mir entweder mehr Sicherheit verlieh oder einem Gefühl der Sicherheit entsprang. Sicherheit stand an oberster Stelle. Es war das Gefühl, das ich am meisten brauchte, um voranzukommen, zu heilen und mich zu entwickeln. Es war das, was die ganze Zeit gefehlt hatte. Ich hatte mir einfach die Frage nach meinen Vorlieben gestellt und dadurch begonnen, ein Gefühl der Sicherheit in meinem Leben herzustellen.

Doch warum hatte es *Jahre* gedauert, bis ich mir die Erlaubnis erteilte, es in Ordnung zu finden, wo ich war? Warum hatte ich so heftig dagegen angekämpft, mich wohlzufühlen?

Außerhalb unserer Komfortzone zu leben führt dazu, dass wir ständig außerhalb von uns nach Erfüllung suchen. Doch da sich das, was uns erfüllt, nie außerhalb von uns befindet, verurteilen wir uns zu einem Leben, in dem wir ständig auf der Suche sind, ohne das, was wir suchen, jemals zu finden.

Wenn du dein gesamtes bisheriges Leben außerhalb deiner Komfortzone verbracht hast, kann es dir, wenn du endlich in sie eintrittst, sehr schwerfallen, dich an die dort herrschende Leichtigkeit zu gewöhnen. Sie macht dich misstrauisch. Es ist so, als hättest du dein Leben lang in einer Kriegszone gelebt und würdest, wenn du dann den Weg zurück nach Hause gefunden hast, wo es sicher ist und du weit vom Schlachtfeld entfernt bist, ständig zurückblicken, weil du der friedlichen Stille in den Räumen misstraust und die Ursache für jede sanfte Brise hinterfragst, die die Blätter vor deinem Fenster zum Rascheln bringt.

Die gute Nachricht ist, dass du nicht länger auf diese Weise leben musst. Es ist möglich, die Annehmlichkeiten deines Lebens zu genießen. Je besser das Leben ist, desto besser wird es, und desto besser wird es auch weiterhin werden.

DER CREATE-WITH-COMFORT-PROZESS

Inzwischen sagst du vielleicht: Ich verstehe, was du meinst, Kristen! Aber wo fange ich an?

Nun, erstens: fantastisch! Ich bin dankbar, dass wir zusammen so weit gekommen sind, und ich freue mich riesig auf das, was noch kommt.

Zweitens beginnst du dort, wo jede Reise beginnt, und das ist genau der Ort, an dem du dich befindest. Du bist zur richtigen Zeit am richtigen Ort und tust das Richtige. Fahr damit fort, dieses Buch zu lesen und die Übungen zu absolvieren, und in kürzester Zeit wirst du in deiner Komfortzone leben und dir mit weniger Stress und mehr Flow dein Traumleben erschaffen.

Irgendwann wirst du etwas sagen wie: »Das fühlt sich zu leicht an.« Und meine Antwort darauf wird lauten: »Gut! Es ist leicht, weil es so sein soll.«

Wie anders wir uns zeigen, wenn wir endlich erkannt haben, dass das Leben leicht sein und Spaß machen soll und dass wir haben sollen, was immer wir uns erträumen.

In meinem eigenen Leben bleibe ich in meiner Komfortzone und erschaffe mir konsequent ein Leben zu meinen Bedingungen, indem ich die Tools und Techniken des von mir entwickelten Create-with-Comfort-Prozesses nutze. In den folgenden Kapiteln werde ich dir detailliert zeigen, wie du in deine Komfortzone gelangen und dort bleiben kannst, um auf natürliche, intuitive Weise Wachstum zu erfahren, während du dich auf jedem Schritt des Weges voll und ganz akzeptierst. Wenn du das lernst, wirst auch du

DER CREATE-WITH-COMFORT-PROZESS

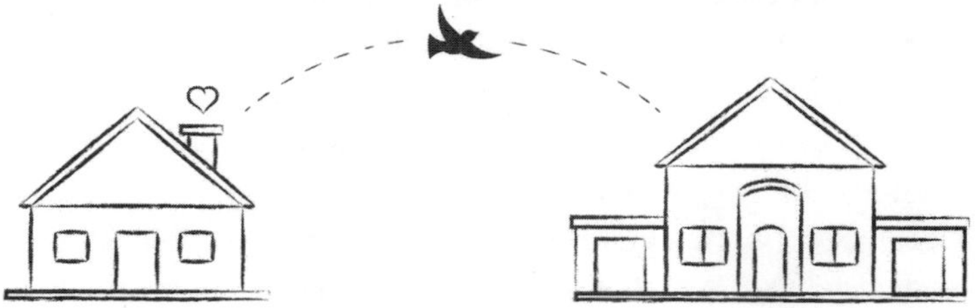

Schritt 1 DEFINIEREN, wo ich bin	Schritt 3 FESTLEGEN, wie ich dorthin komme	Schritt 2 ERGRÜNDEN, wohin ich gehen will

fähig sein, einen effektiven und wirkmächtigen Drei-Schritte-Prozess zu durchlaufen, wann immer du das Gefühl hast, festgefahren zu sein, oder Fahrt aufnehmen willst, um dir einen größeren Traum zu erfüllen.

Das Folgende ist eine Vorschau auf die drei Schritte des Create-with-Comfort-Prozesses, den du in Teil II kennenlernen wirst.

- **Schritt 1: Definieren**– Bei diesem Schritt wirst du dir genau und ehrlich ansehen, ***wo du bist***. Du wirst die SEE-Pyramide nutzen, um ein internes und externes Umfeld der Sicherheit (*S*ecurity), des Selbstausdrucks (*E*xpression) und der Freude (*E*njoyment) zu kreieren. Du wirst untersuchen, wie du dich in deinem derzeitigen Leben gibst, damit du deine Entscheidungen ehrlicher, offener und bewusster treffen und gesündere Grenzen setzen kannst.
- **Schritt 2: Ergründen** – Hier wirst du herausfinden, ***wohin du gehst.*** Du wirst Tools wie das *erweiterte Selbst*, das *Komfortzonen-Visionboard, Affirmationen* und *Emotionen* verwenden, um eine Vision von der Zukunft zu erschaffen, auf die du hinarbeiten möchtest. Du wirst definieren, wer du sein möchtest, während du dein Leben in vollen Zügen genießt und bewusst Entscheidungen triffst, die im Einklang mit dem Leben stehen, das du dir wünschst.
- **Schritt 3: Festlegen** – Bei diesem Schritt wirst du schließlich erforschen, ***wie du dorthin kommst.*** Du wirst Tools wie *Akklimatisation, Meditation, Gewohnheiten, Power-Haltungen* und *Flow* nutzen, um deine derzeitige Komfortzone kontinuierlich zu erweitern, damit sie das Leben umfassen kann, das du wirklich leben möchtest. Es sind Tools, die du für den Rest deines Lebens nutzen wirst, um dir ein erfülltes Leben zu erschaffen, das du auf Jahrzehnte hinaus genießen kannst.

Ich habe die Darstellung der einzelnen Schritte in mehrere Kapitel aufgegliedert und mich in jedem dieser Kapitel auf ein bestimmtes Tool, eine bestimmte Technik oder einen bestimmten Mindset-Shift konzentriert, der dir helfen kann, dich von deiner Komfortzone aus zu entfalten. Sobald du dich wohlfühlst, kannst du – je nachdem, was du brauchst – nach Belieben jedes dieser Tools heranziehen, um ehrlich definieren zu können, wo du bist, dir darüber klar zu werden, wohin du gehst, oder zum Handeln inspiriert zu werden.

Beachte, dass im »Create-with-Comfort-Prozess«-Diagramm der dritte und letzte Schritt FESTLEGEN – *Wie du dorthin kommst* nicht am Ende aufgeführt ist, sondern zwischen den beiden Schritten, die ihm vorausgehen. Das liegt daran, dass du, um auf dein Ziel hinzuarbeiten (Schritt 3), zuerst definieren musst, wo du dich befindest (Schritt 1), und dann herausfinden musst, wohin du gehen willst (Schritt 2). Du baust nicht wahllos Brücken mitten im Ozean in der Hoffnung, schließlich auf Land zu treffen. Du identifizierst eine Insel, betrachtest objektiv, wo du dich im Verhältnis zu ihr befindest, und beschließt dann, abhängig von der Entfernung und vielen weiteren Faktoren, welche Art von Brücke du bauen musst, um die Verbindung dorthin herzustellen.

Genau das ist es, was du mit deinem Leben tun wirst: eine Brücke bauen zwischen dem Ort, an dem du dich befindest, und dem Ort, an dem du sein möchtest. Deshalb wirst du, wenn es schließlich an Schritt 3 geht, effektivere Maßnahmen ergreifen, um tatsächlich an dein gewünschtes Ziel zu gelangen.

Wenn du das Buch zu Ende gelesen hast und die vielen vorgestellten Tools und Techniken nutzt, wirst du alles haben, was du brauchst, um ein Komfortzonen-Profi zu werden. Den Menschen um dich herum magst du irgendwie anders vorkommen. Sie wollen vielleicht wissen, was in dich gefahren ist, warum du weniger gestresst bist und wieso sich mit einem Mal so viele neue Möglichkeiten für dich auftun. Für dich wird es sich anfühlen, als würdest du jeden Tag mehr du selbst werden. Dein Sicherheitsgefühl und dein Selbstvertrauen werden in dem Maße zunehmen, in dem du es dir erlaubst, du selbst zu sein. Deine Träume werden vielleicht größer und klarer, und du wirst immer mehr das Gefühl haben, dass du es wert bist, alles zu bekommen, was du möchtest. Möglicherweise verbessern sich sogar die Beziehungen zu den Menschen um dich herum.

Ich möchte dich inständig bitten, dich nicht zu bewerten, während du die drei Schritte durchläufst und die Übungen machst. Bei uns allen herrscht zuweilen ein inneres Durcheinander, das beseitigt werden muss. Das gehört zum Menschsein dazu. Wenn du ehrlich und unvoreingenommen bist, ermöglichst du es dir, in deinem Inneren aufzuräumen, damit du dich mit der Quelle deiner persönlichen Kraft verbinden kannst. Wenn du auf Bereiche stößt, die sich zu ungeschützt anfühlen oder sich zu schwer ändern lassen, dann bleib nicht bei ihnen hängen. Lies weiter und tu dein Bestes, dich auf die Übungen einzulassen. Ich verspreche dir, dass du anfangen wirst, die Vorteile des Lebens in der Komfortzone zu genießen, wenn du deinen Weg weiter fortsetzt und dabei dein Bestes gibst.

Was du erreicht hast

Du hast Kapitel 5 abgeschlossen! Fühl dich von mir gedrückt. Du bist auf dem richtigen Weg. Ich freue mich, dass du dich so erlebst und akzeptierst, wie du wirklich bist, damit du in deine Kraft kommen und sie mit der Welt teilen kannst! Große Dinge erwarten dich, aber du musst auch daran glauben. Denn wenn du innerhalb deiner Komfortzone lebst, lebst du aus deiner Kraft heraus, sodass sich jede Entscheidung und jedes Handeln erfüllend anfühlt. Die Komfortzone ist der einfache Weg, und das soll sie auch sein. Wenn wir in unserer Komfortzone leben, werden wir immer mehr wir selbst und beginnen, so zu leben, wie wir es eigentlich möchten, indem wir auf unsere heilige innere Weisheit hören.

Lass uns nun zu Teil II und dem Create-with-Comfort-Prozess übergehen. Wir beginnen mit Schritt 1: Definieren – *Wo du bist.* Im ersten Kapitel, das diesen Schritt behandelt, hast du die Möglichkeit, eine Verbindung zwischen deinem physischen Zuhause und deinem inneren Zuhause – deiner Komfortzone – herzustellen und herauszufinden, warum es wichtig ist, bewusst einen Raum zu schaffen, der sie widerspiegelt.

Teil II

DER CREATE-WITH-COMFORT-PROZESS

Herzlichen Glückwunsch! Du bist im Begriff, zu einer unglaublichen Reise zu dir selbst aufzubrechen. Die Kapitel in diesem Teil enthalten all das Wissen, die Tools und die Informationen, die mir geholfen haben, mir mühelos mein Traumleben zu erschaffen. Ich habe diese Informationen zu Papier gebracht und freue mich, alles, was ich weiß, mit dir zu teilen!

Doch bevor du mit Kapitel 6 und Schritt 1 des Create-with-Comfort-Prozesses weitermachst, musst du mir und dir selbst einen großen Gefallen tun. Nimm dir jetzt einen Moment Zeit, und gib dir selbst gegenüber eine bewusste Absichtserklärung ab.

Die Klarheit deiner Entscheidungen hat einen großen Einfluss auf dein Leben. Je bewusster du deine Entscheidungen triffst und Erklärungen abgibst, desto eher und leichter werden die Ergebnisse sichtbar werden.

Um dir bei diesem Bemühen zu helfen, habe ich die unten stehende Erklärung verfasst. Zögere nicht, diese Worte auf die dafür vorgesehene leere Seite zu schreiben, falls sie bei dir auf Zustimmung stoßen. Wenn nicht, schreib bitte deine eigene Erklärung. Nimm dir Zeit, spüre die Sätze, die du schreibst, stehe voll und ganz hinter der von dir getroffenen Entscheidung. Hast du deine Erklärung dann unterzeichnet und mit einem Datum versehen, treffen wir uns in Kapitel 6 zu Schritt 1: Definiere, *wo du bist*.

Ich, [dein Name], bin bereit, das Leben meiner Träume zu leben. Heute erteile ich mir die Erlaubnis, das Leben fließen zu lassen. Ich erteile mir die Erlaubnis, mich selbst zu respektieren, indem ich meinem eigenen Behagen, meiner Selbstfürsorge und meinem Wohlergehen Priorität einräume. Ich weiß, dass ich aus einem bestimmten Grund auf dieser Erde bin und dass es mein Geburtsrecht ist, das Leben zu genießen. Ich bin bereit, meiner Sicherheit, meiner

Freude und meinem Selbstausdruck Priorität einzuräumen, denn sie ermöglichen es mir, die Menschen um mich herum zu inspirieren und aufzurichten. Während ich dieses Buch lese, werde ich mein Bestes tun, auf eine Weise zu leben, die mein Sein erhellt. Ich bin bereit, mir in meiner Komfortzone ein Leben zu erschaffen, das ich liebe.

Meine Erklärung:

____

____

____

____

____

____

____

____

____

____

____

____

Unterschrift, Datum ____________________________

Die Klarheit deiner Entscheidungen hat einen großen Einfluss auf dein Leben. Je bewusster du deine Entscheidungen triffst und Erklärungen abgibst, desto eher und leichter werden die Ergebnisse sichtbar werden.

Kapitel 6

HEIMKOMMEN ZU DIR

Stell dir einen Moment lang dein Zuhause in einem Zustand vor, wie er besser nicht sein könnte. Es ist sauber, ordentlich, emotional unterstützend, sicher und einladend. Ein Zuhause, in dem alles, was du brauchst, einen Platz hat und leicht zu finden ist. Es ist in deinem Lieblingsstil dekoriert, mit Farben und Stoffen, die beruhigend wirken und dich erden, und eingerichtet mit Möbeln, Geräten, Accessoires und anderen Artikeln, die dir Freude und Wohlbehagen bereiten. Jedes Zimmer dient, deinen Bedürfnissen entsprechend, einem bestimmten Zweck, und jedes Detail wurde basierend auf deinen spezifischen Vorlieben sorgfältig ausgewählt. Alles in deinem Zuhause – wie der Türgriff beschaffen ist und sich anfühlt, wie oft du die Bettwäsche wechselst und wie du deine Schubladen organisierst – wurde sorgfältig entschieden, um es dir so angenehm wie möglich zu machen.

Als ich meine Power-of-Positivity-Community fragte, was sie unter einem idealen Zuhause verstehe, gehörten zu den häufigsten Antworten folgende:

- Ein sicherer Ort, an dem ich mich vor Gefahren von außen geschützt fühle.
- Ein liebevoller, friedvoller Ort, an dem ich mich wohl und sicher fühle.
- Ein sauberer und ordentlicher Ort, eingerichtet nach meinem Geschmack und meinen Vorlieben.

- Ein privater, intimer Ort, wo ich mich selbst ohne Angst vor Urteilen authentisch zum Ausdruck bringen kann.
- Ein Ort, an dem ich Liebe, Freude, Gelassenheit und eine tiefe Verbundenheit mit der Familie spüre.
- Ein Ort, erfüllt von Gott, Segnungen und der Natur.
- Ein Ort, der mich beschreibt.
- Ein Ort, den ich »mein« nennen kann.
- Ein Ort, wo ich Frieden, Liebe, Sicherheit und Entspannung finden kann.
- Ein Ort, erfüllt von Glück und Verbundenheit.

Ich erhielt mehr als tausend Antworten auf meine Frage und war nicht überrascht, in ihnen immer wieder Wörter wie *Sicherheit, Frieden, Liebe* und *Wohlbehagen* zu finden. Wir alle sehnen uns nach einem Zuhause, in dem wir uns sicher und ruhig fühlen. In unserem Innersten wünschen wir uns das, was man mit Geld nicht kaufen kann.

Deine Komfortzone ist wie dein ideales Zuhause, dein innerer Zufluchtsort. Du kannst ihn nur in dir, nicht außerhalb von dir finden. Er ist der Ort, an dem du dich selbst hörst und heilst, der Ort, wo du zu dir nach Hause kommst, wo du die größte Ruhe empfindest und dich endlich entspannen, aus dir herausgehen und tun kannst, was dir Spaß macht. Selbst in diesem entspannten Zustand kannst du den größten Erfolg und die größte Erfüllung erfahren. Wenn du dich in deiner Komfortzone befindest, fühlst du dich zuversichtlich, ruhig, sicher und im Flow. Du hast ein Gefühl von Klarheit und bist zielbewusst. Wie bei einem physischen Zuhause wirst du dich umso wohler in deinem inneren Zuhause fühlen, je mehr und liebevoller du dich darum kümmerst.

Wenn du dich nicht geerdet und ruhig fühlst, gibt es in deinem Leben womöglich derart viele einschränkende Gedanken, Überzeugungen, Verhaltensweisen und Gewohnheiten, dass du buchstäblich nicht in der Lage bist, dich bei all diesem Durcheinander selbst zu erkennen. Es ist so, als würdest du dein Haus mit Poststapeln, beliebigen Möbelstücken, Kunstwerken, die du gar nicht magst, Büchern, die du nicht zu Ende gelesen hast, und mit Zeugs füllen, das dir eigentlich nichts bedeutet. So, wie du nur schwer Ruhe erfahren kannst, wenn du in einem physischen Chaos lebst, kannst du auch nicht gut in einem Körper mit einem Geist leben, in dem es von alten Überzeugungen und Gewohnheiten wimmelt, die dir keinen guten Dienst erweisen. Denn dieser wird dich daran hindern, in deiner Komfortzone zu leben.

DEINE KOMFORTZONE FINDEN

Der allererste Schritt dahin, aus der Komfortzone heraus zu leben, ist, sie zu finden. Wenn du sie findest, findest du dich selbst.

Ich verstehe, dass »sie finden« ein bisschen seltsam oder albern klingen mag, vor allem, wenn du nicht weißt, wonach du suchen sollst. Lass mich dir also helfen.

Ich möchte, dass du einen Moment lang innehältst und ein paarmal tief in den Bauch hineinatmest, während du diese Worte liest. Sitz bequem da, hol weiter tief Luft und spüre, wie eine wohltuende Welle der Entspannung dich umspült. Nimm dieses Gefühl in dich auf, und atme weiterhin bewusst tief ein, bis deine Atmung schließlich langsam und rhythmisch ist. Stell dir nun vor, dass dein ganzer Körper von einem hellen weißen Licht umhüllt wird. Das Licht ist stark und grenzenlos. Mit jedem Atemzug bist du entspannter, und das Licht wird heller und heller. Es fühlt sich so beruhigend an. Du fühlst dich wohl. Seine Wärme ermöglicht es Körper und Geist, sich vollkommen zu entspannen. Du fühlst dich in deinem Körper zu Hause. Jetzt bist du in deiner Komfortzone!

Wie diese Übung zeigt, musst du nirgendwohin *gehen*, um deine Komfortzone zu finden. Im Gegenteil: Um sie zu finden, musst du zu dir nach Hause kommen. Dort, wo du in diesem Moment bist, dort findest du dich selbst, dein Wohlbehagen und dein Gefühl der Sicherheit.

Es gibt nichts Ermächtigenderes als die Erkenntnis, dass du genau so, wie du bist, perfekt bist. Es gibt nichts, was dir besser helfen wird, Schmerz zu bewältigen, als dein inneres Chaos zu identifizieren und zu beseitigen. Denn wenn das Chaos beseitigt ist, bleiben nur noch deine Stärken.

Es ist wichtig, während der nächsten Kapitel im Auge zu behalten, dass deine Komfortzone nicht nur in deinem physischen Zuhause existiert. Ich ziehe das physische Zuhause zum Vergleich heran, um dir zu helfen, diese Vorstellung, die ansonsten vielleicht zu schwer verständlich ist, zu konzeptualisieren und dir zu zeigen, dass es in Ordnung ist, von Zeit zu Zeit aus der Komfortzone herauszutreten. Du merkst vielleicht, dass du nicht jederzeit ganz in oder ganz außerhalb dieser Zone bist. Du kannst dich in einem Bereich deines Lebens in deiner Komfortzone befinden, in einem anderen hingegen nicht. Du merkst vielleicht auch, dass du beginnst, dich in anderen Bereichen ebenfalls in deine Komfortzone hineinzubewegen, wenn du dem Leben in dieser Zone Priorität einräumst.

Liebe ist ein Katalysator für Wohlbehagen

Eine meiner Freundinnen hat in ihrem Leben unglaubliche Erfolge erzielt, ist beruflich jedoch nicht dort angekommen, wo sie sein möchte. Tatsächlich ist sie trotz ihrer Erfolge oft hoffnungslos, verwirrt und deprimiert. Wenn ich sie bitte, ihren inneren Dialog mit mir zu teilen, sagt sie: »Ich habe das Gefühl, dass ich nie die Karriere machen werde, die ich mir wünsche. Alle anderen bewegen sich auf ihre Träume zu, und ich bleibe immer zurück.«

Der Gedanke, zurückzubleiben, ist für meine Freundin eindeutig eine Quelle der Angst und des Schmerzes. Sie ist der festen Überzeugung: *Ich verdiene es nicht zu haben, was ich will, weil ich es nicht wert bin. Ich bleibe immer zurück, während diejenigen, die es wert sind, alles bekommen, was sie sich wünschen.*

Die Ironie ist, dass meine Freundin ein unglaublich gesegnetes Leben führt. Viele Menschen, die dieses Leben von außen betrachten, würden es lieben. Doch aufgrund ihrer tief verwurzelten Überzeugung ist das, was sie sich wirklich wünscht, immer knapp außer Reichweite, und hinter all ihren Erfolgen stecken auch Rückschläge und Enttäuschungen.

Andererseits hat ebendiese Freundin ihre Ziele mit unglaublicher Leichtigkeit erreicht, wenn sie in jemanden verliebt war. Diesen magischen Effekt beschreibt der Autor und Psychologe Bruce Lipton in seinem Buch *Der Honeymoon-Effekt*.

Lipton glaubt, dass du dich der Welt öffnest, wenn du verliebt bist, und dadurch die Freude, die Energie und das Glück, wonach du suchst, in dein Leben lassen kannst. In diesem Zustand bist du im Einklang mit der Energie deiner Wünsche. Und dieser »Honeymoon-Effekt« kann jedes Mal eintreten, wenn du im gegenwärtigen Moment bleibst und diese äußerst positiven emotionalen Zustände voll und ganz genießt.

Da das Hauptkümmernis meiner Freundin ihre berufliche Laufbahn betrifft, lässt diese Unzufriedenheit jedes Mal ein wenig nach, wenn sie in einer neuen Beziehung steckt. Ihre Aufmerksamkeit wendet sich von einem Bereich ab, in dem sie in der Regel aus ihrer Überlebenszone heraus agiert (ihre Karriere), und richtet sich auf einen Bereich, in dem sie aus ihrer Komfortzone heraus agiert (Liebe und Präsenz). Sobald sie sich in ihrer Komfortzone befindet, gibt sie ihre Deckung auf, hat Spaß, lässt die Gedanken los, die sie einengen, und fühlt sich sicher, kompetent, attraktiv und leistungsfähig. Der Kernpunkt ist: Liebe ist ein so mächtiges, positives Gefühl, dass es dich fast augenblicklich in deine Komfortzone hineinbefördern kann. Das Wohlbehagen der Liebe erzeugt eine Liebe zum Wohlbehagen.

Der allererste Schritt dahin, aus der Komfortzone
heraus zu leben, ist, sie zu finden.
Wenn du sie findest, findest du dich selbst.

EIN BEWUSSTSEIN FÜR DAS ANGENEHME SCHAFFEN

Das Leben fließt leicht dahin, wenn du dich in deiner Komfortzone befindest, etwas, was zweifellos für meine Freundin gilt. Wenn sie in ihrer Komfortzone ist, kann nichts sie daran hindern, ihre Visionen zu verwirklichen.

So kann das auch bei dir sein. Es sieht vielleicht nur ein bisschen anders aus. So wie jeder von uns einzigartig ist, so sind es auch unsere Komfortzone und unsere Art, sie zu erschaffen und zu erweitern. Letztlich zählt wirklich nur eine Frage: Befindest du dich innerhalb oder außerhalb deiner Komfortzone?

Um diese Frage beantworten zu können, musst du ein Bewusstsein dafür schaffen, was sich für dich angenehm anfühlt. So identifizierst du deine Komfortzone. Wenn du dann weißt, wie es sich anfühlt, in dieser Zone zu sein, kannst du lernen zu erkennen, wann du nicht in ihr bist. Merkst du, dass du sie verlassen hast, ist es wichtig, den Weg zurück nach Hause zu finden. Wichtig ist auch zu beachten, dass du – vor allem zu Beginn dieser Arbeit – an jedem beliebigen Tag innerhalb und außerhalb aller drei Zonen des Lebens sein kannst. Dies wäre dann einer dieser chaotischen Tage, an denen du nicht weißt, wie du dich fühlen sollst, und extreme Hochs und Tiefs erlebst. Das ist in Ordnung! Wenn du am Ball bleibst, kannst du es lernen, dich in jeder Zone zurechtzufinden und ohne Schwierigkeiten wieder in die Komfortzone zurückzukehren. Bist du damit vertraut geworden, wird es sich so natürlich anfühlen, dass du es schnell merken wirst, wenn du in einer der anderen Zonen gelandet bist.

Viele Menschen erkennen nicht, dass sie wiederholt in der Überlebenszone und der Selbstzufriedenheitszone stecken bleiben, weil sie sich auf die Gedanken und Gefühle fixieren, die sie in diesen Zonen haben, statt sich darauf zu fokussieren, wo sie sein möchten. Sie fixieren sich auf den Stress, den sie erleben. Sie stellen Fragen wie: *Warum kriege ich nie etwas richtig hin?* und *Warum habe ich nie genug Zeit?* Sie nehmen das negative Geplapper in ihrem Kopf für bare Münze und erlauben es diesen einengenden Gedanken, sich dort endlos im Kreis zu drehen.

Andere bleiben in diesen Zonen stecken, weil sie versuchen, sie zu verstehen. Sie glauben, dass sie den Weg aus einer Zone herausfinden können, wenn sie diese analysieren. Auch das ist eine Falle. Die Zone, in der du dich befindest, tagtäglich zu analysieren ist der sichere Weg, dort zu bleiben.

Bewusstheit ist sehr wichtig, aber du solltest dich nie zu lange auf den Ort fokussieren, an dem du nicht sein möchtest. Wenn du aus einer Zone herauskommen willst, musst du deine Aufmerksamkeit auf die Zone richten, in die du eintreten möchtest (in der du sein möchtest), nicht die, in der du bist. Genau deshalb ist es viel effektiver, sich auf die Komfortzone zu konzentrieren statt auf die anderen beiden Zonen. Indem du die Komfortzone kennenlernst, sie definierst und analysierst, lernst du nicht nur, immer wieder den Weg zurückzufinden, sondern verbringst dort auch wesentlich mehr Zeit. Aus diesem Grund werden wir uns im restlichen Buch damit befassen, die Komfortzone zu verstehen und aus ihr heraus zu wirken. Wir werden ein Bewusstsein dafür schaffen, was sich angenehm anfühlt, und unsere Aufmerksamkeit darauf gerichtet halten. Wenn wir über die Überlebenszone und die Selbstzufriedenheitszone sprechen, dann kurz; und nur, um die Komfortzone besser verstehen zu können. Okay? Abgemacht!

Lass uns also dorthin zurückkehren, wo du dich derzeit befindest, weil du nur von genau diesem Ort aus zu einer Reise aufbrechen kannst.

STARTE, WO DU BIST

Lass uns zu den Ergebnissen deiner Zonenbewertung am Ende von Kapitel 3 zurückkehren. Diese hat dir eine allgemeine Vorstellung davon vermittelt, welche Zone du die meiste Zeit bewohnst. Wenn du bereits in deiner Komfortzone lebst, herzlichen Glückwunsch! Der Rest des Buches wird dir helfen, deine Beziehung zu ihr zu vertiefen, und dir Tools an die Hand geben, dir aus ihr heraus das Leben zu erschaffen, das du dir wünschst. Wenn du nicht in deiner Komfortzone bist, ist das auch in Ordnung – die meisten Menschen sind es nicht. Schon bald wirst du die Tools kennenlernen, die dich in deine Komfortzone führen und dafür sorgen können, dass du dort bleibst. Im Augenblick ist es jedoch wichtig, dir selbst ehrlich einzugestehen, in welcher Zone du dich gerade befindest.

Das Erste, was du tun musst, ist, Frieden damit zu schließen, wo du bist. Wenn du vorrangig aus deiner Überlebenszone heraus agierst, dann sag dir jetzt, dass es in Ordnung ist, in dieser Zone zu sein. Steckst du seit einiger Zeit in deiner Selbstzufriedenheitszone fest, ist auch das okay.

Wo immer du bist, es ist der richtige Ort. Dagegen anzukämpfen oder dir zu wünschen, es wäre anders, wird nur Widerstand erzeugen und dich noch weiter von deiner Komfortzone wegdrängen. Ehrlich zu sein in Bezug auf die Zone, in der du dich gerade befindest, es zu akzeptieren und Frieden damit zu schließen, vermittelt dir die Botschaft, dass mit dir alles in Ordnung ist. Wir versuchen hier nicht, dich »in Ordnung zu bringen«. Das ist nicht nötig, weil mit dir alles in Ordnung ist.

Lass uns nun ein bisschen tiefer graben und noch einmal auf den Vergleich deiner Komfortzone mit deinem physischen Zuhause zurückkommen.

In der physischen Welt gibt es viele unterschiedliche Arten eines Zuhauses. Für dich ist es vielleicht eine Wohnung oder auch ein Zimmer, das du im Haus von jemand anderem gemietet hast. Egal, wie das Zuhause aussieht, das Ziel besteht darin, einen sicheren Ort zu schaffen, an den du zurückkehren und wo du, ohne dich rechtfertigen zu müssen, ganz du selbst sein kannst.

Für viele ist ihr Zuhause jedoch bei Weitem nicht der sichere Hafen, den sie sich wünschen. Das liegt möglicherweise daran, dass sie sich ihre häusliche Umgebung nicht so bewusst erschaffen, wie sie es gern würden, oder dass sie glauben, sich dort, wo sie leben, nicht sicher fühlen zu können. Für einige ist Zuhause einfach ein Ort, an dem sie nachts schlafen, während sie die meiste Zeit, Aufmerksamkeit und Energie darauf verwenden, voranzukommen oder sich über Wasser zu halten. Sehr viele Menschen wollen sich ein angenehmes, sicheres physisches Zuhause schaffen, glauben jedoch nicht, dass sie die Mittel dazu haben. Wenn du dir kein Zuhause geschaffen hast, das sich sicher anfühlt und so eingerichtet ist, dass es deine wahre Persönlichkeit zum Ausdruck bringt, werden die nächsten Kapitel dir helfen, damit anzufangen.

Zeit, Geld und Ressourcen haben wenig oder nichts damit zu tun. Ich kenne viele Menschen, die sehr wenig besitzen, ihr Zuhause jedoch so gestaltet haben, dass sie sich dort wohl und sicher fühlen, es ihren Bedürfnissen angepasst ist und ihre Vorlieben deutlich macht. Eine meiner Bekannten musste aufgrund eines unvorhergesehenen Umstands von einem wunderschönen Haus in Strandnähe in ein Wohnmobil auf einem Stellplatz ein paar Meilen landeinwärts ziehen. Da sie nicht viel Geld verdiente, gab sie sich mit dem zufrieden, was sie sich hatte leisten können. Ihr Wohnmobil stellte zunächst nicht viel dar, doch im Lauf der Zeit gestaltete sie es so wunderschön um, dass es perfekt für sie war. Tatsächlich strahlte es eine sehr ähnliche Atmosphäre aus wie ihr Haus am Strand. Sie fand sogar Möglichkeiten, dankbar für ihr kleines, aber gemütliches Wohnmobil zu sein, weil sie es zu ihrem Zuhause gemacht hatte.

Es gibt viele Parallelen zwischen unserer Beziehung zu unserem physischen Zuhause und unserer Beziehung zu unserer Komfortzone. Diese können einen großartigen Einblick darin bieten, wie unsere Komfortzone aussehen und sich anfühlen kann, wenn wir uns um sie kümmern. Wenn ich besorgt oder verwirrt bin oder Angst vor der Zukunft habe, leiste ich die innere Arbeit, mich auf meine Komfortzone einzustellen. Oder ich räume einfach nur mein physisches Zuhause auf. Ich reinige es gründlich, gestalte es um, dekoriere es mit einem neuen Kristall oder einer neuen Pflanze, und während ich dies tue, ändert sich die Energie. Mich um mein physisches Zuhause zu kümmern ermöglicht es mir, Selbstvertrauen und innere Klarheit zu gewinnen. Ich hoffe, dass du, unabhängig vom Zustand deines physischen Zuhauses, diesen Vergleich als das siehst, was er sein soll: eine leicht zu verstehende Blaupause deiner Komfortzone.

Obwohl dieser Vergleich sehr hilfreich dabei sein kann, die Einzelheiten der Komfortzone zu erklären, will ich mich nicht allzu lange mit ihm aufhalten, weil die Komfortzone im Unterschied zu einem physischen Zuhause kein wirklicher »Ort« ist. Es handelt sich eher um ein Gefühl des Wohlbehagens, der Sicherheit, der Zuversicht und der Zugehörigkeit, zu dem du Zugang hast, wenn du in deiner Kraft lebst. Deswegen nenne ich die Komfortzone dein *inneres* Zuhause – sie ist der Seinszustand, in dem du dich sicher und in dir zu Hause fühlst.

Ich hoffe, dass das Bild von deiner Komfortzone als deinem inneren Zuhause dir zeigt, dass ein Durcheinander, egal, ob es sich um ein physisches Durcheinander in deinem Zuhause oder um ein energetisches Durcheinander in deiner Komfortzone handelt, lediglich ein Durcheinander ist. Es sagt nichts über dich und deinen Wert aus, nichts darüber, wie liebenswert du bist, und auch nichts über deine Entwicklungsfähigkeit oder irgendetwas anderes. Das Durcheinander kommuniziert nur eines: dass es ein Durcheinander gibt. Wenn es dir nicht gefällt oder du dich nicht wohl damit fühlst, kannst du es beseitigen.

Lass uns nun an die Arbeit gehen – und vergiss nicht, ich bin an deiner Seite!

SEE-PYRAMIDE

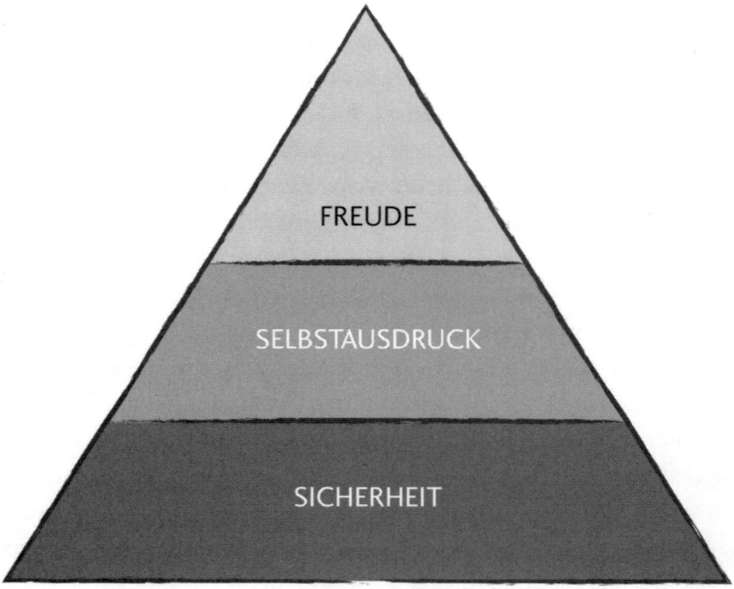

SEE-PYRAMIDE

Ich habe erkannt, dass unsere Beziehung zu unserem physischen Zuhause durch drei unterschiedliche Ebenen gekennzeichnet ist und dass dies auch auf unsere Komfortzone zutrifft:

1. **Sicherheit:** »Mein Zuhause/Meine Komfortzone schützt mich vor Gefahren von außen.«
2. **Selbstausdruck:** »Mein Zuhause/Meine Komfortzone bietet mir Raum, mich selbst ganz zum Ausdruck zu bringen.«
3. **Freude:** »Mein Zuhause/Meine Komfortzone bringt mir Freude.«

Ich habe diese drei Ebenen zu dem angeordnet, was ich die SEE-Pyramide nenne, wobei Sicherheit die unterste dieser Ebenen bildet. Die Anordnung zeigt, dass wir höhere Ebenen erreichen können, wenn wir das Gefühl haben, in Bezug auf die darunter liegenden relativ zufrieden zu sein. Wenn du dich sicher genug fühlst, fühlst du dich auch wohl genug, dich selbst ganz zum Ausdruck zu bringen, und dein Selbstausdruck bringt, wenn er genug erforscht wird, ein Gefühl der Freude hervor.

Gemäß der Bedürfnishierarchie des Psychologen Abraham Maslow werden Menschen durch in fünf Kategorien eingeteilte Bedürfnisse, zu denen auch das Sicherheitsbedürfnis gehört, zum Handeln motiviert. Wichtiger als das Sicherheitsbedürfnis sind nur noch physiologische Bedürfnisse wie Obdach, Nahrung und Wasser. Die Bedürfnisse auf den unteren Ebenen müssen erfüllt werden, bevor wir auf die Bedürfnisse auf den höheren Ebenen der Hierarchie eingehen können. Ohne uns sicher und wohlzufühlen, haben wir Schwierigkeiten, uns die auf höheren Ebenen angesiedelten Bedürfnisse wie Beziehungen, Erfolge und Selbstaktualisierung zu erfüllen. Wenn wir uns unsicher fühlen, uns selbst zum Ausdruck zu bringen, ist es schwer, uns die Erlaubnis zum Träumen zu geben.

Die SEE-Pyramide ist der Maslow'schen Bedürfnishierarchie sehr ähnlich und hilft dir, tiefer in deine Komfortzone einzutauchen. Wie wir gesehen haben, ist die Komfortzone wie dein Zuhause. So wie du dein physisches Zuhause genau nach deinen Wünschen einrichtest, musst du auch bewusst und liebevoll dein inneres Zuhause definieren und kennenlernen.

Hier ein Beispiel für diese Beziehung: Dein tatsächliches Zuhause existiert in der physischen Welt, was bedeutet, dass du dich umschauen und sofort erkennen kannst, wo deine Beziehung zu ihm gefährdet ist. Du kannst das physische Chaos sehen, das beseitigt werden muss, kannst riechen, dass es ein Gasleck gibt, das dein Leben in Gefahr bringt, und leicht den Eindringling identifizieren, dessen Gegenwart dafür sorgt, dass du dich unsicher und unwohl fühlst. Wenn sich dein Zuhause in einem feindlichen Wohnviertel befindet, hörst du die bedrohlichen Auseinandersetzungen deiner Nachbarn. Hast du es mit x-beliebigen Möbeln und mit Gerümpel gefüllt, kannst du diese Gegenstände nehmen und eigenhändig entsorgen.

Das Durcheinander, das du in deinem äußerlichen Zuhause erzeugen kannst, kannst du auch innerlich erzeugen. Da dein innerer Zustand aber nicht so greifbar ist wie dein physisches Zuhause, werden die Anzeichen von Unordnung nur allzu leicht übersehen. Dir fällt vielleicht erst auf, dass dein inneres Zuhause gefährdet ist, wenn es kurz vor dem Einsturz steht. Es gibt jedoch Anzeichen dafür, wo in deiner Komfortzone Unordnung herrscht und wodurch du dein Gefühl von Sicherheit, Wohlbehagen und Zugehörigkeit beeinträchtigst. Um diese Zeichen zu erkennen, musst du mit deiner Komfortzone eng vertraut werden und dann lernen, wie du nach Belieben in sie eintreten kannst. Die SEE-Pyramide unterstützt dich dabei, indem sie dir einen Rahmen bietet.

Wenn du dein Zuhause und dein Leben in Übereinstimmung mit der SEE-Pyramide reorganisierst, wirst du unweigerlich beginnen, die Gewohnheiten, Gedankenmuster, Überzeugungen und Handlungsweisen abzulegen und dich von den Menschen zu trennen, die dich davon abhalten, dich selbst vollständig zu erkennen. Du ersetzt sie dann durch Gedanken, Erfahrungen, Menschen und Gewohnheiten, die dir helfen, dich in deinem inneren Zuhause sicher zu fühlen und damit ganz du selbst sein zu können. Du konzentrierst dich darauf, wer du wirklich bist, was dich glücklich macht und dir inneren Frieden bringt.

Jede Übung, jedes Beispiel und jeder Gedanke, den ich in den folgenden Kapiteln mit dir teile, soll dir helfen, ganz bei dir zu sein, damit du in jedem Moment weißt, wer du bist, was dir wichtig ist, wo sich die Unordnung befindet, die beseitigt werden muss, und welche Art von Lebensentscheidungen sich für dich angenehm und natürlich anfühlen. Jede neue Vorliebe wird neue Wünsche erzeugen und zu neuen Entscheidungen und Handlungen anregen, die sich im Einklang mit deinem Wesen befinden und letztlich deine Komfortzone stärken oder erweitern!

Was du erreicht hast

Gut gemacht, du hast Kapitel 6 abgeschlossen! Jetzt weißt du, dass der erste Schritt hin zum Leben in deiner Komfortzone darin besteht herauszufinden, in welcher Zone du dich gerade befindest, und damit Frieden zu schließen. Wenn wir nicht länger Widerstand leisten, werden wir uns immer auf unsere Komfortzone zubewegen, weil sie unser natürlicher Daseinszustand ist.

In den nächsten drei Kapiteln werden wir uns eingehend mit allen drei Ebenen der SEE-Pyramide beschäftigen, weil diese sowohl dein physisches Zuhause als auch dein inneres Zuhause, deine Komfortzone, betreffen. Oft findet deine Beziehung zu dem einen Zuhause Niederschlag in deiner Beziehung zum anderen, sodass das Aufräumen des einen dabei helfen kann, das andere aufzuräumen. Lass uns also die erste und grundlegendste Ebene der SEE-Pyramide erforschen: Sicherheit.

Kapitel 7

SICHERHEIT: FÜHLE DICH SICHER, UND ERSCHLIESSE DIR DEIN POTENZIAL

Die Gewohnheiten, die du dir für dein Überleben zu eigen gemacht hast, werden dir nicht länger von Nutzen sein, wenn du dich entscheidest, gut und erfolgreich in der Sicherheit deiner Komfortzone zu leben. Sicherheit ist notwendig für unser Überleben, doch ironischerweise ist die Sicherheit verschwunden, sobald wir unsere Komfortzone verlassen und in die Überlebenszone eintreten. Deswegen ist die erste Ebene der SEE-Pyramide die der Sicherheit. Dir über deine Vorlieben in deinem Leben und deinem Zuhause bewusst zu werden ist ein wichtiger Teil deines Gefühls von Sicherheit, der oft übersehen wird.

In diesem Kapitel werden wir zwei Hauptelemente der Sicherheit betrachten: *Grenzen* und *Selbstfürsorge*. Ich verwende diese gängigen Begriffe auf eine etwas andere Weise, als du es gewohnt sein magst. Deswegen bitte ich dich, beim Lesen der nächsten Seiten deine eigenen Gedanken zu diesen Themen zurückzustellen, damit du für die Ideen offen bleiben kannst, die ich hier mit dir teile.

Auf der Sicherheitsebene der SEE-Pyramide stellen *Grenzen* deine nach außen gerichteten Bedürfnisse und Vorlieben dar, während *Selbstfürsorge* sich auf deine nach innen gerichteten Bedürf-

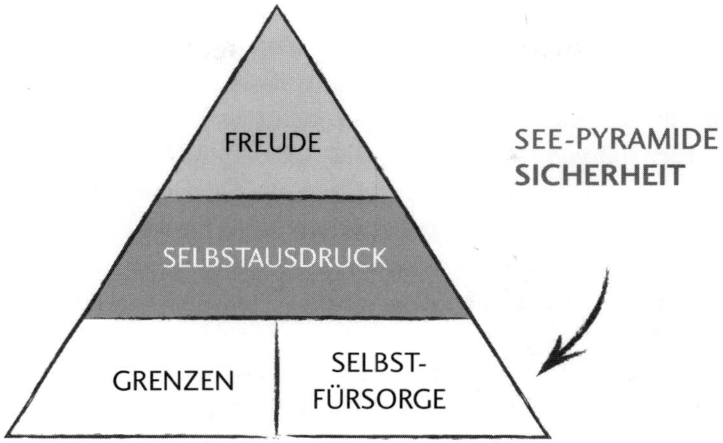

nisse und Vorlieben bezieht. Um innerhalb deiner Komfortzone ein solides Fundament der Sicherheit zu schaffen, musst du beide Bedürfnisse verstehen und dich um sie kümmern. Dein Sicherheitsgefühl erwächst aus dem Gleichgewicht, das du erreichst, wenn du dich gleichermaßen um deine nach außen gerichteten Bedürfnisse (Grenzen) und deine nach innen gerichteten Bedürfnisse (Selbstfürsorge) kümmerst, denn diese beiden Vorlieben formen viele deiner Gedanken, Handlungen, Worte und Gefühle, egal, ob sie dir selbst oder anderen gelten.

Wenn du dieses Kapitel liest, zögere nicht, zahlreiche Pausen einzulegen, um deinen physischen Raum umzugestalten oder Ordnung in ihm zu schaffen, über deinen inneren Raum Tagebuch zu führen oder einfach über die hier vorgestellten Ideen nachzudenken. Wenn du dies tust, wird dieses Kapitel dir helfen, das Fundament dafür zu legen, aus deiner Komfortzone heraus zu leben und zu gedeihen. Ich habe ein paar Journaling-Übungen mit aufgenommen, um dich zu ermutigen innezuhalten, über die Inhalte nachzudenken und sie in dein Leben zu integrieren. Nimm dir dafür genug Zeit.

GRENZEN SIND GESUND

»Wie setze ich gesunde Grenzen?«, gehört zu den Hauptfragen, die mir regelmäßig in der Power-of-Positivity-Community gestellt werden, oft von Menschen, die sich schuldig fühlen, ihre Bedürfnisse zum Ausdruck zu bringen. Diejenigen, die diese Frage stellen, kennen normalerweise ihre Bedürfnisse und Vorlieben nicht, weil sie entweder ihre eigenen Ideen, Leistungen und Wünsche nicht wertschätzen oder ständig bemüht sind, es anderen recht zu machen.

Grenzen sind die Vorlieben, die dir helfen, dich vor der Außenwelt zu schützen. Diese Vorlieben sind nicht nur auf deine Beziehungen mit anderen Menschen beschränkt, sondern können Ereignisse, Ideen, Geschichten, Ansichten und sogar Dinge und Besitztümer mit einschließen.

Wenn du nicht weißt, was du möchtest und brauchst, um dich sicher zu fühlen, wirst du weder dir selbst noch anderen deine Wünsche kommunizieren und dich auch nicht darauf konzentrieren können, Erfahrungen zu machen und Beziehungen in deinem Leben zu knüpfen, die mit deinem eigenen Sicherheitsgefühl im Einklang stehen.

Gesunde Grenzen ermöglichen es dir, dich zu respektieren und andere zu bitten, es ebenfalls zu tun. Dir selbst den Respekt entgegenzubringen, den du dir wünschst, ist der erste Schritt, um dann andere um diesen Respekt zu bitten und ihn zu akzeptieren.

Wir gehen allzu oft durchs Leben, ohne unser Inneres zu erforschen und uns damit zu helfen, unsere einzigartigen Bedürfnisse und Vorlieben zu erkennen. Wir versäumen es, für uns selbst zu definieren, wie wir gern behandelt werden möchten und wie etwas so Einfaches wie »Respekt« aussieht. Die meisten Menschen wollen sich besser fühlen, doch es fällt ihnen schwer, in ihrem Inneren diesen sicheren, angenehmen Ort – ihre Komfortzone – zu finden, an dem dies möglich ist.

Grenzen zu setzen heißt nicht, höhere, dickere, undurchdringlichere Mauern zu bauen. Es bedeutet vielmehr, dass du deine Aufmerksamkeit nach innen richtest und eine Beziehung zu dem aufbaust, was sich für dich gut, richtig und angenehm anfühlt, damit du anderen deine Vorlieben vermitteln kannst.

Wenn du deine Komfortzone nicht definiert hast, stellt die Außenwelt eine ständige Bedrohung für deine Vorlieben dar. Ohne deine Vorlieben zu definieren, hast du keine Grenzen, und so entsteht das Gefühl, als würden die Leute permanent einen Schritt zu weit gehen. Deine mangelnde Klarheit schafft Situationen und Interaktionen, bei denen andere einfach nicht wissen, was in Ordnung ist und was nicht. Infolgedessen scheinen sie dich auszunutzen, dich völlig zu übergehen und deine Bedürfnisse zu ignorieren.

In Kapitel 3 habe ich erwähnt, dass deine Amygdala, das Stresszentrum deines Gehirns, aktiviert wird, wenn du Stress oder Angst empfindest. Da die Aufgabe der Amygdala darin besteht, dich vor unmittelbarer Gefahr zu schützen, kommt es, wenn sie aktiviert ist, zu der sogenannten »Kampf-oder-Flucht-Reaktion«. Du machst dich innerlich bereit, um dein Leben zu kämpfen oder wegzurennen.

Die Welt außerhalb deines physischen Körpers kann sehr bedrohlich sein. Stell dir vor, du würdest ohne jeden Schutz unter freiem Himmel leben. Du wärst den Wetterbedingungen, Tieren, Menschen, Fahrzeugen usw. ausgeliefert. Deshalb leben wir, um unerwünschte Menschen und Viecher fernzuhalten, in Häusern, die Wände und ein Dach haben. Wir isolieren unsere Wände und bauen Doppelfenster ein, um uns vor wechselnden Wetterverhältnissen und vor Lärm zu schützen. Wir bauen unsere Häuser sogar in Umgebungen, die zu unseren persönlichen Befindlichkeiten, unseren körperlichen Einschränkungen und unseren Lifestyle-Präferenzen passen.

In deinem physischen Zuhause gibt es viele Dinge, die dir helfen, deine nach außen gerichteten Bedürfnisse und Vorlieben zu definieren. Hier sind einige einfache Beispiele für physische Grenzen zur Außenwelt:

- Die tatsächlichen Grenzen deines Zuhauses: Wände, Fenster, Türen, Sichtschutzzäune, Tore, Bäume, Sträucher usw.
- Sicherheitsmaßnahmen und Gewohnheiten: Schlösser an Türen und Toren, Sicherheitssysteme, Kameras usw.

- Verhaltensregeln: Besuchszeiten (keine Besucher nach 20 Uhr), Hausordnung (keine Füße auf den Möbeln), Kommunikation (kein Flüstern oder Fluchen), Integrität (ruf an, wenn du dich verspätest) usw.

Wenn du anfängst, den Details deines physischen Zuhauses Aufmerksamkeit zu schenken, wirst du automatisch deine Bedürfnisse und Vorlieben präzisieren und neue definieren. Das Gleiche gilt für deine Komfortzone. Wenn du anfängst, auf deine inneren Bedürfnisse und Vorlieben zu achten, wirst du diese präzisieren und neue definieren. So wie dein physisches Zuhause ist auch deine Komfortzone kein statischer Ort. Wenn du sie ganz einnimmst und stets mit ihr interagierst, wird dir auffallen, dass sie sich ständig entwickelt, ständig ändert und ständig ausdehnt.

Wenn du in deiner Komfortzone lebst, stehen dir viele Möglichkeiten offen, deine Bedürfnisse und Vorlieben zu definieren und der Außenwelt mitzuteilen. Hier findest du ein paar Beispiele dafür, wie du deine Komfortzonen-Grenzen kommunizieren kannst:

- **Physische Vorlieben:** wie viel physischer Kontakt dir lieb ist; wie oft du deine Freunde sehen/Zeit mit ihnen verbringen möchtest; wie du deine physischen Bedürfnisse vermittelst; wie du deine Vorlieben zum Ausdruck bringst usw.
- **Beziehungsmäßige Vorlieben:** mit wem du Umgang pflegst, wie du um Hilfe bittest und sie akzeptierst, wann du ehrlich und verletzlich bist, wie du deine Zeit schützt, wie du sagst: Ich liebe dich usw.
- **Selbstschutz:** Wie und wann du Nein sagst, wie die respektvolle Behandlung aussieht, die du erwartest, wie du Unbehagen kommunizierst usw.
- **Verhaltensregeln:** bei missbräuchlichem Verhalten hart durchgreifen, die Verantwortung für Fehler übernehmen, niemals wütend ins Bett gehen, deine Emotionen und Gedanken mitteilen, Beschimpfen bei Auseinandersetzungen verbieten usw.

Beachte, dass Grenzen nicht dazu da sind, Erfahrungen und Menschen aus deinem Leben herauszuhalten oder Menschen und Situationen zu kontrollieren. Sie sollen vielmehr deine Vorlieben klären und vermitteln, damit du dich sicher und wohlfühlen kannst, während du durchs Leben gehst.

Was Menschen tun, ist jedoch ihre Entscheidung. Wenn du es zum Beispiel vorziehst, nach 22 Uhr nicht mehr ans Telefon zu gehen, jemand dich aber nach 22 Uhr noch anruft, kannst du ihm am nächsten Tag ganz ruhig erklären, warum du seinen Anruf nicht angenommen hast. »Ich nehme nach 22 Uhr keine Anrufe mehr an.« Legst du jedoch keine Grenze fest, nimmst du vielleicht weiterhin diese späten Anrufe an, die dir deine persönliche Zeit rauben, und ärgerst dich über das, was du als Bedürftigkeit der Anrufer und als Missachtung deines privaten Freiraums wahrnimmst.

Falls du es mit jemandem zu tun hast, der dir immer wieder wehtut, könnte die ultimative Grenze darin bestehen, ihn ganz aus deinem Leben auszuschließen. Doch wenn du dir ehrlich eingestehst, was du wirklich brauchst, und bereit bist, der Person, mit der du Probleme hast, diese Bedürfnisse mitzuteilen, kannst du vielleicht eine weniger drastische Lösung finden.

Hast du deine Vorlieben definiert, besteht keine Notwendigkeit mehr, dich zu ärgern, weil du weißt, wo du stehst. Das Handeln anderer triggert dich nicht mehr so stark, und du kannst deine Bedürfnisse und Vorlieben – deine Grenzen – klarer und ohne Schuldgefühle kommunizieren. Du kannst Entscheidungen treffen und auf eine Weise leben, die mit dir im Einklang steht – was dir dann zurückgespiegelt werden wird.

Deswegen ist es so wichtig, das zu tun, was *dir* ein Gefühl der Sicherheit verleiht. Wenn du einen ruhigen Lebensstil bevorzugst, gern früh ins Bett gehst und vor Tagesanbruch aufstehst, um zu meditieren, wirst du wahrscheinlich keine Wohnung im Zentrum einer geschäftigen Stadt mieten, wo zu jeder Tages- und Nachtzeit Sirenen und Verkehrslärm zu hören sind. Wird dir von Zigarettenrauch übel, wirst du keine Mitbewohner haben wollen, die rauchen. Wenn du gern unter Menschen bist, wirst du keinen Job haben wollen, bei dem du den ganzen Tag allein hinter einem Schreibtisch sitzt.

Sich bewusst zu machen, mit wem du deine Zeit verbringen und wen du in deinen persönlichen Raum lassen willst, spielt eine wichtige Rolle bei der Schaffung von Sicherheit.

Undefinierte Grenzen schränken dich ein

Als ich auf dem College war, wurde einem guten Freund von mir per Zufallsauswahl ein Zimmergenosse zugeteilt. Die Persönlichkeiten der beiden unterschieden sich stark. Mein Freund zog es vor, an den Wochenenden zu Hause zu bleiben und zu lernen. Er lebte ein sehr gesundes, drogenfreies Leben und wählte ganz bewusst die Menschen aus, mit denen er Kontakt pflegte. Sein Mitbewohner hingegen ging liebend gern auf Partys, brachte anschließend recht wahllos Leute mit aufs Zimmer und ließ sie dort übernachten, ohne dies mit meinem Freund abzusprechen. Mehr als einmal fand mein Freund, als er nach dem Unterricht nach Hause kam, dort seinen Mitbewohner, der den Unterricht geschwänzt hatte, mit einer Gruppe von Freunden vor. Meistens übernachtete mein Freund dann bei mir, weil er das Gefühl hatte, dass sein Mitbewohner ihm keinen Respekt entgegenbrachte. Wie du dir sicher vorstellen kannst, war das eine sehr nervtötende Erfahrung, und so zog er im nächsten Semester dort aus. Da mein Freund seinem Mitbewohner seine Grenzen nicht deutlich machte, war er dessen Willkür ausgesetzt.

Hier ein noch extremeres Beispiel: Stell dir vor, du würdest jemanden bei dir einziehen lassen, der gewalttätig, unberechenbar und ausfallend ist. Du könntest dich in deinem eigenen Zuhause nicht entspannen und höchstwahrscheinlich auch nicht außerhalb davon.

Der Punkt ist: Das, was wir in unser Zuhause oder unseren Lebensraum hineinlassen, wird unsere Lebenserfahrungen sowohl innerhalb als auch außerhalb dieses Zuhauses prägen.

Zuweilen hast du vielleicht das Gefühl, keine Kontrolle darüber zu haben, wer oder was dein Zuhause bevölkert. Gewisse Dinge oder Bewohner scheinen dort zu sein, solange du dich erinnern kannst. Das Sofa deiner Mutter, das eines Tages in deinem eigenen Wohnzimmer landet, oder die Unordnung, das Naturell oder die Alkoholsucht eines Elternteils – sie alle können Teil deiner Alltagsumgebung werden. Solltest du dich in einer Situation befinden, in der Kindheitstraumata oder Dysfunktionen dich immer wieder einholen, greif auf Informationsquellen zurück, die dir helfen können, tiefer zu graben, damit du die destruktiven Muster identifizieren und loslassen kannst. Ich musste in meinem eigenen Leben viele dieser Muster identifizieren und loslassen, und glaub mir: Das Leben ist viel angenehmer und sicherer, wenn wir Bewohner, die unseren Frieden stören, aus ihm vertreiben und stattdessen Menschen, Gewohnheiten, Gedanken und Überzeugungen willkommen heißen, die uns Liebe und Unterstützung bieten.

Vielleicht hast du mit einem Elternteil zusammengewohnt, der gewalttätig war, und der Missbrauch lebt durch deine eigenen negativen Selbstgespräche weiterhin in deinem Zuhause, obwohl dieser Elternteil nicht länger bei dir ist. Deswegen ist es so wichtig, die Selbstgespräche, Ideen, Geschichten, Ansichten und Lebensweisen zu kontrollieren, die nicht im Einklang damit stehen, wer du bist oder sein möchtest, und ihnen Grenzen zu setzen. Du musst nicht alles akzeptieren, was hereinkommt. Du kannst im wahrsten Sinne des Wortes »Abgelehnt!« sagen, wenn eine Idee dir nicht dienlich ist. Genau das bedeutet Grenzen setzen.

Wenn du keine Grenzen setzt, können diese Ideen ein Teil von dir werden. So, wie du kontrollierst, was du durch die Medien, die du nutzt – die Fernsehshows, die du siehst, die Musik, die du hörst, die Filme, die du dir anschaust, und die Bücher und Zeitschriften, die du liest –, in dein physisches Zuhause hineinlässt, kannst du auch sorgfältig auswählen, was deinen mentalen und emotionalen Raum bevölkert.

Was du in deine persönlichsten und heiligsten Räume hineinlässt, wird in gewisser Weise ein Teil von dir, ein Teil der Person, die du in diesem Moment bist. Deine Grenzen helfen dir, bewusste Entscheidungen zu treffen, damit du dich in deinem Zuhause und deinem Körper sicher fühlen kannst.

Komfortzonen-Übung Nr. 3: Grenzen

Halte in deinem Tagebuch die Antworten auf folgende Fragen zu Sicherheit und Grenzen fest:

- Fühlst du dich in deinem Zuhause sicher? In deinem Viertel? Wenn ja, was verleiht dir dieses Gefühl der Sicherheit? Wenn nein, was sorgt dafür, dass du dich unsicher fühlst? Was kannst du tun, damit dein Zuhause sich sicherer anfühlt?
- Wer wohnt bei dir? Welche Beziehung hast du zu dieser Person oder diesen Personen?
- Welche Bedürfnisse und Vorlieben hast du, wenn es um deine Beziehung zu anderen Menschen geht? Fällt es dir schwer oder leicht, deine Grenzen zu kommunizieren?
- Mit wem verbringst du die meiste Zeit? Warum?
- Welche Beziehungen in deinem Leben sorgen dafür, dass du dich unwohl oder unsicher fühlst? Was an diesen Beziehungen sorgt hierfür? Was brauchst du, um dich in diesen Beziehungen sicherer zu fühlen?
- Welche Beziehungen in deinem Leben sorgen dafür, dass du dich wohl und sicher fühlst? Was an diesen Beziehungen

sorgt hierfür? Wie kannst du diese Qualitäten in anderen Bereichen deines Lebens fördern?

- Welche Medien (Bücher, TV, Nachrichten, soziale Medien, Internet usw.) nutzt du regelmäßig? Welches Gefühl vermitteln dir diese Medien?
- Welche alten Gewohnheiten oder Verhaltensmuster aus deiner Kindheit und Jugend würdest du gern ändern? Welche Gewohnheiten und Verhaltensmuster sorgen dafür, dass du dich wohl-, stark, unterstützt und sicher fühlst?
- Wie klingt dein innerer Dialog? Liebevoll und ermutigend? Oder kritisch?
- Wie wichtig ist es dir, was andere über dich denken? Fühlst du dich wohl dabei, deine Vorlieben zum Ausdruck zu bringen?

SELBSTFÜRSORGE BEDEUTET SELBSTWAHRNEHMUNG

Willst du das Innere deines Zuhauses instand halten, ist ein gewisses Maß an Pflege notwendig. Dein Zuhause wird schnell unsicher, wenn es ein Gasleck gibt oder irgendwo Wasser austritt, wenn Kabel falsch verdrahtet oder Rohre verrostet sind, wenn es Schimmel oder Ratten im Kriechkeller deines Zuhauses gibt. Wenn du nicht gut achtgibst, kann sich der Zustand deines Hauses verschlechtern, ohne dass du es merkst. Du erfährst vielleicht, dass ein Kabel falsch verdrahtet wurde, nachdem ein Feuer ausgebrochen ist, oder findest Schimmel, nachdem er dich krank gemacht hat.

So wie du dein physisches Zuhause instand halten musst, braucht auch dein Inneres Pflege, damit du dich sicher fühlen und optimal funktionieren kannst. Selbstfürsorge bezieht sich auf alles, was dein Inneres braucht, um gesund und sicher zu sein.

Um einen Weg in meine Komfortzone zu finden, konzentriere ich mich auf vier Hauptbereiche der Selbstfürsorge.

1. **Physische Selbstfürsorge:** die Bedürfnisse deines physischen Körpers, um optimal zu funktionieren.
2. **Mentale Selbstfürsorge:** deine psychischen Bedürfnisse, um die Wahrnehmung deiner Gedanken, Überzeugungen und mentalen Gewohnheiten sowie die Herrschaft über sie zu optimieren.
3. **Emotionale Selbstfürsorge:** deine Fähigkeit, deinen emotionalen Zustand und dein Wohlbefinden zu verstehen und zu steuern.
4. **Spirituelle Selbstfürsorge:** deine Verbindung zu dem nichtphysischen, nicht greifbaren Teil von dir, deinem Geist.

Manchmal ist es schwer zu wissen, wo man anfangen soll, sich um diese Bereiche zu kümmern. Wenn in deinem Haus irgendwo Wasser austritt, kannst du das Wasser abstellen und die Rohre reparieren. Doch was kannst du tun, wenn es sich um ein inneres, unsichtbares Leck handelt?

Ich habe gelernt, dass diese vier Selbstfürsorgebereiche mit uns sprechen. Wenn du bereit bist, auf die Zeichen zu achten, werden sie dir genau sagen, wo du Unbehagen, Verspannungen und Schmerzen empfindest und wie du sie lindern und heilen kannst.

Ein wichtiger Teil der Selbstfürsorge ist die Selbstwahrnehmung. Hier geht es darum, dem Aufmerksamkeit zu schenken, was gegenwärtig in deinem Inneren geschieht, wie du dich dabei fühlst und was dir helfen würde, dich besser zu fühlen.

Wenn du keine Selbstfürsorge betreibst, wird schließlich Folgendes passieren: Dein Körper wird anfällig für Krankheiten, du wirst in Depressionen oder Hoffnungslosigkeit verfallen, deine negativen Emotionen werden anfangen, dein Leben zu beherrschen, und du wirst die Verbindung zu dir selbst und der Welt verlieren. Wenn du deinen inneren Zustand ignorierst, erlebst du möglicherweise eine gesundheitliche, mentale oder spirituelle Krise, ja, in extremen Fällen kann es für dich sogar unerträglich werden, am Leben zu sein.

Machst du die Selbstfürsorge hingegen zu einem wichtigen und festen Teil deines Lebens, kannst du dir eine Innenwelt erschaffen, die sich sicher anfühlt und deine Träume unterstützt.

Die ***physische Selbstfürsorge*** bezieht sich auf deine Beziehung zu deinem physischen Körper.

Zwischen deiner Komfortzone und deinem physischen Wohlergehen besteht eine direkte Verbindung. Oft spiegelt die Art, wie wir mit unserer Physis umgehen, die Beziehung zu unserer Komfortzone wider.

Wenn du gewohnheitsmäßig außerhalb deiner Komfortzone lebst, fängst du an, dein physisches Wohlbefinden zu vernachlässigen. Du schläfst vielleicht zu wenig, hörst auf, Sport zu treiben, und isst Lebensmittel, die dich zwar satt machen, aber wenig oder keinen Nährwert haben. Wenn dein Körper dann beginnt, gegen diese Art von Behandlung zu protestieren, ignorierst du möglicherweise seine Bedenken oder, schlimmer noch, versuchst, sie zu unterdrücken oder völlig auszublenden.

Ein solches Ablenkungsmanöver hat immer negative Folgen. Wenn in deinem Zuhause Reparaturen nötig sind und du dies ignorierst, wird der Schaden immer größer. Dasselbe gilt für deinen Körper. Wenn du eine Verletzung oder Krankheit hast, um die du dich nicht kümmerst, wird sie im Lauf der Zeit schlimmer werden, vor allem, wenn du nicht aufhörst, den betroffenen Bereich zu strapazieren. Du tust dir selbst und anderen keinen Gefallen, wenn du deinen Körper nicht pflegst. In deinem Zuhause ist niemand sicher, wenn die Wände einzustürzen drohen.

Eine der einfachsten Möglichkeiten, damit anzufangen, deine Komfortzone zu beobachten, zu verstehen und zu definieren, ist die, deinen Körper zu beobachten und sich auf ihn einzustellen. Achte aufmerksam darauf, was dein Körper genießt, was leicht für ihn ist und was sich gut für ihn anfühlt.

Gehst du lieber spazieren oder schwimmen? Fühlt sich das Stretching morgens oder abends besser an? Welche Lebensmittel sorgen dafür, dass dein Körper sich leicht und energiegeladen anfühlt? Welche, dass er sich träge und schwer anfühlt? Was würdest du deinem Speiseplan hinzufügen oder von ihm streichen, wenn du nur Dinge essen würdest, die deinem Körper guttun? Wie fühlt sich dein Körper, wenn er nur sechs Stunden statt acht Stunden Schlaf bekommt? Welche Art von Stuhl bevorzugt dein Körper? Welche sportlichen Aktivitäten fühlen sich gut an?

Ich praktiziere physische Selbstfürsorge, indem ich einen langen Spaziergang in der Natur mache, ein Bad nehme oder früh ins Bett gehe. *Dein* Körper hat bestimmte Vorlieben, die sich von den Vorlieben der meisten anderen Körper unterscheiden. Da du es bist, der deinen Körper bewohnt, ergibt es da nicht einen Sinn, ihn kennenzulernen? Und da du für den Rest deines Lebens in deinem Körper leben wirst, ergibt es da nicht einen Sinn, gut für ihn zu sorgen?

Die ***mentale Selbstfürsorge*** beginnt mit dem Bewusstsein für deine Gedanken, Überzeugungen und mentalen Gewohnheiten.

Zuweilen mag es sich so anfühlen, als hätte dein Gehirn ein gewisses Eigenleben mit unaufhörlichen Gedanken, die du scheinbar nicht kontrollieren kannst. Auch bei mir gab es Zeiten, in denen ich das Gefühl hatte, das Geplapper in meinem Kopf nicht kontrollieren oder ändern zu können. Oft reicht es jedoch schon, dir der Gedanken in deinem Kopf bewusst zu werden, um sie zu verlangsamen. Du brauchst deinen Gedanken nicht Einhalt zu gebieten. Es genügt, sie einfach zu beobachten. Dies tun zu können ist der erste Schritt dahin, die Kontrolle über deinen Verstand zu gewinnen.

Deine mentalen Gewohnheiten tragen in hohem Maße zur Qualität deines Lebens bei. So wie du in einer unordentlichen, schmutzigen Umgebung nicht gedeihen kannst, ist es auch schwer, im Leben voranzukommen, wenn Chaos und Verwirrung in deinem Kopf herrschen.

Heutzutage sprechen die Menschen vom *Mindset*. Viele Lehrer betonen die Notwendigkeit, den Geist mit positiven oder erbaulichen Botschaften, den sogenannten *Affirmationen*, zu füttern. Ich arbeite mit ihnen und teile sie seit Jahren mit meiner Power-of-Positivity-Community. Wir haben eine große Bibliothek zum Mindset aufgebaut, weil meine Community immer wieder nach Positivitäts-Tools wie Affirmationen fragt.

Es stehen mehr Quellen denn je zuvor für positive Inhalte zur Verfügung. Und doch erhalte ich täglich Nachrichten von Mitgliedern meiner Community, in denen es heißt, dass ihre Affirmationen nicht funktionieren. Es sind nicht die Affirmationen, die nicht funktionieren; es ist vielmehr ein gewisser Wankelmut, eine »Doppelsinnigkeit«, die dem Ganzen in die Quere kommt. Die Leute wollen finanzielle Freiheit, diffamieren aber Reiche; sie sehnen sich nach innerem Frieden, sind aber nicht bereit zu vergeben. Sie wünschen sich gesunde Beziehungen, erzeugen jedoch unnötige Konflikte.

Ich weiß, dass es nicht leicht ist, einschränkende, uns weitergegebene Überzeugungen abzulegen und dass einige unserer mentalen Gewohnheiten auf das zurückgeführt werden können, was wir von unseren Eltern oder Großeltern gelernt haben. Wenn wir in Armut gelebt haben, fühlen wir uns vielleicht unwohl mit Reichtum. Sind wir in traumatisierenden Verhältnissen aufgewachsen, haben wir möglicherweise Schwierigkeiten, anderen zu vertrauen. An späterer Stelle in diesem Buch werde ich ein wirkmächtiges Tool vorstellen, das dir helfen wird, dich unabhängig von den mentalen Gewohnheiten, mit denen du aufgewachsen bist, an jede Realität deiner Wahl zu gewöhnen. Doch zunächst ist es wichtig, dass du dir deiner derzeitigen mentalen Gewohnheiten bewusst wirst.

Wenn du ein unordentliches Zuhause und einen chaotischen Geist bevorzugst, dann nimm diese Vorliebe zur Kenntnis. Wenn du mehr Geld haben möchtest, dich in einem teuren Restaurant aber befangen und fehl am Platz fühlst, dann beachte diese Diskrepanz. Wünschst du dir eine friedliche Beziehung, fängst aber jedes Mal einen Streit an, wenn die Dinge zu reibungslos laufen, dann nimm dieses Verhalten wahr.

Das ist keine leichte Arbeit, aber ich kann dir aus eigener Erfahrung sagen, dass dich deine Unsicherheiten und schlechten Gewohnheiten – diejenigen, die dich verletzlich machen – hierbei leiten. Sie sind große rote Blinklichter, die dich wissen lassen, woran du arbeiten musst. Registriere sie einfach, ohne sie zu beurteilen und ohne das Bedürfnis, sie ändern zu wollen. Das Wichtigste ist, dass du dich *nicht* beurteilst.

Bevor du irgendetwas ändern kannst, musst du dir zuerst bewusst werden, wo du stehst, so wie du auch zuerst das Durcheinander sehen und es dir eingestehen musst, bevor du in deinem physischen Zuhause Ordnung schaffen kannst.

Wenn du mentale Selbstfürsorge praktizierst, wirst du anfangen, weniger diejenigen mentalen Gewohnheiten zu pflegen, die negative Gefühle hervorrufen, und bewusst mehr Zeit mit denjenigen zu verbringen, die dir ein Gefühl der Stärke und Ruhe vermitteln.

Zu meinen persönlichen Selbstfürsorge-Tools und -Aktivitäten gehören unter anderem: Achtsamkeit, Meditation, Umdeutung, positive Ideenbildung, lange Spaziergänge in der Natur und Mittagsschläfchen, um aufzutanken. Während du dich um dein mentales Wohlbefinden kümmerst, kannst du die Quellen nutzen, die der Power-of-Positivity-Community zur Verfügung stehen, wie auch die speziell für dieses Buch unter thecomfortzonebook.com/resources aufgeführten Quellen, um die Kontrolle über deine Gedanken und mentalen Gewohnheiten zu gewinnen.

Bei der ***emotionalen Selbstfürsorge*** geht es um deinen emotionalen Zustand und dein emotionales Wohlbefinden.

Viele Menschen sind ihren Emotionen schutzlos ausgeliefert. Sie fühlen sich ihnen gegenüber hilflos. Das hat zu der weitverbreiteten Annahme geführt, dass unsere Emotionen außerhalb unserer Kontrolle liegen, dass sie unabhängig von uns existieren und dass man nicht wirklich etwas gegen sie unternehmen kann.

In ihrem Buch *Atlas of the Heart* argumentiert Brené Brown, dass unsere Bereitschaft, uns unsere Gefühle einzugestehen, sie genau zu identifizieren und ehrlich zu kommunizieren, uns helfen kann, uns mehr mit uns im Reinen und weniger den überwältigenden Gefühlen ausgeliefert zu fühlen.

»Sprache ist ein Tor zu Sinnstiftung, Verbundenheit, Heilung, Lernen und Selbstbewusstheit«, so Brown. »Wenn uns die Sprache fehlt, über das zu reden, was wir erleben, ist unsere Fähigkeit, zu verstehen, was vor sich geht, und es mit anderen zu teilen, stark eingeschränkt. Wenn wir uns nicht präzise ausdrücken können, haben wir Probleme, die Hilfe zu erhalten, die wir brauchen, regulieren wir unsere Gefühle und Erfahrungen nicht immer auf eine Weise, die es uns ermöglicht, von ihnen zu profitieren, und nimmt unsere Selbstbewusstheit ab.«

Haben wir jedoch die richtigen Wörter, um bestimmte Emotionen zu beschreiben, »können wir diese Emotionen nicht nur bei anderen besser erkennen, sondern sie auch besser erkennen und managen, wenn wir sie selbst haben«. »Der Prozess, emotionales Erleben zu benennen«, fährt Brown fort, »steht in Zusammenhang mit einer besseren Emotionsregulation und einem größeren psychischen Wohlbefinden.«

Dir deiner Gefühle bewusst zu werden ist ein wichtiger Schritt dahin, ihnen nicht länger ausgeliefert zu sein. In ihrem Bestseller *Mit einem Schlag* erklärt Dr. Jill B. Taylor, dass der natürliche Lebenszyklus eines Gefühls nur neunzig Sekunden beträgt. Solange du dich also nicht auf dieses Gefühl einlässt und mit deinen Erklärungen, Rechtfertigungen und Geschichten aufwartest, wird die körperliche Empfindung innerhalb von neunzig Sekunden verschwunden sein. Hält ein Gefühl länger an, hast du dich entschieden, es am Leben zu erhalten.

Unser größtes Problem besteht darin, dass die meisten von uns es nicht gelernt haben, ihren Gefühlen Aufmerksamkeit zu schenken, sodass es vielen von uns sehr schwerfällt, sie zu identifizieren. Erschwerend kommt hinzu, dass wir, wenn wir uns doch unserer Gefühle bewusst werden, oft versuchen, sie zu verstehen, zu rechtfertigen, zu erklären, bei ihnen zu verweilen, gegen sie anzukämpfen oder sie beiseitezuschieben. Wir halten an einem Gefühl fest und benutzen es, um unser Handeln zu rechtfertigen.

Emotionale Selbstfürsorge zu praktizieren heißt, dass du aufhörst, auf diejenigen Emotionen einzugehen, sie zu rechtfertigen und an ihnen festzuhalten, die deine menschlichen Erfahrungen schmälern, und stattdessen Emotionen kultivierst, die deine Lebensqualität verbessern. Wie stellst du das an? Im Grunde, indem du die negativen Emotionen, wenn sie auftauchen, schneller erkennst und loslässt, und die positiven Emotionen anzapfst, wenn du sie bemerkst.

Meine persönliche emotionale Selbstfürsorgeroutine ähnelt meiner mentalen Selbstfürsorge, umfasst aber auch Tools und Aktivitäten wie Tagebuch führen, Dankbarkeit und Wertschätzung, Vergebung, Weinen, das Loslassen von Urteilen, positive Selbstgespräche, ein Telefonat mit einem geliebten Menschen, Alleinsein, ein gutes Buch lesen, erbauliche Musik hören und so weiter. Wenn du dich um dein emotionales Wohlbefinden kümmerst, wirst du ganz von selbst anfangen, problemlos und häufiger das zu wählen, was sich gut anfühlt.

Bei der ***spirituellen Selbstfürsorge*** geht es um deine Verbindung zum nichtphysischen, nicht greifbaren Teil von dir – deinem Geist.

In deinem Leben gibt es viele Dinge, die mit deinen physischen Sinnen erfahren und mit Worten erklärt werden können. Im Beispiel des physischen Zuhauses handelt es sich hierbei um von dir getroffene Entscheidungen, deren Ergebnisse man sehen, berühren, riechen oder schmecken kann. Die Farbe an deinen Wänden, die Form der Möbel, der Duft der Kerzen, die Art, wie die Vorhänge sich anfühlen, die Maserung deines Couchtischs – all dies kann gefühlt, gesehen, erfahren und erklärt werden.

Daneben gibt es auch einige nichtphysische, nicht greifbare, subjektive Dinge, die du nicht in Worte fassen oder mit Bildern vermitteln kannst. Diejenigen, die dein Zuhause betreten, müssen sie einfach spüren und erleben.

Das überwältigende Gefühl der Liebe und Dankbarkeit, das ich zuweilen verspüre, wenn ich morgens hinaus auf meine Veranda trete, ist eine persönliche Erfahrung, die ich dir nicht voll und ganz mit Worten vermitteln kann. Ich kann ein Foto teilen, ich kann dir so detailliert wie möglich davon erzählen, und du kannst dir dann vielleicht eine Version meiner Erfahrung vorstellen, doch du kannst nicht die Intensität der Verbindung spüren, die ich empfinde, es sei denn, du erlebst deine eigene Verbindung in einem für dich ebenso tiefgreifenden Moment.

So wie bei deinem physischen Zuhause können auch gewisse Teile deines Innenlebens nur erspürt werden. Wie kannst du jemandem erklären, was Liebe ist? Die einzige Möglichkeit besteht darin, Liebe zu zeigen, damit der Betreffende erleben kann, wie sie sich anfühlt. Doch er kann diese Emotion im Grunde genommen nur dann richtig nachvollziehen, wenn er sie selbst empfindet. Die Erfahrung von Liebe kann nicht gelehrt werden, weil ihre Quelle – so wie deine spirituelle, nichtphysische Welt – nichtphysischer Natur ist.

Für mich hat dieser Bereich eine entscheidende Rolle dabei gespielt, mir meine Komfortzone zu schaffen, sie zu erforschen und zu erweitern. Meine dunkelsten Tage waren in der Tat diejenigen, an denen ich nicht konsequent den Kontakt zu diesem mich wunderbar leitenden Teil von mir herstellte, der mit allem verbunden ist, was existiert. Ich fühlte mich so verloren, dass ich, während diese Verbindung fehlte, auch die Hoffnung verlor, dass es diesen Teil überhaupt gab. Doch egal, was passiert, wir sind in erster Linie spirituelle Wesen, die eine physische Erfahrung machen. Unsere Interpretationen und Überzeugungen mögen sich leicht unterscheiden, aber wir sind gleich. Wir alle haben unterschiedliche Überzeugungen, aber aufgrund meiner persönlichen Erfahrung weiß ich, dass ich eine Seele habe, einen Geist, der mit Gott verbunden ist, und dass diese Beziehung mir zugutekommt, wenn ich sie pflege. Du magst diese nichtphysische Energie Gott, Universum, Höheres Selbst, Bewusstsein, Quelle nennen – um nur einige Namen aufzuführen. Welchen du auch gewählt haben magst, er beschreibt den Teil von dir, der jenseits deiner physischen Gestalt existiert.

Es geht hier jedoch nicht darum, dass du meinen, sondern deinen eigenen spirituellen Weg wählst und dass du gedeihst. Es geht um Verbundenheit.

Die Reise jedes Einzelnen von uns ist einzigartig. In deiner Komfortzone zu leben heißt, dass du nicht nur deine Einzigartigkeit anerkennst, akzeptierst und feierst, sondern auch die individuellen Vorlieben und Wünsche anderer – ohne zu urteilen. Wenn du eine Beziehung zu deinem Geist hast, erlebst du in der Regel positivere Emotionen wie Verbundenheit, Liebe, Vertrauen, Hoffnung, Mitgefühl und Wertschätzung. Hast du keine Beziehung zu deinem Geist, fühlst du dich oft isoliert, ängstlich, verunsichert und hoffnungslos. Diese Gefühle können sich langfristig in allen möglichen Problemen und sogar Krankheiten manifestieren.

Die Wahrheit ist: Wenn du keine spirituelle Beziehung hast, ignorierst du einen wichtigen Teil deiner selbst. Denn wenn du deinen nichtphysischen Teil anerkennst und aktiv eine Beziehung zu ihm aufbaust, erkennst du deine eigene Ganzheit an.

Eines der größten Geschenke, die du dir vielleicht machen kannst, ist, dir deines spirituellen Teils, der in der physischen Welt verwurzelt und tief mit ihr und mit anderen verbunden ist, bewusst zu werden und eine Beziehung zu ihm aufzubauen. Einige Praktiken, mit deren Hilfe ich meine spirituelle Verbindung vertiefe, sind: Gebete, Meditation, Alleinsein, Gottesdienste, tiefes Atmen, Zeit in der Natur, Selbstreflexion, Tagebuch schreiben, mich erden, die Bibel lesen, in die Kirche gehen, Dankbarkeit empfinden und mich mit Gleichgesinnten verbinden.

Komfortzonen-Übung Nr. 4: Selbstfürsorge

Fragen zur physischen Selbstfürsorge:

- Welche Lebensmittel sorgen dafür, dass ich mich körperlich gut fühle? Welche dafür, dass ich mich träge oder krank fühle?
- Hat mein Körper durch Müdigkeit oder Erschöpfung angezeigt, dass er sich mehr Ruhe wünscht?
- Hat mein Körper durch Ruhelosigkeit oder Unruhe angezeigt, dass er sich mehr Bewegung wünscht?
- Fühlen sich meine Muskeln hart an und müssen unbedingt gedehnt oder massiert werden?
- Welche Übungen fühlen sich gut an?
- Wie fühlt es sich an, tief in den Bauch hineinzuatmen?
- Welche Vorlieben und Bedürfnisse hat mein Körper, die ich bis jetzt ignoriert habe?

Fragen zur mentalen Selbstfürsorge:

- Sind meine Gedanken an einem durchschnittlichen Tag vorwiegend positiv oder negativ?
- Was sind meine ersten Gedanken, wenn ich morgens aufwache? Denke ich bereits an meine To-do-Liste und fühle mich überfordert, oder denke ich daran, was schiefgehen könnte? Denke ich daran, wofür ich dankbar und worauf ich gespannt bin?
- Habe ich die Angewohnheit, zu klagen, zu tadeln oder Dinge zu rechtfertigen?
- Habe ich die Angewohnheit, an Worst-Case-Szenarien zu denken und über sie zu sprechen? Ziehe ich es vor, über

mögliche positive Ergebnisse nachzudenken und zu sprechen?
- Welche meiner mentalen Gewohnheiten sorgen dafür, dass ich mich hilflos oder eingeschränkt fühle?
- Welche meiner mentalen Gewohnheiten sorgen dafür, dass ich mich stark fühle?

Fragen zur emotionalen Selbstfürsorge:

- Bin ich mir meiner Gefühle bewusst?
- Wenn ich meine Gefühle bemerke, kann ich sie dann identifizieren und korrekt kommunizieren?
- Was tue ich, wenn ich negative Gefühle habe?
- Was tue ich, wenn ich positive Gefühle habe?

Fragen zur spirituellen Selbstfürsorge:

- Nehme ich mir täglich die Zeit, mich mit meinem spirituellen Körper zu verbinden?
- Welche spirituellen Praktiken fühlen sich für mich am angenehmsten an?
- Wie kann ich meine spirituelle Verbindung vertiefen?
- Mit wem kann ich eine Verbindung aufbauen, um meine spirituelle Reise zu bereichern?

Was du erreicht hast

Gut gemacht – du hast Kapitel 7 abgeschlossen! Du verfügst nun über die Tools, um in dir ein Gefühl der Sicherheit zu kultivieren. Du musstest eine Menge an Informationen aufnehmen, und ich bin stolz darauf, dass du das geschafft hast. Ich hoffe, dass du inzwischen gesehen hast, dass dein Zuhause und deine Komfortzone einander widerspiegeln. Die vielen Parallelen zwischen ihnen helfen uns, beide zu stärken. Ich hoffe, dass du, als ich die SEE-Pyramide eingeführt und näher auf die erste Ebene, die Sicherheit, eingegangen bin, die Übereinstimmung mit der Maslow'schen Bedürfnishierarchie erkannt hast. Magische Dinge geschehen, wenn wir unser Augenmerk nach innen richten und erkennen, dass es unsere Aufgabe ist, uns ein Gefühl der Sicherheit zu geben, und dass wir dies erreichen können, wenn wir unsere Komfortzone definieren und in ihr leben.

Im nächsten Kapitel möchte ich die nächste Ebene der SEE-Pyramide erforschen: den Selbstausdruck. Jetzt, wo du deine Bedürfnisse und Vorlieben – sowohl die nach außen gerichteten (Grenzen) als auch die nach innen gerichteten (Selbstfürsorge) – anerkannt hast, bist du bereit, dein einzigartiges Selbst zum Ausdruck zu bringen und mit der Welt zu teilen. Genau das ist das Thema von Kapitel 8.

Das Leben ist viel angenehmer und sicherer, wenn wir Bewohner aus ihm vertreiben, die unseren Frieden stören, und stattdessen Menschen, Gewohnheiten, Gedanken und Überzeugungen willkommen heißen, die uns Liebe und Unterstützung bieten.

Kapitel 8

SELBSTAUSDRUCK: SEI, WER DU WIRKLICH BIST

Die Art, wie du dich selbst zum Ausdruck bringst – dein *Selbstausdruck* –, ist das Mittel, dich und deine Vorlieben der Welt zu *zeigen*. Sobald du dich in dir selbst sicher fühlst, begibst du dich wie von selbst auf die nächste Ebene der SEE-Pyramide: Selbstausdruck.

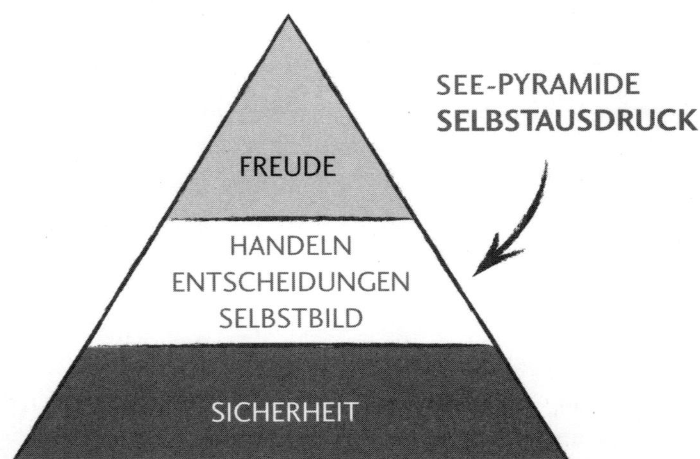

Die Art, wie du dich selbst zum Ausdruck bringst, bietet anderen einen Zugang zu dir. Sie bildet in gewisser Weise das Herzstück deiner Beziehungen, da dein Selbstausdruck Auswirkungen darauf hat, wie andere dich sehen und mit dir interagieren. Er hilft ihnen zu wissen, wer du bist und wie sie mit dir umgehen sollen. Er ermöglicht es dir, eine Stimmung zu erzeugen, die Gleichgesinnte anzieht.

Dein Selbstausdruck kann viele Formen annehmen. Alles, was du tust, um der Welt außerhalb von dir deine Vorlieben mitzuteilen, ist Teil des Selbstausdrucks. Deine Worte, deine Kleiderwahl, deine Körpersprache und deine Eigenarten, deine Art, während eines Streits zu argumentieren, dein künstlerisches Bestreben in Bereichen wie Musik, Malerei und Tanz, deine Berufswahl, deine politischen Ansichten und dein Problemlösungsstil – all dies kann Teil deines Selbstausdrucks sein. Es gibt so viele Formen des Selbstausdrucks wie Menschen auf dieser Erde.

Die drei Elemente, die deinen Selbstausdruck im Leben formen, sind dein *Selbstbild*, deine *Entscheidungen* und dein *Handeln*. Dein Selbstbild ist in deinem Unterbewusstsein angesiedelt und zeigt sich der Welt durch deine Entscheidungen und dem auf diesen Entscheidungen basierenden Handeln. Deswegen können einige Probleme in deinem Leben nicht durch mehr Handeln oder durch andere Entscheidungen gelöst werden. Die eigentlichen Ursachen solcher Probleme liegen in deinem Selbstbild.

Deine Worte, deine Körpersprache und dein Handeln bringen deine inneren Zustände zum Ausdruck. Sie formen deine persönliche Realität – deine Persönlichkeit. Deine Art, dich der Welt zu zeigen, liefert die Bausteine deines Charakters und deines Ansehens. Das erzeugt deine Identität.

Es ist nicht ungewöhnlich, dass sich die Art, wie andere dich sehen, von deiner eigenen Art, dich zu sehen, unterscheidet.

Hast du ständig an allem etwas auszusetzen, wirst du als negativ beschrieben werden, während du dich selbst vielleicht als Opfer siehst. Sprichst du gern über Menschen, wenn sie nicht anwesend sind, wirst du als Klatschmaul bezeichnet werden, obwohl du selbst vielleicht denkst, dass es in Ordnung ist, was du tust. Suchst du nicht bereitwillig das Gespräch mit anderen, bezeichnen sie dich eventuell als verklemmt oder arrogant, während du selbst dich vielleicht für schüchtern hältst. Bist du karrierebewusst, halten andere dich möglicherweise für einen Streber, während du selbst dich vielleicht als eine Person siehst, die unsicher ist und Bestätigung braucht.

Wenn deine Selbsteinschätzung im Widerspruch zur Einschätzung anderer steht, musst du höchstwahrscheinlich dein Selbstbild überprüfen, denn deine Art, dich selbst zu sehen, prägt deine Art des Selbstausdrucks. Dein Selbstbild ist sogar entscheidend für deine Leistungen. Wenn du große Träume hast, aber dein Selbstbild dich daran zweifeln lässt, dass du sie verwirklichen kannst, oder dich glauben lässt, dies nicht wert zu sein, wird dir keine deiner Entscheidungen oder Handlungen dabei helfen, sie wahr werden zu lassen.

ENTWICKLE DEIN SELBSTBILD

Dein Selbstausdruck ermöglicht es dir, dein im Unterbewusstsein angesiedeltes Selbstbild auf deine äußere Realität zu projizieren. Er spielt eine Schlüsselrolle dabei, wie andere dich wahrnehmen und mit dir interagieren. Die Art, wie du dich gibst, sagt etwas darüber aus, wer du in diesem Moment bist.

Dein Selbstbild kann positiv und stärkend sein und dir Selbstvertrauen und ein starkes Gefühl der Selbstwertschätzung geben. Es kann aber auch negativ und schwächend sein und dich mit Selbstzweifeln und Unsicherheit erfüllen.

Das Problem ist: Wenn du dich nicht bewusst bemüht hast, dein Selbstbild zu erschaffen, dann ist all das, was erschaffen und geformt wurde, als du noch ein kleines Kind warst, seitdem auf Autopilot gelaufen. Die gute Nachricht ist: Du kannst dein Selbstbild jederzeit korrigieren und feinabstimmen. Ich habe das oft in meinem Leben getan, manchmal sogar, ohne es zu bemerken. Noch heute Morgen habe ich mir, bevor ich mit dem Schreiben begann, eine halbe Stunde Zeit genommen, an meinem Selbstbild zu arbeiten. Du entwickelst dich in direktem Verhältnis zu dem Bild, das du von dir hast.

So wie du (wie in Kapitel 6 besprochen) ein ideales Zuhause haben kannst, kannst du, abhängig davon, wohin du willst oder wer du sein möchtest, ein ideales Selbstbild haben. Ich nenne dies dein *erweitertes Selbst*, mit dem wir uns in Kapitel 11 eingehender beschäftigen werden. Fürs Erste ist es wichtig, dass du dir deines derzeitigen Selbstbilds bewusst wirst. Denn sobald du ehrlich feststellst, wo du stehst, dich sicher genug fühlst, dich selbst zum Ausdruck bringen zu können, und dir deines inneren Zustands bewusst wirst, wird sich alles andere ergeben, weil du dich selbst aus deiner Komfortzone heraus zum Ausdruck bringst.

Wenn wir mit unserer Komfortzone vertraut werden und sie bewusst weiterentwickeln, wählen und formen wir gezielt, wer wir in der Welt sein möchten. Wenn wir dann in diesem bewusst weiterentwickelten, sicheren Raum leben, erteilen wir uns selbst die Erlaubnis, die Person zu sein, die wir von Natur aus sind.

Die Person, als die du dich zeigst, ist letztlich diejenige, die du im Spiegel siehst. Deine Entscheidungen und dein Handeln werden nie über das Bild hinausgehen, das du von dir selbst hast. Überdies steht einer Verbesserung deines Selbstbilds nichts im Wege.

Es gibt eine Übung, die ich gern mache, wenn mein Selbstbild beschädigt ist und es mir schwerfällt, mich als das wunderschöne starke Wesen zu sehen, das ich bin. Ich dusche lange und visualisiere dabei, dass alle negativen Gedanken und Gefühle meinen Körper verlassen und geradewegs im Abfluss verschwinden. Wenn ich dann fertig bin, stelle ich mich vor den Spiegel und sage zu meinem Spiegelbild: »Ich liebe dich.« Ich höre nicht auf, es zu sagen, und erweitere diesen Satz, indem ich auf Dinge hinweise, die ich an mir liebe. »Ich liebe meine Arme.« »Ich liebe es, wie mein Gesicht aussieht.« »Ich liebe die Farbe meiner Haare und ihre weiche Struktur.« »Ich liebe meine Widerstandsfähigkeit.« »Ich liebe es, dass ich nicht aufgegeben habe und weitermache.« »Ich liebe es, wie freundlich ich bin.« »Ich liebe diese Sommersprosse.« Ich mache weiter, bis mich ein tiefes Gefühl der Erleichterung erfüllt und ich mich nicht länger als klein und schwach empfinde. Die fünf Minuten, die ich auf diese Weise vor dem Spiegel verbringe, reichen, um mein Selbstbild zu verändern und damit auch meine Entscheidungen und mein Handeln für den Rest des Tages.

ENTSCHEIDUNGEN + HANDELN

Jede Entscheidung, die du triffst, stellt eine Möglichkeit dar, eine Idee zu testen, deiner Kreativität Ausdruck zu verleihen und deine Vorlieben zu präzisieren. Wenn du ein positives Selbstbild kultivierst, dann fühlst du dich wohl dabei, dich ungeachtet der Situation so zu zeigen, wie du bist. Du bringst dich selbst ganz zum Ausdruck, bist authentisch. Authentizität wird innerhalb deiner Komfortzone gefördert und zeigt sich durch deine in Handeln umgesetzten Entscheidungen.

Ich benutze bewusst das Wort *Entscheidungen*, weil ich möchte, dass du weißt, dass *du* die Macht hast zu entscheiden, wie du dich der Welt zeigst. Die Art, wie du dich selbst zum Ausdruck bringst, hat nichts mit deiner Situation, deinen Beziehungen oder den Entscheidungen anderer Menschen zu tun. Sie ist etwas, worüber du die vollständige Kontrolle hast. Egal, was in deinem Leben los ist, du kannst dich entscheiden, dich den Gegebenheiten deines Lebens auf eine Weise zu stellen, die ein Ausdruck deiner selbst ist, indem du auf eine Weise handelst, die sich richtig und angemessen anfühlt.

Du beschließt zum Beispiel, dass Lila die perfekte Akzentfarbe für dein Zimmer ist, merkst dann aber, nachdem du eine ganze Wand damit gestrichen hast, dass dir diese Farbe überhaupt nicht gefällt. Vielleicht war das Lila, das du gewählt hast, zu dunkel, und du versuchst, deine Entscheidung zu verbessern, indem du die Farbe aufhellst. Möglicherweise fühlt sich die lila Wand aber auch einfach falsch an, und du entscheidest dich für eine ganz andere Farbe. Auf diese Weise wird der Selbstausdruck zu einem Forschungsspielplatz, auf dem du mit deinen Ideen und Vorlieben herumexperimentieren und sie verfeinern kannst. Diese Art der Erforschung und der Verfeinerung des Selbstausdrucks findet auch auf der nichtphysischen Ebene statt.

Wenn du zum Beispiel ein Buch schreiben möchtest, setzt du dich vielleicht mit verschiedenen Formen des Schreibens auseinander und wirst mit Schriftstellern und Büchern vertraut, die mit deiner Vorstellung von deinem Buch im Einklang stehen. Eine meiner Freundinnen hat sich im Alter von fünfundvierzig Jahren zu einem Poetry-Kurs angemeldet und zu ihrer eigenen Überraschung entdeckt, dass sie es liebt, Gedichte zu schreiben und vorzutragen. Es ist nie zu spät, neue Wege zu finden, dich selbst zum Ausdruck zu bringen – zu sein, was zu sein dir bestimmt ist.

Wenn du dich sicher genug fühlst, den Selbstausdruck dazu zu nutzen, mit deinen persönlichen Vorlieben zu experimentieren und sie zu präzisieren, wirst du schnell erkennen, dass deine Vorlieben ständig im Wandel begriffen sind. Wir stehen nie still. In unserem Leben gibt es ständig ein Mehr. Worin dieses Mehr besteht, hängt davon ab, wie bewusst wir unsere Entscheidungen treffen, handeln und uns selbst zum Ausdruck bringen.

Wenn du nicht bewusst Entscheidungen triffst und danach handelst, verfällst du automatisch in Passivität oder Reaktivität. Du reagierst voller Abwehr auf die Welt und neigst zu Gedanken, Entscheidungen, Beziehungen und Aktionen, die dich niederdrücken.

Du hältst dich selbst davon ab, dich bewusst zum Ausdruck zu bringen, indem du dich zwanghaft mit Gedanken und Aktivitäten beschäftigst, die dir deine Energie rauben.

Wenn du hingegen ehrlich in Bezug auf dein Selbstbild bist und bewusst entscheidest und handelst, kannst du dein Selbstbild behutsam dazu bringen, dein wahres Selbst zu unterstützen, das heißt den Menschen, der du bist, wenn du dich wohlfühlst und mit dir im Reinen und zuversichtlich bist. Du fängst an, gegen das Gefühl, nicht zu genügen, anzugehen, ja, es sogar auszuschalten, und als Folge wird dein Selbstausdruck authentischer und steht mehr im Einklang mit deinen tiefsten Werten und Wünschen.

Beachte bitte, dass diese Art zu leben nicht heißt, dass wir anderen unsere eigenen Werte aufzwingen oder versuchen, ihr Handeln zu kontrollieren. Tatsächlich trifft das Gegenteil zu. Wir versuchen, die Welt außerhalb von uns zu kontrollieren, wenn wir unsicher und nicht selbstbewusst genug sind. Sind wir ganz wir selbst, haben wir kein Problem damit, wenn andere ganz sie selbst sind, selbst wenn wir ihren Entscheidungen nicht zustimmen.

Wenn du dich entscheidest, die meiste Zeit in deiner Komfortzone zu verbringen, gibst du dir selbst die Erlaubnis, mit deinen Vorlieben zu spielen, sie zum Ausdruck zu bringen, mit ihnen zu experimentieren und sie zu präzisieren, und erschaffst dir ein Leben, das dem Leben, das du dir wünschst, immer näher kommt. Und du erlaubst es anderen, das Gleiche zu tun.

Es ist wichtig festzuhalten, dass das Leben in der Komfortzone nicht bedeutet, dass du dich nie aus ihr herauswagst. Schließlich verbringst du nicht 100 Prozent deiner Zeit in deinem Zuhause, egal, wie gern du dort bist.

Wir sind Menschen. Wir wollen mehr vom Leben, und manchmal überschätzen wir unsere Fähigkeiten und Ressourcen. Wir machen Fehler, fallen und scheitern, und all das ist in Ordnung. Auch wenn das Ziel darin besteht, so lange wie möglich in unserer Komfortzone zu bleiben, ist das nicht immer realistisch. Doch es ist sehr

Wenn wir mit unserer Komfortzone vertraut werden und sie bewusst weiterentwickeln, wählen und formen wir gezielt, wer wir in der Welt sein möchten. Wenn wir dann in diesem bewusst weiterentwickelten, sicheren Raum leben, erteilen wir uns selbst die Erlaubnis, die Person zu sein, die wir von Natur aus sind.

erleichternd zu wissen, dass du jederzeit in deine Komfortzone zurückkehren kannst, wenn du sie verlassen hast.

Im Unterschied zu deinem physischen Zuhause kannst du deine Komfortzone überallhin mitnehmen, weil sie tief in deiner Identität verwurzelt ist. Du kannst an hundert Reklametafeln vorbeifahren, dir in einem fort Werbesendungen anhören und ein Dutzend Leute darüber sprechen hören, wovor sie Angst haben, wirst aber nicht verunsichert werden, wenn du in deiner Komfortzone verwurzelt bist. Du bleibst in deiner Kraft und kümmerst dich um deine eigenen Vorlieben.

Der Einfluss deines Selbstausdrucks lässt sich leicht in deinem physischen Zuhause erkennen. Wenn du ein Zimmer ganz bewusst deinen Vorlieben entsprechend möblierst, wirst du viel mehr Freude an diesem Zimmer haben, als wenn du es wahllos mit Gegenständen füllst, an die du durch Zufall oder weil jemand sie abgegeben hat, gekommen bist. Wenn du, statt dein Zuhause sauber zu halten, täglich vier Stunden lang fernsehen würdest, würde dort schnell große Unordnung herrschen. Würdest du dich jedes Mal, wenn du eigentlich eine Wand streichen oder nach einem Schrank suchen willst, der dir gefällt, stattdessen betrinken und Unordnung schaffen, würden deine Wände nicht gestrichen werden und kein neuer Schrank eintreffen.

Manchmal fallen die Entscheidungen, über die du dich selbst zum Ausdruck bringst, nicht so eindeutig aus. Dann kann es helfen, wenn du Tagebuch führst und dich hin und wieder selbst reflektierst, um dadurch mehr Klarheit und Einsicht zu gewinnen. Ich möchte dich bitten, deine Entscheidungen und dein Handeln mit einem hohen Maß an Ehrlichkeit, Verletzlichkeit und Neugier zu überprüfen. In Kapitel 12 werde ich dir ein Tool vorstellen, mit dessen Hilfe du deine Identität neu fassen und damit deine Entscheidungen und dein Handeln ändern kannst, um dich der Welt als die Person zeigen zu können, die du sein möchtest. Im Moment ist deine Bewusstheit jedoch das größte Geschenk, das du dir machen kannst.

Komfortzonen-Übung Nr. 5: Selbstausdruck

Trage deine Antworten auf die folgenden Fragen in dein Tagebuch ein. Beantworte diese Fragen so detailliert wie möglich.

1. Wer bin ich? Was macht mich zu der Person, die ich bin – das Gute und das Schlechte?
2. Was liebe ich an mir? Was lieben andere an mir? Kreise die sich überschneidenden Merkmale ein.
3. Welche Überzeugungen und Werte sind für mich die wichtigsten? Spiegelt meine Art zu leben dies wider?
4. Wofür brenne ich am meisten? Wie oft räume ich dieser Sache Priorität ein?
5. Welchen Aktivitäten widme ich mich derzeit, um mich selbst zum Ausdruck zu bringen? Welche, wenn überhaupt, würde ich gern ändern? Welchen würde ich zusätzlich gern nachgehen?
6. Habe ich irgendwelche Überzeugungen oder Gewohnheiten, die im Gegensatz zueinander oder zu meinem Selbstbild stehen? Wenn ja, um welche handelt es sich, und was kann ich tun, um das zu ändern?

Was du erreicht hast

Großartig, du hast Kapitel 8 abgeschlossen! Ich hoffe, dass dir inzwischen völlig klar ist, dass dein Selbstausdruck in engem Zusammenhang mit deinem Selbstbild steht – also mit der Frage, wie du dich selbst siehst und was du in deinem Leben für möglich hältst. Wenn du innerhalb deiner Komfortzone lebst, bist du imstande zu sehen, wie einzigartig, schön und stark du bist und kannst dich selbst mit stillem Selbstvertrauen zum Ausdruck bringen, ohne andere kontrollieren oder dominieren zu müssen.

Im nächsten Kapitel werden wir uns der dritten und letzten Ebene der SEE-Pyramide widmen: Freude. Das Leben ist da, um genossen zu werden. In gewisser Weise ist Freude dein Geburtsrecht. Zu lernen, wie du das Leben, das dir gegeben wurde, genießen kannst, ist entscheidend dafür, dir ein segensreiches Leben zu erschaffen.

Wir stehen nie still. In unserem Leben gibt es ständig ein Mehr. Worin dieses Mehr besteht, hängt davon ab, wie bewusst wir unsere Entscheidungen treffen, handeln und uns selbst zum Ausdruck bringen.

Kapitel 9

FREUDE: NUTZE DIE KRAFT DER POSITIVITÄT

Die ultimative Herausforderung im Leben ist nicht die, dir ein Leben zu erschaffen, das du genießen kannst, sondern vielmehr zu lernen, das Leben zu genießen, das du hast. Wenn du das lernst, geschieht etwas sehr Magisches. Die Freude an deinem derzeitigen Leben lockt mehr Menschen, Ereignisse, Beziehungen und Momente, die du genießt, in es hinein. Und während du dies tust, erhältst du noch mehr Dinge, die dir Freude bereiten. Ich habe immer noch Ehrfurcht vor dieser positiven Feedbackschleife des Vergnügens, die in unserem Leben entsteht, wenn wir beginnen, der Freude Priorität einzuräumen.

Eine Freundin meinte einmal, sie wünsche sich, ihr Leben sei so gesegnet wie meines.

»Mein Leben ist gesegnet, weil ich es genieße«, sagte ich.

»Aber du hast ja auch viele Dinge, die du genießen kannst!«, rief sie aus.

»Ich habe Dinge, die ich genießen kann«, erwiderte ich, »weil ich alles genieße, was ich habe.«

Sie lächelte. Ihr Gesichtsausdruck verriet mir, dass sie an eine Zeit zurückdachte, in der sie die Version von mir kannte, die zu kämpfen hatte.

Die Menschen erkennen oft nicht, dass positive emotionale Schleifen in unserem Leben dadurch entstehen, dass wir bereit sind, das zu feiern und zu genießen, was wir haben, egal, wie groß oder klein es ist. Selbsterweiterung erfolgt durch Gefühle der Freude und Dankbarkeit.

In diesem Kapitel wirst du lernen, bewusst Freude zu erzeugen, damit du ihre Vorteile in deinem Leben genießen kannst.

Schau dir noch einmal die SEE-Pyramide an. Sobald du dir deines Selbstausdrucks bewusst bist und weißt, wie dessen Beziehung zu deinem Selbstbild deine Entscheidungen und dein Handeln beeinflusst, begibst du dich auf ganz natürliche Weise auf die dritte Ebene dieser Pyramide: Freude.

Während du die SEE-Pyramide hinaufsteigst, wirst du auf authentischere, kompromisslosere Weise du selbst. Du beginnst, auf

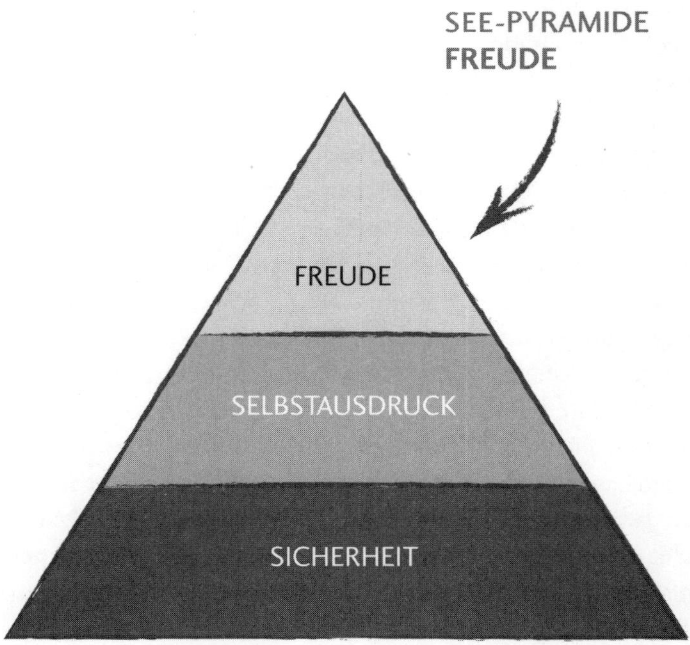

eine Weise zu leben, die sich natürlich und angenehm anfühlt. Du erschaffst dir ein Leben, das dir Freude und Erfüllung bringt.

Freude ist das ultimative Ziel im Leben. Was immer wir im Leben wollen, wollen wir, weil wir glauben, dass es uns glücklich machen wird. Was immer wir tun, tun wir, weil wir hoffen, dass es uns eines Tages Freude bringen wird. Leider führen viele unserer Aktionen und Leistungen nicht dazu, dass wir glücklich werden. Wir jagen stets der Freude hinterher und finden sie nur selten.

Das Leben ist dazu da, genossen zu werden, doch dies ist sehr schwierig (ja, sogar unmöglich), wenn du unsicher, ängstlich oder gestresst bist. Es wird viel leichter, das Leben zu genießen, wenn es ein wahres Abbild dessen ist, wer du bist. Ich hoffe, dass du dich, während du dieses Buch liest, bereits wohler in deiner Haut fühlst und fähig bist, dich authentischer zum Ausdruck zu bringen, denn dein authentischer Selbstausdruck und deine innere Sicherheit ermöglichen es dir, dein Leben zu genießen, wohin auch immer du gehen magst.

Wenn du dir bewusst deine Komfortzone erschaffst und sie pflegst, können Freude und Positivität Teil deiner Lebenserfahrung werden, egal, wie deine physische Realität aussieht.

Positivität, Hoffnung und Optimismus gedeihen innerhalb deiner Komfortzone, denn wenn du dich sicher und ruhig fühlst, gewinnst du Zugang zu einem inneren Seinszustand, in dem du Liebe, Dankbarkeit, Freude, Frieden, Begeisterung und Glück empfinden kannst. Ich spreche vom wahren Glück und der wahren Zufriedenheit, die du nicht dadurch erlangst, dass du mehr Dinge erwirbst oder deine Lebenssituation verbesserst, sondern dadurch, dass du das viele Gute wahrnimmst, das es in deinem Leben gibt. Genieße den gegenwärtigen Moment, das Hier und Jetzt. Dieser erhabene Daseinszustand ermöglicht es dir, mit Leichtigkeit deine Komfortzone zu erweitern und die gesamte Reise zu genießen. Wie ein nie endender Urlaub fühlt sich deine tägliche Realität im Allgemeinen gut an, weil du mit deinen bewussten Entscheidungen deine Vorlieben und Bedürfnisse würdigst.

Jede Entscheidung, die du im Leben triffst, ist eine Chance, dir ein inneres Zuhause zu schaffen, das es dir ermöglicht, Freude zu erzeugen und zu kultivieren.

Freude ist der positive Zustand, den du erlebst, wenn du auf eine Weise denkst und handelst, die dem Erreichen deiner Ziele und der Befriedigung deiner Wünsche und Bedürfnisse dient. Wenn dein Bedürfnis nach Vergnügen, Sinnhaftigkeit, Sicherheit, Liebe oder Zugehörigkeit erfüllt wird, stellt Freude den Lohn dieser Erfüllung dar.

Studien zeigen, dass Freude und Wohlbefinden eng miteinander verbunden sind. Wenn du Freude in deinem Leben kultivierst, verbesserst du deine Lebensqualität und verlängerst deine Lebenszeit.

Die Qualität der Freude, die du erlebst, hängt unmittelbar davon ab, wie sehr du der Positivität in deinem Alltag Vorrang einräumst. Positivität ist ein Tor zu deiner Komfortzone. Wenn du die Kraft der Positivität aktivierst, beförderst du dich in deine Komfortzone. Deine Art zu fühlen ändert sich. Deine Art, mit dir selbst und anderen zu sprechen, ändert sich. Deine Art zu handeln ändert sich, da du dich von nährenden und erbaulichen Aktivitäten angezogen fühlst, die dir Freude bringen.

DIE ELEMENTE DER FREUDE

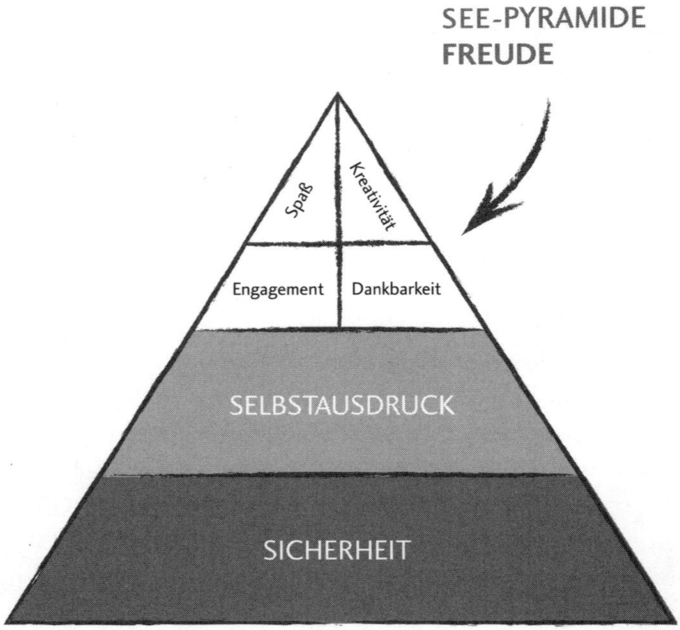

Wir haben darüber gesprochen, dass Freude an der Spitze der SEE-Pyramide steht und von den darunterliegenden Ebenen gestützt wird. Die Abbildung oben zeigt, dass ich Freude in vier wichtige Elemente unterteilt habe: Spaß, Engagement, Dankbarkeit und Kreativität.

Ich würde gern ein paar praktische Tools mit dir teilen sowie Übungen, die mir – weil ich sie regelmäßig durchgeführt habe – dabei geholfen haben, diese Elemente der Freude in meinem Leben zu verstärken. Die Übungen werden dir helfen, bewusst die Freude anzuzapfen, die dein Geburtsrecht ist, damit du dich immer erfüllter und kreativer fühlen und dich immer mehr in dein Leben verlieben kannst. Wähle die aus, die im Moment bei dir Widerhall finden, und kehre wenn nötig zu diesem Kapitel zurück.

Freude + Spaß

Eine der schnellsten und leichtesten Möglichkeiten, in deine Komfortzone zurückzufinden, ist, etwas zu tun, was dir Spaß macht.

Spaß wird in unserer überambitionierten, stresserfüllten modernen Gesellschaft unterschätzt. Viele Menschen idolisieren harte Arbeit und assoziieren Spaßhaben mit Kindischsein, eine Einstellung, von der eine Redewendung zeugt wie: »Work hard, play hard« (hart arbeiten, hart feiern), in der der Begriff *»play«* mit Spaß und Feiern, vielleicht sogar mit unverantwortlichem Verhalten assoziiert wird und der Begriff *Arbeit* auf unsere Verantwortlichkeiten als Erwachsene hinweist. Diese Assoziation verwirrt mich oft. Sollte sie zutreffen, nun, dann betrachte mich als erwachsenes Kind.

Spaßhaben gehört zum Menschlichsten, was wir tun können. Spaß, Lachen, Begeisterung, Wertschätzung, Freude – sie liegen oft dicht beieinander. Wenn wir zu einem von ihnen Zugang finden, erhalten wir auch Zugang zu den anderen.

Und doch gehen die meisten Menschen durch den Tag, ohne sich je zu fragen, was ihnen Spaß machen würde. Es ist fast so, als würde man wichtigere Dinge aufschieben, oder als wäre man unverantwortlich, wenn man innehält und sich die Zeit nimmt, Spaß zu haben. Wir verbringen eventuell Wochen oder Monate ohne eine einzige Aktivität, die uns Spaß macht. Im schlimmsten Fall denken wir vielleicht, dass wir leistungsfähige Erwachsene sind, wenn wir keinen Spaß haben, als wäre eine der Voraussetzungen für das »Erwachsenwerden« die, eine langweilige, humorlose Version unserer selbst zu werden.

Versuch nun, dir selbst folgende Frage zu stellen: Was kann ich heute tun, das mir Spaß machen würde?

Beachte, dass du nichts in deinem Leben ändern musst, um diese Frage beantworten zu können. Etwas auszuwählen, das Spaß machen würde, sprengt nicht den Rahmen deines Lebens (und sollte ihn auch nicht sprengen). Selbst wenn dein Tag mit Arbeitsbesprechungen und Deadlines gefüllt ist, kannst du ein wenig Spaß haben. Wenn ich mich bei der Arbeit oder beim Schreiben »festgefahren« fühle, lege ich bewusst eine Pause ein und tue etwas, was mir Spaß macht. Ich gehe dann zum Beispiel mit meinen Kindern auf den Spielplatz und laufe mit ihnen herum, bastele oder sehe mir ein lustiges Video an. Wenn ich dann wieder an meinen Schreibtisch zurückkehre, fühle ich mich erfrischt und energiegeladen und bin infolgedessen viel produktiver.

Wenn du erkennst, dass Spaß haben eine Haltung ist und dass du selbst an deinen anstrengendsten Tagen Spaß haben kannst, wirst du dein Leben mehr genießen. Nichts muss sich ändern, damit diese Freude in deinem Leben Einzug halten kann. Denn nicht die Außenwelt erzeugt deine Freude, sondern deine Art, mit dieser Welt zu interagieren.

Komfortzonenübung Nr. 6: Freude + Spaß

Schnapp dir einen Stift und Papier, und nimm dir ein paar Minuten Zeit, die folgenden Fragen zu beantworten. Diese Übung wird dir helfen, mit deinen Vorlieben und mit dem, was für dich Spaß bedeutet, vertrauter zu werden. Bist du dir über deine Vorlieben im Klaren, dann schau, ob du eine oder mehrere in deinen Tag einstreuen kannst, um mehr Spaß in deinem Leben zu haben.

- Was kann ich heute tun, das mir Spaß machen würde?

- Was mache ich gern täglich?
- Welcher ist der vergnüglichste Teil meines Tages?
- Welche Lebensmittel bereiten mir Freude, ohne dass ich Schuldgefühle habe?
- Wann war ich das letzte Mal richtig begeistert? Was hat mich so begeistert?
- Wenn ich alles tun könnte, was ich wollte, und damit erfolgreich wäre, was würde ich dann tun? Würde ich diese Arbeit als Spaß betrachten?
- Was fällt mir leicht?
- Welche Aktivitäten fühlen sich natürlich und intuitiv an?
- Welche Art von Gedanken geht mir im Lauf des Tages am häufigsten durch den Kopf? Welches Gefühl vermitteln mir diese Gedanken?
- Was begeistert mich im Moment?

Zusätzlich: Stell dir eine Woche lang nach dem Aufwachen diese Frage: ***Was kann ich heute tun, das mir Spaß macht?*** Tu dies dann unbedingt irgendwann im Lauf des Tages!

Freude + Engagement

Studien zeigen, dass wir eine Aktivität mehr genießen, wenn wir ganz in ihr aufgehen. Denn wenn wir Aktivitäten nachgehen, die all unsere Aufmerksamkeit erfordern, sind wir wirklich präsent. Eine Athletin, die mitten in einem Wettkampf steckt, kann nicht an eine Unterhaltung denken, die sie am Tag zuvor geführt hat, oder an das, was bei einem zukünftigen Meeting passieren könnte. Ein Pianist, der sich mitten in einer Aufführung befindet, kann nicht daran denken, was er später am Abend zum Essen zubereiten wird. Wenn die Athletin oder der Pianist es sich aus irgendeinem Grund *doch* erlauben, sich mit der Vergangenheit oder der Zukunft zu beschäftigen, beeinträchtigt dies ihr Erlebnis und möglicherweise auch das Ergebnis ihrer Bemühungen. Alles, was du tust, wird schwierig und wimmelt von vermeidbaren Fehlern, wenn du nicht präsent und engagiert bist.

Menschen sagen oft, sie seien *in ihrem Element*, wenn sie davon sprechen, dass sie in dem, was sie tun, vollständig aufgehen. Tatsächlich geht jemand, der in seinem Element ist, so sehr in seiner Arbeit auf, dass die Außenwelt völlig verschwindet. Wenn ich »in meinem Element« höre, weiß ich, dass es sich um die ultimative Erfahrung handelt, sich in der Komfortzone zu befinden.

Die Aktivitäten, die ich in meinem Leben am meisten genieße, sind diejenigen, in die ich mich voll und ganz vertiefe. Mit meinen Kindern Verstecken spielen, tanzen, während ich koche, am Strand joggen, dieses Buch schreiben, meinen Treadmill Desk benutzen, mit meinem Hund Fangen spielen, in den Bergen wandern, mich am Ende des Tages von meinem Mann massieren lassen – wenn ich mit diesen Aktivitäten beschäftigt bin, bin ich ganz präsent. Ich bin engagiert. Ich will nirgendwo anders sein, will nichts anderes tun. Und so ertappe ich mich oft dabei, dass ich diese Momente *auskoste*. Wenn wir etwas auskosten, verstärken wir die positive Erfahrung und genießen den gegenwärtigen Moment noch intensiver. Damit verbessern wir die Qualität unseres Lebens.

Die folgende Übung wird dir helfen, häufiger ganz präsent zu sein, damit du besser in den Aktivitäten aufgehen kannst, die dir Freude bereiten, und so einen leichteren Zugang zu deiner Komfortzone hast. Selbst die banalsten Aktivitäten werden zutiefst transformativ, wenn du bei ihrer Ausführung ganz präsent und engagiert bist.

Komfortzonenübung Nr. 7: Freude + Engagement

Leg dir ein Freuden-Glas zu. Schreibe jedes Mal, wenn du etwas tust, was dir Freude bereitet, auf einen kleinen Zettel, worin die Aktivität bestand und wie sie sich angefühlt hat. Falte den Zettel dann und wirf ihn in dieses Glas. Nimm hin und wieder wahllos einen Zettel aus dem Glas und erinnere dich an die positive Erfahrung, die du während dieser Aktivität hattest. Schau, ob du die Gefühle der Dankbarkeit, Begeisterung, Freude, Inspiration, Zufriedenheit usw., die du damals empfunden hast, zurückholen kannst.

Dir die Zettel in deinem Freuden-Glas anzusehen kann eine unterhaltsame Art sein, dich zurück in deine Komfortzone zu ziehen, wann immer du das Gefühl hast, dass du dabei bist, in deine Selbstzufriedenheits- oder deine Überlebenszone zu gleiten.

Freude + Dankbarkeit

So wie das Auskosten schöner Momente spielt auch die Dankbarkeit eine wichtige Rolle, wenn es darum geht, das Gefühl der Freude anzuzapfen und zu verstärken. Wenn du feststellst, was für dich funktioniert, und dafür Dankbarkeit zeigst, beginnst du, dein Gehirn neu zu verdrahten, um mehr Freude in dein Leben zu lassen. Tatsächlich gehört Dankbarkeit zu den schnellsten Möglichkeiten, in deine Komfortzone zu gelangen. Für mich ist sie oft die erste Wahl. Bist du dann in deiner Komfortzone, kannst du deinen Aufenthalt dort intensivieren und verlängern, indem du ihn auskostest.

Wenn ich »in meinem Element« höre, weiß ich, dass es sich um die ultimative Erfahrung handelt, sich in der Komfortzone zu befinden.

Dankbarkeit ist eine Haltung. Sie erfordert die Bereitschaft, die Welt zu betrachten und das Gute und Positive zu erkennen. Wie alles andere, was du tust, lässt sich auch Dankbarkeit trainieren. Je öfter dir etwas auffällt, was du wertschätzen kannst, desto mehr wirst du finden, was du wertschätzen kannst. Es ist eine positive Feedbackschleife, die sich verstärkt, wenn du besser darin wirst, Zugang zu Gefühlen wie Hoffnung, Offenheit, Verbundenheit, Sicherheit und Liebe zu erlangen, die oft mit Dankbarkeit verbunden sind.

Wenn du es nicht gewohnt bist, Dankbarkeit für das zu empfinden, was in deinem Leben funktioniert, oder schlimmer noch, wenn du es gewohnt bist, dich auf die Dinge zu fixieren, die nicht funktionieren, und endlos über sie zu sprechen, hast du vielleicht Schwierigkeiten, auch nur eine Sache zu finden, die du wertschätzen kannst. Sollte dies bei dir der Fall sein: Ich kenne und verstehe das. Ich kann dir auch voller Überzeugung sagen, dass du dich anstrengen *musst*, um Dankbarkeit in dein Leben zu bringen. Für mich zählt Dankbarkeit zu den tragenden Säulen meiner Transformation. Immer wieder hat sich Dankbarkeit als der leichteste und effektivste Zugang zu meiner Komfortzone erwiesen, und sie ist der Hauptgrund dafür, warum die Kraft der Positivität so viele Menschen berührt hat.

Ein wahrhaft erweitertes Leben ist eines voller Segnungen. Wenn du dir jemanden ansiehst, der wirklich glücklich ist, wirst du feststellen, dass er nicht mehr Glück hat als du. Er hat es nur bewusst und konsequent gelernt, sich auf das Gute zu fokussieren. Je mehr sich jemand auf das fokussiert, was für ihn funktioniert, desto mehr entwickeln sich die Dinge zu seinem Vorteil. Ein Leben voller Segnungen kann nur jemand haben, der fähig ist, Dankbarkeit im Herzen zu tragen, wohin auch immer er oder sie gehen mag.

Die Wahrheit ist, dass du von Segnungen umgeben bist. Wohin du auch schaust, wohin du auch gehst, überall blühen Wunder, die darauf warten, bemerkt und in dein Leben gelassen zu werden. Der leichteste Weg, Zugang zu diesen Segnungen, Wundern und positiven Ergebnissen zu erhalten, die bereits dir gehören, ist der, es zu lernen, sie wahrzunehmen.

Komfortzonenübung Nr. 8: Freude + Dankbarkeit

Schreibe jeden Morgen und jeden Abend eine Sache auf, für die du dankbar bist. Frage dich dann: *Was daran erfüllt mich mit Dankbarkeit?*, und halte dann zwei spezifische Dinge fest, die du an dieser Sache wertschätzt.

Du könntest zum Beispiel schreiben: Ich bin dankbar für das heutige Wetter.

Und dann: Warum erfüllt mich das Wetter mit Dankbarkeit? Ich bin dankbar, dass es nicht zu warm und nicht zu kalt ist, was bedeutet, dass ich joggen gehen kann. Ich bin dankbar, dass es ein bisschen bewölkt ist, sodass ich großartige Fotos von den Blumen in meinem Garten machen kann.

Freude + Kreativität

Wenn du dich sicher fühlst, dich selbst zum Ausdruck zu bringen, und Freude an dem hast, was du aus deiner Komfortzone heraus tust, hast du leichten und schnellen Zugang zur tiefsten Ebene deiner Kreativität.

Du hast Ideen, auf die du vorher nicht gekommen bist, löst leichter Probleme und bringst Dinge hervor, die dir ein gutes Gefühl vermitteln.

Sich kreativ zu betätigen kann auch ein Tor zum gegenwärtigen Moment, zu Freude und zu deiner Komfortzone sein.

Vor einigen Jahren fühlte sich eine Freundin von mir durch ihr Leben zutiefst entmutigt und verfiel in eine Depression. Sie führte damals ihr eigenes Unternehmen von zu Hause aus, und als sie in ihre Selbstzufriedenheitszone hineinrutschte, entglitten ihr ihre Kunden und ihr Unternehmen. Als ich sie einige Monate später traf, war sie viel besserer Stimmung und erzählte mir, in welch tiefes, dunkles Loch sie gefallen war.

»Wie hast du aus dieser Dunkelheit herausgefunden?«, fragte ich, wobei ich meine Überraschung kaum verbergen konnte.

»Durch Klavierspielen«, erwiderte sie.

Sie hatte sich einige Zeit zuvor ein Klavier gekauft und während eines besonders schwierigen Tages die Idee gehabt, sich das Klavierspielen beizubringen. »Ich hab YouTube-Videos genutzt, um mir einfache Lieder und Tonleitern beizubringen«, erklärte sie. »Ich bin nicht besonders musikalisch und hatte auch nie Musikstunden, sodass ich alles von Grund auf lernen musste.«

Die Sache erwies sich als viel schwieriger, als sie erwartet hatte. Es waren viele Stunden äußerster Konzentration nötig, um auch nur die einfachsten Melodien zu lernen. Sie musste völlig präsent und engagiert sein.

»Schon bald habe ich mehrere Stunden am Tag geübt. Es hat sich so befriedigend angefühlt, wenn ich die richtigen Töne in der richtigen Reihenfolge mit dem richtigen Timing getroffen habe«, erzählte sie. »Ich habe mich so gut gefühlt, wenn ich es geschafft habe, die richtige Melodie zu spielen.« Ohne auch nur zu realisieren, was geschah, half dieser einfache kreative Akt meiner Freundin, nach und nach aus ihrer Depression herauszukommen. Sie begann, sich am Ende eines ansonsten leeren Tages besser zu fühlen, ja, sogar ein Erfolgsgefühl zu empfinden.

Ich habe ähnliche Geschichten von anderen Freundinnen und von der Power-of-Positivity-Community gehört. Eine Freundin zog sich mit Zumba aus ihren dunklen Momenten heraus. Eine andere begann an ebendem Tag, an dem sie ernsthaft erwogen hatte, sich das Leben zu nehmen, ein Buch zu schreiben. Ihr Buch wurde ein Bestseller. Wieder eine andere fing an zu malen, obwohl sie noch nie zuvor gemalt hatte. Die Liste der Beispiele ist endlos. Unsere Seele will zum Ausdruck gebracht werden. Deswegen fühlt es sich so gut und bereichernd an, kreativ zu sein.

Komfortzonen-Übung Nr. 9: Freude + Kreativität

Gibt es irgendetwas Kreatives, das du schon immer tun wolltest, wozu du aber nie gekommen bist? Vielleicht ist es malen, ein Buch schreiben, Schmuck herstellen, Gedichte schreiben, Tanzen lernen, ein Instrument spielen, Möbel bauen usw. Was immer es sein mag: Welche eine Sache kannst du heute tun, die dich einen Schritt näher dahin bringt, deiner Kreativität auf diese Weise Ausdruck zu verleihen?

Wenn du malen möchtest, könntest du die Malutensilien kaufen, wenn du tanzen möchtest, einen Kurs in deiner Nähe oder aber Kurse oder kostenlose Videos online suchen. Willst du Schmuck herstellen, siehst du dich vielleicht nach dem Zubehör um, das du brauchst.

Erstelle eine Liste der Schritte, die erforderlich sind, um das zu tun, was du tun möchtest, und unternimm dann einen dieser Schritte in den nächsten drei Tagen.

Was du erreicht hast

Du bist hier, um das Leben zu genießen. Das ist deine wichtigste Bestimmung. Freude ist dein ultimatives Ziel und der präziseste Maßstab für Erfolg. Wenn du aus deiner Komfortzone heraus lebst, wird Freude zu einem Aspekt, der sich mühelos und beständig in dein Leben integrieren lässt. Deswegen steht Freude an der Spitze der SEE-Pyramide.

Es gibt viele Möglichkeiten, ein Gefühl der Freude in deinem Leben zu kultivieren. Die vier Wege und Übungen, die ich in diesem Kapitel vorgestellt habe, haben mir persönlich selbst an den härtesten Tagen geholfen, in mir ein Gefühl der Freude zu entfachen. Ich hoffe, dass du, wenn du das nächste Mal festgefahren bist, Spaß, Engagement, Dankbarkeit und Kreativität nutzen kannst, um den Weg zurück in deine Komfortzone zu finden.

Die SEE-Pyramide zeigt uns, dass du ganz von selbst anfängst, dich besser zu fühlen, wenn du stets aus einem inneren Gefühl der Sicherheit heraus deine Vorlieben definierst und präzisierst. Und wenn du dich besser fühlst, fühlst du dich auch inspirierter und bist begeisterter und hoffnungsvoller. Du beginnst, dir voller Elan das Leben zu erschaffen, das du dir wirklich wünschst. Selbst mit der Unsicherheit der Außenwelt fühlst du dich dann wohler.

Die SEE-Pyramide hilft uns, unsere Komfortzone zu kultivieren, zu stärken und zu erweitern. Wenn du dich bereits in ihr befindest, hast du wertvolle Einsichten gewonnen, die dir dabei helfen, sie bewusster und beständiger zu nutzen. Doch die Sache wäre unvollständig, würden wir nicht die Beziehung zwischen Komfortzone und Mut untersuchen. Das werden wir im nächsten Kapitel tun.

Dankbarkeit ist eine Haltung. Sie erfordert die Bereitschaft, die Welt zu betrachten und das Gute und Positive zu erkennen. Wie alles andere, was du tust, lässt sich auch Dankbarkeit trainieren. Je öfter dir etwas auffällt, was du wertschätzen kannst, desto mehr wirst du finden, was du wertschätzen kannst.

Kapitel 10

MUT UND WOHLBEHAGEN: EINE EINZIGARTIGE BEZIEHUNG

Wenn du anfängst, ein Leben zu definieren und zu erschaffen, das du liebst, wirst du feststellen, dass dies Ehrlichkeit, Stärke und Verletzlichkeit erfordert. Du musst dich ehrlich prüfen, sowohl was deine Vorlieben angeht als auch den derzeitigen Zustand deines inneren Zuhauses. So wie du ein physisches Durcheinander, das du leugnest oder rechtfertigst, nicht beseitigen kannst, kannst du auch ein nichtphysisches Durcheinander, das du dir nicht eingestehen willst, nicht beseitigen. Bis jetzt hat das Hauptziel unserer Reise für dich darin bestanden, ehrlich in Bezug auf deinen inneren Zustand zu sein und das, was du findest, ohne Urteil, Rechtfertigung oder Scham anzuerkennen.

Schon allein anzuerkennen, wo du stehst, kann lebensverändernd sein. Viele Menschen ändern durch einen Moment der verletzlichen Ehrlichkeit in Bezug auf ihre derzeitige Situation ihr gesamtes Leben.

Wenn du darauf gepolt bist, außerhalb von dir nach Bestätigung zu suchen, kann es Angst machen, nach innen zu schauen und ehrlich im Hinblick auf deine Gedanken, deine Vorlieben, dein Selbstbild, deine Entscheidungen und dein Handeln zu sein. Ich hoffe zwar, dass ich dir einen angenehmeren Weg gezeigt habe, diesen Prozess zu durchlaufen, dennoch mag es sich immer noch so anfühlen, als würdest du dich auf Neuland bewegen – und das ist nicht immer leicht.

Ich verstehe, dass es schwierig werden kann, wenn du mit deinen Gedanken allein gelassen wirst. Wenn du der Realität ins Auge siehst, kann es passieren, dass sich Schamgefühle oder das Gefühl einstellen, wertlos und unliebenswürdig zu sein und nicht zu genügen. Viele Menschen gelangen an diesen Punkt, halten an und kehren um. Doch dahin soll es nicht kommen, wenn du diese Selbsterforschung betreibst und dir deine Komfortzone erschaffst. Ich möchte dir an diesem Scheideweg eine bessere Alternative aufzeigen. Verurteile dich nicht. Lass deine negativen Gefühle wie Besucher kommen und wieder gehen. Denn wenn du es deinen negativen Gedanken und Gefühlen erlaubst, auf Dauer bei dir einzuziehen, wird dein innerer Zustand aus dem Gleichgewicht geraten und du aus deiner Komfortzone gedrängt werden.

In diesem Buch geht es jedoch nicht einfach nur darum, dir die Erlaubnis zu geben, dich wohler zu fühlen. Ich möchte, dass du dich auf die leichteste, sicherste und angenehmste Art so *entfaltest*, wie du es dir in deinen kühnsten Träumen nicht hättest vorstellen können. In den folgenden Kapiteln werde ich dich durch Schritt 2 und 3 des Create-with-Comfort-Prozesses führen und näher darauf eingehen, wie das Agieren aus deiner Komfortzone heraus aussieht. Doch vorher möchte ich noch eine meiner einzigartigen Erkenntnisse mit dir teilen: dass Mut und Wohlbehagen gleichzeitig existieren können und es auch tun.

Ja, du hast richtig gelesen! Die Vorstellung, dass du mutig sein und dennoch in deiner Komfortzone bleiben kannst, mag sich für dich wie ein Hauch frischer Luft anfühlen oder aber Einwände triggern. Wie auch immer: Ich hoffe, dass du aufgeschlossen bleibst, während ich dir meine Gedanken und Erkenntnisse weitergebe.

Lass uns diese einzigartige und wunderbare Beziehung nun genauer in Augenschein nehmen.

DIE KRAFT DES MIT WOHLBEHAGEN GEPAARTEN MUTES

Die Menschen sprechen oft über Wohlbehagen und Mut, als würden diese sich gegenseitig ausschließen. Ich habe sie sagen hören, dass man sich entweder für Mut oder für Wohlbehagen entscheiden muss. Meiner Erfahrung nach besteht zwischen diesen beiden jedoch eine viel interessantere Beziehung. Denn schließlich ist es möglich, voller Wohlbehagen mutig zu handeln.

Ich glaube, dass Wohlbehagen und Mut koexistieren müssen, wenn man sich eine sichere, kreative und angenehme Komfortzone erschaffen und in ihr leben möchte.

In Schritt 1 des Create-with-Comfort-Prozesses bist du aufgefordert worden, Mut zu haben, um einfach *zu sein, wo du bist*. Es erfordert Mut zu definieren, was du magst und was nicht. Es erfordert Mut, dir ein sicheres Umfeld zu schaffen und die Menschen um dich herum über die Grenzen dieses Umfelds zu informieren. Es erfordert Mut, verletzlich und ehrlich zu dir selbst zu sein, um das innere Durcheinander zu beseitigen, das dafür sorgt, dass du in einem Kreislauf der Dysfunktion oder des Schmerzes stecken bleibst. Es erfordert Mut, deinen inneren Zustand zu schützen, indem du dich nicht um Gedanken, Gewohnheiten, Umstände und Menschen scherst, die deine Sicherheit und deinen Seelenfrieden gefährden. Wenn du die Übungen absolviert hast, die ich bisher mit dir geteilt habe, hast du bereits großen Mut gezeigt und entsprechend gehandelt.

Zolle dir selbst Anerkennung dafür, wie mutig du gewesen bist, wie mutig du im Moment bist und wie mutig du noch sein kannst, um das Leben zu leben, das du dir wünschst.

Zolle dir Anerkennung dafür, wie mutig du
gewesen bist, wie mutig du im Moment bist
und wie mutig du noch sein kannst,
um das Leben zu leben, das du dir wünschst.

Es erfordert Mut, sich wohlzufühlen!

Die Abbildung unten zeigt, dass es eine interessante Beziehung zwischen Mut, Wohlbehagen und deiner Komfortzone gibt. Die Komfortzone befindet sich an der Schnittstelle zwischen Mut und Wohlbehagen. Innerhalb der Komfortzone arbeiten diese beiden Triebkräfte zusammen, um ein Umfeld zu erschaffen, das sich angenehm und sicher anfühlt, damit du dich frei zum Ausdruck bringen kannst, während du dein Leben nach deinen eigenen Vorstellungen lebst.

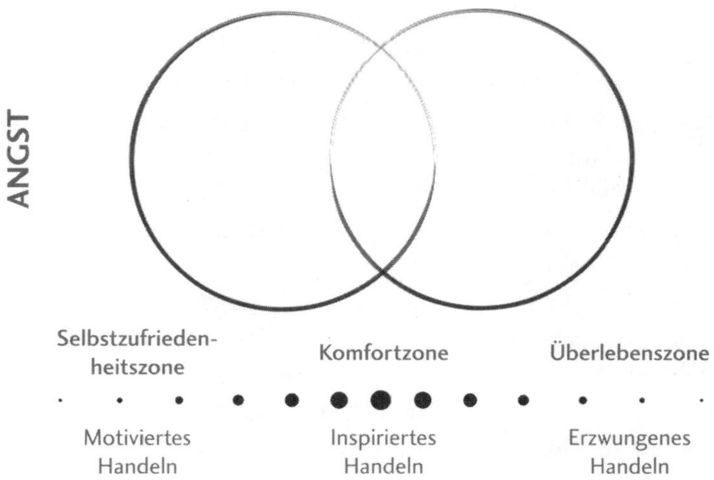

Ohne ein gewisses Maß an Mut ist es nur allzu leicht, der Angst nachzugeben und in Selbstzufriedenheit zu versinken. Das ist der Punkt, an dem du dich mit missbräuchlichen Beziehungen oder einer Sucht abfindest und beginnst, dich in Angst hineinzusteigern, manchmal, bis du vor Angst gelähmt bist. Es ist der Punkt, an dem du es schwierig findest, für dich selbst einzustehen, an dem du verwirrt bist oder das Gefühl hast festzustecken, ohne einen Ausweg zu sehen. Andererseits kann blinder Mut ohne ein Gefühl des Wohlbehagens dich in deine Überlebenszone drängen, in der du dich gestresst, überfordert und erschöpft fühlst. Das Leben als solches erfordert Mut. Kinder sind unsicher auf den Beinen und fallen, bevor sie schließlich laufen lernen. Alles Neue erfordert ein gewisses Maß an Mut: anderen etwas zu zeigen, was du geschaffen hast; Auto zu fahren; sich für einen Fehler zu entschuldigen; Sport zu treiben; ein neues Lebensmittel auszuprobieren; einen Traum zu verfolgen oder eine schwierige Unterhaltung zu führen.

Ohne Mut beharrt man leicht auf seinem Standpunkt und probiert nie etwas Neues aus, lässt man leicht Chancen sausen und scheut vor allem Beängstigendem und Unbekanntem zurück.

In deiner Komfortzone zu sein, bedeutet nicht zu sagen: »Ich werde nie etwas tun, was mir Unbehagen bereitet oder Angst macht.« Wenn du dich in deiner Komfortzone befindest, fühlst du dich sicher genug, das zu tun, was du tun willst, selbst wenn es unangenehme Gefühle hervorruft. Du lässt dich nicht von deinen Zweifeln und deiner Angst unterkriegen. Du bist bereit oder spürst, dass es der nächste logische Schritt ist. Du bist zuversichtlich, dass alles gut werden wird und dass die Tools und die Unterstützung, die du benötigst, auftauchen werden, wenn du sie brauchst.

Praktisch bedeutet das: Du befindest dich in deiner Komfortzone, wenn du *weißt*, dass du eine schwierige Unterhaltung führen kannst, weil du deiner Fähigkeit vertraust, deine Gedanken klar, entschieden und liebevoll zum Ausdruck zu bringen. Du befindest dich in deiner Komfortzone, wenn du ein Unternehmen gründest und darauf vertraust, dass die Erfahrung, etwas Neues zu schaffen und es mit der Welt zu teilen, dich stärker machen wird, egal, was passieren mag. Du befindest dich in deiner Komfortzone, wenn du die Person, die du magst, zu einem Date einlädst und einen

Korb riskierst, weil du darauf vertraust, dass sie, wenn sie die richtige Person für dich ist, das Gleiche dir gegenüber empfinden wird und dass es für dich in Ordnung sein wird, wenn sie dein Gefühl nicht erwidert.

Den meisten Menschen fällt es sehr schwer, dieses Gleichgewicht zu finden. Wenn sie etwas tun sollen, was Mut erfordert, ducken sie sich und ziehen sich zurück. Da sie sich nicht sicher fühlen, vertrauen sie nicht darauf, dass ein positives Ergebnis nicht nur möglich, sondern unausweichlich ist und dass die Sache irgendwie funktionieren wird, selbst wenn nicht alles so läuft wie geplant. Die Folge ist, dass sie in der Selbstzufriedenheitszone verharren, in der es für sie wenig Fortschritt oder Erleichterung gibt.

Es gibt auch Menschen, die jegliches Maß an Wohlbehagen als »Betrug« oder »Faulheit« ansehen. In manchen Fällen empfinden sie Schuld, weil sie sich wohlfühlen. Möglicherweise betrachten sie es sogar als Schwäche, Wohlbehagen zu fördern.

Ich kannte eine Frau, die glaubte, dass ihr Leben ohne Opfer und Leid keinen Sinn habe. Lass sie uns Anna nennen. Obwohl Anna erst Anfang vierzig war, hatte sie bereits den größten Teil ihrer Familie verloren und infolgedessen stark gelitten. Vielleicht waren es diese Verluste, die sie zu dem Schluss kommen ließen, dass ein lohnenswertes Leben hart sein müsse. Je mehr sie litt und je härter ihr Leben war, desto sinnvoller war es ihrer Meinung nach.

Dies war nur eine der destruktiven Überzeugungen, die Anna aufgrund ihres Leids verinnerlicht hatte. Auch andere Dinge, die sie sagte, gewährten Einblicke in ihren inneren Zustand.

»Je mehr ich etwas liebe, desto schmerzvoller wird es sein, wenn es mir weggenommen wird.«

»Niemand wird etwas für mich tun. Ich muss alles selbst tun.«

»Ich muss stark genug sein, alles zu überleben.«

»Ich muss gegen die Welt ankämpfen, weil sie mir alles genommen hat, was ich liebe.«

»Ich darf nie unachtsam sein.«

Als Folge ihrer verinnerlichten Überzeugungen in puncto Leben waren Annas Beziehungen, Freundschaften und sogar Geschäftspartnerschaften ständig angespannt oder standen dauernd kurz vor dem Aus. Das lag oft an ihrem Verhalten. Sie stellte ihre Freunde und Liebhaber permanent auf die Probe, um sicherzugehen, dass sie *ihr* den Vorzug vor anderen Dingen gaben, die ihnen vielleicht wichtig waren. Sie versuchte, das Verhalten anderer durch Ultimaten und Forderungen zu kontrollieren, und fand Gründe, mit fast jedem in ihrem Leben in Konflikt zu geraten. Niemand kam ungeschoren davon: Ihre Nachbarn, die Mitglieder der Hauseigentümergemeinschaft, ihre Freunde, ihre Geschäftspartner, ihr Ehemann – je näher ihr eine Person stand, desto größer war ihr Bedürfnis, deren Verhalten zu kontrollieren oder Konflikte in der Beziehung zu erzeugen.

Annas Unsicherheit und Angst, die zu verlieren, die ihr wichtig waren, manifestierte sich als das Bedürfnis, andere zu kontrollieren. Den Kern all dessen bildete ihr Gefühl der Unsicherheit, das im Gegensatz dazu steht, wie du dich fühlst, wenn du innerhalb deiner Komfortzone lebst.

Infolge der Lehren, die sie aus den erlittenen Verlusten gezogen hatte, wurde die Komfortzone zu Annas Feind und machte es ihr unmöglich, zu dem einzigen sicheren Ort in ihrem Inneren zurückzukehren, an dem sie vielleicht wirklich zur Ruhe gekommen wäre. Mangels eines Gleichgewichts zwischen Wohlbehagen und Lebensmut erschuf sie sich ein Leben, das unstet und durch Schmerz gekennzeichnet war.

Im Gegensatz dazu steht die Geschichte von Sandi, einer Frau, die ihre Tochter, ihren Schwiegersohn und ihre zweijährige Enkelin durch einen Autounfall verlor. Sandi, die wenige Jahre zuvor Witwe geworden war, hatte ebenfalls in diesem Auto gesessen. Ihre Tochter und deren Familie hatten sie gerade vom Flughafen abgeholt, als ihr Auto von einem anderen Wagen seitlich gerammt wurde. Die drei waren die einzigen Familienmitglieder, die Sandi noch geblieben waren, und sie alle wurden ihr von einem Moment auf den anderen genommen.

Doch diese Tragödie beraubte Sandi nicht der Fähigkeit, ein freudvolles und produktives Leben zu führen.

Ich lernte sie rund ein Jahrzehnt nach diesem Unfall kennen. Sie strahlte Energie und Lebensfreude aus. Obwohl sie nicht wieder geheiratet hatte, führte sie ein Leben voller Abenteuer. Sie hatte liebevolle Freundschaften, die sie voller Großzügigkeit und Herzlichkeit pflegte. Sie besuchte Kurse am College vor Ort, arbeitete ehrenamtlich für Wohltätigkeitsorganisationen, lud zu Spielabenden ein und reiste.

In Sandis Haus hingen unzählige Fotos ihres verstorbenen Ehemanns, ihrer Tochter, ihres Schwiegersohns und ihrer Enkeltochter. Als ich sie fragte, ob es ihr nicht zu sehr wehtue, die Fotos anzuschauen, erwiderte sie: »Überhaupt nicht. Meine Tochter und ihre Familie sind bei diesem Unfall gestorben. Aber ich habe überlebt. Ich würde es als sinnlos empfinden, am Leben zu sein, aber nicht wirklich zu leben.«

Sie hatte völlig andere Lehren aus ihren Verlusten gezogen. Ich hörte sie Dinge sagen wie:

»Das Leben ist kostbar und muss genossen werden.«

»Wir ehren diejenigen, die gestorben sind, indem wir unser bestes Leben leben.«

»Diejenigen zu verlieren, die ich am meisten liebe, hat mich gelehrt, jeden Augenblick wertzuschätzen, weil dieser Augenblick alles ist, was wir haben.«

»Ich werde schon bald wieder bei meiner Familie sein. Bis dahin werde ich für sie mit Spaß haben.«

Wie unterschiedlich sich unsere Überzeugungen auf die Qualität unseres Lebens auswirken!

Wir erschaffen unsere Lebenserfahrung anhand der von uns gewählten Gedanken und geformten Überzeugungen. Sandi entschied sich für Gedanken und Überzeugungen, die es ihr ermöglichten, Zeit in ihrer Komfortzone zu verbringen, wo sie sich sicher fühlen konnte, während Annas Gedanken und Überzeugungen sie aus dieser Zone heraushielten und dafür sorgten, dass sie sich ständig von Gefahren und Bedrohungen umgeben fühlte.

Es besteht kein Zweifel daran, dass beide Frauen großen Mut zeigen mussten, um nach dem tragischen Verlust ihrer Familien ein normales Leben führen zu können. Doch ihre Fähigkeit, sich wohl und sicher zu fühlen oder eben nicht, sorgte für äußerst unterschiedliche Lebenserfahrungen.

Ich schreibe dieses Buch in der Hoffnung, dass du mit etwas Übung deinen dir angeborenen Mut bei Bedarf abrufen kannst, um in deiner Komfortzone bleiben zu können.

Was du erreicht hast

Gut gemacht! Du hast Kapitel 10 sowie Schritt 1: Definieren des Create-with-Comfort-Prozesses abgeschlossen. Ich hoffe, die Erforschung der Beziehung zwischen Mut und Wohlbehagen hat dir deutlich gemacht, dass die Tools und Ideen, die ich dir in den letzten zehn Kapiteln vorgestellt habe, dafür sorgen können, dass es sich leicht und richtig anfühlt, mutig zu sein. Mutig zu handeln, um dir das Leben deiner Wahl zu erschaffen, soll leicht, natürlich und angenehm sein. Tatsächlich bist du mutiger, als du es dir selbst eingestehst.

Menschen, die in ihrer Komfortzone leben, tun oft Dinge, die andere als mutig einstufen würden. Sie führen schwierige Unterhaltungen, ziehen klare Grenzen, verfolgen ihre Träume und sind ganz sie selbst. Sie tun Dinge, die der Rest der Welt vielleicht für schwierig hält, die bei ihnen jedoch leicht aussehen, weil es für sie leicht ist.

Wenn du dir während der Lektüre dieses Buches die Zeit genommen hast, den Zustand deines inneren Zuhauses aufrichtig zu untersuchen, hast du vielleicht begonnen, in deinem eigenen Leben einige dieser mutigen Dinge zu tun, und als Ergebnis mehr denn je das Gefühl, *du selbst* zu sein. Gleichzeitig fühlst du dich vielleicht so ungeschützt, verletzlich und unwohl wie schon lange nicht mehr. Auch das ist in Ordnung. Das mutige Handeln könnte an diesem Punkt darin bestehen, mit der Lektüre dieses Buches fortzufahren und dich weiterhin mit seinen Inhalten zu beschäftigen. Schließlich erfordert es Mut, neue Ideen zu erforschen und sich von alten Glaubensstrukturen zu befreien.

Das Interessanteste an der menschlichen Erfahrung ist vielleicht, dass wir in dem Moment mehr wollen, in dem wir uns in unser Leben, so wie es ist, verlieben! Wir hören nie auf, uns weiter zu entfalten, unser Wunsch und Drang nach mehr lässt nie nach. Die gute Nachricht ist, dass du, indem du dich selbst akzeptierst und Frieden mit deiner Komfortzone schließt, die Grundlage für *exponentielle* Erweiterung schaffst!

Im nächsten Kapitel hast du die Möglichkeit, dein Selbstbild und das Bild von deinem Leben in hohem Maße zu verbessern. Du stehst kurz davor, einen großen Sprung nach vorn zu machen und eine verbesserte Version deiner selbst zu erschaffen, die kraftvoll und kompromisslos das Leben lebt, das du dir wünschst. Das Beste ist, dass du deine Komfortzone nicht verlassen musst, um dein Traumleben und dein Traum-Selbst zu erschaffen und zu erweitern. Bist du dazu bereit? Dann lass uns loslegen mit Schritt 2: Ergründe, *wohin du gehen willst.*

Wenn du eine Beziehung mit deinem authentischen Selbst pflegst, hörst du auf, dem Erfolgsfahrplan anderer zu folgen.

Kapitel 11

WER MÖCHTEST DU SEIN?

Es heißt, dass du wahrscheinlich nie an dein Ziel gelangen wirst, wenn du nicht weißt, wohin du im Leben gehst. Wenn du in ein Auto steigst, um irgendwohin zu fahren, musst du zweierlei wissen: Wo du bist und wohin du willst. Wenn du deinen aktuellen Standort nicht in dein GPS eingibst, werden die Richtungsanweisungen, die du erhältst, wenig Sinn ergeben und dich nicht an dein gewünschtes Ziel bringen. Und wenn du kein bestimmtes Ziel definierst, wirst du ziellos umherfahren und ständig herumrätseln, wo du gerade bist, bis dir der Sprit ausgeht.

Dasselbe gilt, während du durchs Leben gehst. Du hast möglicherweise Schwierigkeiten, den Weg zu deinen Zielen und Träumen zu finden, weil du nicht weißt, wo du im Moment bist oder wohin du zu gehen versuchst. Du fragst vielleicht nach dem Weg, aber die Wegbeschreibungen, die du erhältst, führen dich nirgendwohin.

Sollte sich dieses Szenario völlig irrwitzig anfühlen, hast du recht – es ist irrwitzig!

Schau dir noch einmal das Schaubild zum Create-with-Comfort-Prozess in Kapitel 5 an. Deinen derzeitigen Standort zu finden war Schritt 1 des Prozesses und das Ziel der letzten fünf Kapitel. Jede Erklärung und jedes Beispiel, das ich dir gegeben habe, sollte dir dabei helfen, deinen Ausgangspunkt zu finden. Ohne zu wissen, wo du gerade bist, kannst du unmöglich wissen, wie du an dein Ziel gelangen sollst.

Bei Schritt 2 des Create-with-Comfort-Prozesses werden wir uns darauf fokussieren herauszufinden, wohin du gehst. Ich nenne diesen Schritt Ergründen, weil du in den nächsten fünf Kapiteln eine klare Vorstellung von deinem Ziel erarbeiten wirst.

Es ist wichtig zu betonen, dass es sich um *dein* Ziel handelt – um *deine* Zukunft – und dass der Weg dorthin dein ureigener ist. Stell dir vor, dass du von deinem Haus aus zum Mount Rushmore fahren willst und dass du deine Freundin, die in einem anderen Bundesstaat wohnt, anrufst und fragst, wie sie von *ihrem* Haus aus dorthin kommt, statt dein Haus und Mount Rushmore auf einer Karte zu suchen und die Straßen zu finden, die die beiden Punkte verbinden.

Natürlich wirst du eine detaillierte Wegbeschreibung erhalten, aber sie wird keinen Sinn ergeben. Wenn du dieser Beschreibung von deinem Standort aus folgst, wirst du schließlich frustriert und erschöpft sein und dich völlig verfahren haben.

So lächerlich dir dieses Beispiel auch erscheinen mag: Dies ist genau das, was wir tun, wenn wir andere Menschen fragen, wie sie erfolgreich geworden sind, und dann versuchen, genau denselben Weg einzuschlagen.

Wenn du eine Beziehung mit deinem authentischen Selbst innerhalb deiner Komfortzone kultivierst, hörst du auf, dem Erfolgsfahrplan anderer zu folgen. Wenn du deine Bedürfnisse anerkennst, sie dir erfüllst und dich so akzeptierst, wie du bist, kannst du schließlich deinen eigenen Weg gehen.

Egal, wohin du möchtest – von da, wo du dich befindest, gibt es immer einen Weg dorthin. Die Wegbeschreibung befindet sich jedoch in dir und wird nur dir angezeigt. Um sie zu erhalten, musst du dich in deiner Komfortzone befinden und dann beschließen, welche Lebenserfahrungen du machen möchtest – wo, wie und sogar *wer* du sein möchtest.

DEIN ERWEITERTES SELBST

Ich stelle mir meine Komfortzone oft als Jahresringe eines Baumes vor. Du kannst diese Ringe sehen, wenn der Baum gefällt wird. Je größer und dicker er ist, desto mehr Ringe hat er. Diese repräsentieren sein Wachstum und seine Stärke. Wenn wir unsere Komfortzone vernachlässigen, bleibt der Stamm unseres Baumes dünn und unser Baum klein und schwach.

Wenn deine Komfortzone klein bleibt, kämpfst du selbst gegen die sanfteste Brise an. Die Stürme des Lebens können sich bedrohlich anfühlen. Wenn du deine Komfortzone pflegst und sie bewusst erweiterst, wirst du robuster. Während sie wächst, entwickelst du dich zu einer Art ausgewachsenem Baum mit Dutzenden, wenn nicht gar Hunderten von Ringen. Deine Wurzeln graben sich tiefer in die Erde, und deine Zweige wachsen höher in den Himmel. Schon bald wird kein Sturm dich mehr entwurzeln können.

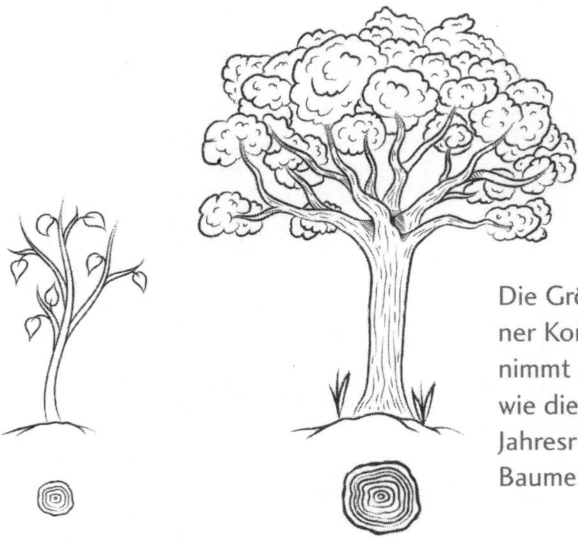

Die Größe deiner Komfortzone nimmt genauso zu wie die Anzahl der Jahresringe eines Baumes.

Egal, wohin du möchtest – von da, wo du dich befindest, gibt es immer einen Weg dorthin. Die Wegbeschreibung befindet sich jedoch in dir und wird nur dir angezeigt. Um sie zu erhalten, musst du dich in deiner Komfortzone befinden.

Zu den schnellsten und effektivsten Arten, meine eigene Komfortzone zu erweitern, gehört es, mir voll und ganz bewusst zu machen, *wer* ich sein möchte – das zu nehmen, was bereits in mir existiert, was zu sein mir bestimmt ist und es nach außen hin zu erweitern.

Du denkst vielleicht, dass sich nicht ändern lässt, wer du bist, doch nichts könnte weiter von der Wahrheit entfernt sein. Wer du bist, ändert sich von Augenblick zu Augenblick, von Tag zu Tag und von Jahr zu Jahr. Selbst auf der zellulären Ebene findet ein ständiger Wandel statt, denn in jedem Moment sterben Zellen ab und werden neue geboren. Im Lauf von jeweils sieben bis zehn Jahren erneuern sich sämtliche Zellen in deinem Körper, sodass du – buchstäblich – ein neuer Mensch geworden bist.

Das Problem ist: Wenn du dir nicht völlig bewusst machst, wer du sein möchtest, greifst du automatisch auf die Version von dir zurück, die von Ängsten, Zweifeln und limitierenden Überzeugungen beherrscht wird. Das liegt daran, dass in einer rückwärtsgewandten Welt negativen Gedanken mehr Sendezeit eingeräumt wird als positiven Gedanken.

Dich in deiner Identität zu verwurzeln und zu entscheiden, dich als die Version von dir zu zeigen, die ihr bestes Leben lebt, ist ausschlaggebend für das Vorhaben, dich aus deiner Komfortzone heraus zu entfalten.

Wollen sie etwas erreichen, stellen sich die meisten Menschen folgende Frage: »Wie kann ich das schaffen?« Denn schließlich ist es leicht, mit dem »Wie« anzufangen, wenn wir etwas wollen. Wir als Gesellschaft sind vom *Wie* geradezu besessen. Sobald du jemandem von einer Idee erzählst, wirst du mit *Wie*-Fragen bombardiert.

»Wie soll das funktionieren?«

»Wie willst du das machen?«

»Wie kannst du sicherstellen, dass du das schaffst?«

Das Problem mit *Wie*-Fragen ist, dass sie dich oft davon abhalten, deine Träume zu verwirklichen. Die Gefahr ist, dass du vorzeitig aufhörst zu träumen, um zu prüfen, welche Ressourcen dir in ebendiesem Moment zur Verfügung stehen.

Wenn du dich auf das Wie fixierst (vor allem, wenn du an die großen Dinge oder diejenigen denkst, die du dir am meisten wünschst), kannst du in einer Sackgasse landen, weil du oft nicht weißt, welche Ressourcen dir zur Verfügung stehen. Du hast keine Ahnung von all den Türen, die bereit sind, sich zu öffnen, oder all den Menschen, die bereit sind, dir auf deinem Weg zu helfen. Du weißt nicht, welche Möglichkeiten hinter jeder Ecke warten und welche anderen Möglichkeiten sich daraus ergeben können.

Du weißt einfach nicht, wie sich deine Träume in deinem Leben entfalten können und werden. Damit klarzukommen ist ein wichtiger Schritt, in deiner Komfortzone zu bleiben. Es ist nicht nötig, dass du das *Wie* kennst. Du musst nicht den gesamten Weg planen, bevor du losgehst.

Tatsächlich tue ich das nur selten. Natürlich plane ich manchmal meinen Tag oder meine Woche, doch wenn ich einen großen Traum habe, kann ich das *Wie* nicht beantworten. Ich weiß dann, dass ich mich mit dem *Was* und dem *Warum* zufriedengeben muss. Das Leben verläuft selten genau nach Plan, aber wenn du dir selbst vertraust, kann sich das Unbekannte auf magische Weise entfalten. Es reicht also, nur den nächsten Schritt zu kennen.

Ich glaube, dass wir uns in unserem Leben total einengen, wenn wir versuchen, das *Wie* zu definieren. Das Wie geht uns nichts an. Wir sind nicht für das Wie verantwortlich. Das Wie ist nicht unsere Aufgabe. Das Wie entfaltet sich einfach auf deiner Reise. Das Wie offenbart sich bei jedem deiner Schritte.

Wenn das Wie nicht deine Aufgabe ist, was dann? Wenn du dich nicht darauf konzentrieren sollst, *wie* sich deine Träume verwirklichen lassen, wie sollen deine Träume dann wahr werden?

Die Antwort ist ein Paradigmenwechsel. Statt *Wie* zu fragen, solltest du *Wer* fragen.

Hier sind einige *Wer*-Fragen:

»Wer ist die Version von dir, die alles hat, was du dir wünschst?«

»Wer ist die Version von dir, die sich wohl damit fühlt, das zu tun, was du tun möchtest?«

»Wer ist die Version von dir, die sich in der Beziehung befindet, die du dir wünschst? Oder dieses erfolgreiche Unternehmen führt? Oder die Welt bereist?«

Es gibt eine Version von dir, die genau die Person ist, die all das hat, was du dir wünschst, die sich auf die Weise zeigt, auf die du dich zeigen möchtest, die dein Traumunternehmen leitet, die in deiner Traumbeziehung ist, die genau die Art von Elternteil und Partner ist, die du sein möchtest. *Wer* ist diese Person?

Ich nenne diese Person gern dein erweitertes Selbst.

Dein erweitertes Selbst ist das, was du in dein GPS eingibst, wenn du dazu aufgefordert wirst, dein Ziel anzugeben. Obwohl das Wort *Ziel* eine gewisse Endgültigkeit nahelegt, wirst du nie wirklich zu deinem erweiterten Selbst aufschließen, weil es in dem Moment, in dem du diese Version deiner selbst wirst und beginnst, dein erweitertes Leben zu leben, ein neues erweitertes Selbst gibt, auf das du hinarbeiten wirst. Schließlich wirst du, wenn du ein Ziel erreicht hast, nicht für den Rest deines Lebens dort bleiben. Wir suchen immer nach neuen Orten, die wir besuchen, neuen Restaurants, die wir ausprobieren, und neuen Dingen, die wir tun können. Solange du am Leben bist und dich fortbewegen kannst, bist du in der Lage, die Welt um dich herum zu erforschen. Solange du noch atmen kannst, bist du fähig, ein neues erweitertes Selbst zu definieren und auf dieses Selbst, das mehr auf die Weise lebt, auf die du leben möchtest, hinzuarbeiten.

Das ist das Vergnügen der Erweiterung und einer meiner Lieblingsaspekte beim Create-with-Comfort-Prozess.

Dein erweitertes Selbst ist die Version von dir, die voller Leichtigkeit und Zuversicht das Leben deiner Träume lebt. Für diese Version von dir ist das, was du dir wünschst, ein selbstverständlicher und vorgegebener Teil des Lebens. Das erweiterte Selbst steht im

Einklang mit dem Umfeld, in dem sich dein heutiges Selbst vielleicht unwohl fühlt. In der Tat kann sich vieles an deinem neuen Selbst von deiner heutigen Version unterscheiden – einschließlich deiner Gedanken, Überzeugungen, Gewohnheiten, Eigenarten und Kleidung, der Art, wie du dich verhältst, der Art, wie du sprichst usw.

Das ist in Ordnung, denn wir sind keine statischen Wesen. Als Menschen wachsen wir ständig, verändern und erneuern uns. Dieses Mal tun wir dies bewusst und auf eine ganz bestimmte Art.

Wenn du als erweiterte Version deiner selbst durchs Leben gehst, kannst du auf jahrzehntelang zurückliegende Versionen von dir zurückblicken und sagen, dass du dich nun wohler, mehr im Reinen mit dir, geerdeter und ausdrucksstärker fühlst und dass du mehr *du selbst* bist als damals. Das ist ein Geschenk, das du dir selbst machst, wenn du in deiner Komfortzone lebst und dein Leben darin erweiterst: Du gibst deinem zukünftigen Selbst die Möglichkeit, zurückzublicken und zu sagen: *Ich bin heute glücklicher als damals. Ich habe das Gefühl, mehr ich selbst zu sein.*

Die Wahrheit ist: Du bewegst dich immer auf eine zukünftige Version deiner selbst zu, ob es dir bewusst ist oder nicht. Doch ohne die bewusste Wahl eines Ziels kannst du nur allzu leicht in das Fahrwasser geraten, eine zunehmend reduzierte Version deiner selbst zu sein, vielleicht eine Version, die zum Opfer, nicht wertgeschätzt oder nicht beachtet wird.

Wenn du jedoch bewusst dein erweitertes Selbst als dein Ziel auswählst, änderst du das Drehbuch und begibst dich auf die Reise zu einer Version deiner selbst, die stärker, geerdeter, mehr mit sich selbst im Reinen und authentischer ist als je zuvor. Deswegen sind Kapitel 11 bis 14, in denen Schritt 2 dargestellt wird, so wichtig, denn die dort enthaltenen Übungen helfen dir, immer vertrauter mit deinem erweiterten Selbst zu werden und dich immer wohler mit ihm zu fühlen, damit du dieses Selbst und die Realität dieses Selbst zu einem Teil deines Lebens machen kannst.

Lass uns also nun dein erweitertes Selbst kennenlernen und genauer ergründen, wohin du gehst.

Komfortzonen-Übung Nr. 10: Dein erweitertes Selbst

Stell dir einen Moment lang vor, dass du in deinem Lieblingssessel in deinem Wohnzimmer sitzt. Du fühlst dich zufrieden und wohl. Dein Blick fällt auf eine kleine Schachtel auf dem Couchtisch, die du noch nie zuvor gesehen hast. Als du sie in die Hand nimmst, fühlt sie sich irgendwie vertraut an, obwohl du dir nicht sicher bist, warum. Während du sie öffnest, wirst du von einem Lichtblitz geblendet. Dann schaust du genauer hin, das Licht erlöscht, und alles sieht anders aus. Du bist nach wie vor in einem Wohnzimmer und hältst noch immer die Schachtel in der Hand, aber alles ist auf eine Weise modernisiert, die dir sofort unglaublich gut gefällt. Dann hörst du jemanden sagen: »Oh, hi!«

Du schaust nach rechts und siehst, wie *du* zu dir hinsiehst. Das bist definitiv *du*, das steht außer Frage, doch diese Version von dir wirkt ein bisschen anders. Sie strahlt Zuversicht und Leichtigkeit aus, so als gäbe es nichts, was sie nicht tun oder haben könnte. Diese Version deiner selbst sieht froh aus – zutiefst froh und völlig im Reinen mit sich. Die Person, die neben dir sitzt, ist dein *erweitertes Selbst*, eine künftige Version von dir.

Dein neues Selbst schenkt dir ein warmes Lächeln, und ihr verbringt die nächste Stunde damit, darüber zu sprechen, wie wunderbar das Leben ist. Dass alles in seinem (deinem) Leben wunderbar klappt. Dass sich alles, worüber du dir Sorgen machst, nun irgendwie in Luft auflösen wird.

»Aber wie?«, fragst du.

»Oh, mach dir darüber keine Gedanken«, lautet die Antwort. »Das wirst du noch früh genug herausfinden. Lass mich dich herumführen.«

Während es dich in seinem (deinem) Zuhause herumführt, erzählt es dir alles von seinem Leben: wie seine Tage aussehen, seine Beziehungen, wie frei es sich fühlt, wohin es gereist ist usw. Du lernst vielleicht sogar die Menschen kennen, mit denen es zusammenlebt.

Nimm nun dein Tagebuch zur Hand und schreib auf, was du gesehen und gehört hast:

1. Schreibe oben auf eine leere Seite: »Mein erweitertes Selbst«. Schreibe dann alles auf, was dein erweitertes Selbst dir während deines Besuchs gesagt hat, und zwar in der von ihm gewählten Sprache. Denk daran, dass es die Erfahrungen, die es mit dir geteilt hat, bereits gemacht hat, denn alles, was es dir erzählt, ist Vergangenheit. Gib es also so wieder, als wäre es schon geschehen.
2. Wechsel dann zu deiner eigenen Perspektive. Stell dir vor, dass du aus der Zukunft zurückkommst und deiner besten Freundin/deinem besten Freund dein erweitertes Selbst beschreibst. Wie war diese neue erweiterte Version deiner selbst? Wie fühlt sie sich an? Wie interagieren andere mit dieser Version von dir? Wie wäre es, mit ihr befreundet zu sein?

Beachte: Es ist wichtig, dass du dein erweitertes Selbst jetzt kreierst, weil wir in künftigen Übungen mit diesem Konzept arbeiten werden.

GIB DEINEM ERWEITERTEN SELBST EINEN NAMEN

Manchmal erschaffen die Menschen ein Bild von ihrem erweiterten Selbst und nennen es ihr Alter Ego. Die schüchterne, introvertierte Künstlerin Beyoncé tat dies, als sie eine Version von sich namens Sasha Fierce schuf, eine feurige Performerin, die nichts zurückhält.

Es gibt eine berühmte Geschichte über Marilyn Monroe, die Milton Greene, ihr persönlicher Fotograf, nach ihrem Tod erzählte. Marilyn und Milton spazierten durch New York City, eine Stadt, die Marilyn liebte, weil sie dort anonym bleiben konnte. Sie trug ihre Alltagskleidung und kein Make-up. Die Menschen gingen an ihr vorbei, ohne einen zweiten Blick auf sie zu werfen. Niemand erkannte sie. Sie wandte sich dann Milton Greene zu und fragte: »Möchtest du sehen, wie ich mich in sie verwandele?« Greene wusste nicht, was sie meinte, sagte aber Ja. Innerhalb weniger Sekunden vollzog Monroe einen subtilen, fast unmerklichen Wandel. Doch mit einem Mal fuhren die Autos langsamer, und die Leute begannen, sie anzustarren. So als wäre ein Schleier gelüftet und ihre Identität enthüllt worden, wussten sie plötzlich, wer sie war.

Ich liebe diese Geschichte, weil sie deutlich macht, dass sich unsere Art, mit der Welt um uns herum zu interagieren, abhängig davon verändert, wie wir uns zeigen, oder genauer, als *wer* wir uns zeigen. Unsere Interaktion mit der uns umgebenden Welt beginnt auf einer unsichtbaren, energetischen Ebene. Deswegen heißt es, dass die Welt uns spiegelt.

Wenn du dein erweitertes Selbst identifizierst, erkennst du eine mögliche Zukunft an, in der du die Version deiner selbst bist, die bereits das Leben lebt, das du leben möchtest. Je mehr Zeit du mit deinem erweiterten Selbst verbringst, desto weiter ziehst du diese zukünftige Version von dir in deine derzeitige Komfortzone hinein und verringerst den Abstand zwischen deinem derzeitigen Standort und deinem Ziel.

Ich persönlich tat dies für mich, als ich den Social-Media-Handle @positivekristen.com schuf. Es war zweifellos ein gewagter Schritt, doch ich schuf und hieß mein erweitertes Selbst willkommen – die beste Version meiner selbst. Dieses Selbst ist es, wer ich wirklich sein will. Positivität ist enorm wichtig für den innersten Kern meiner Identität. Ich glaube, dass es meine Bestimmung ist, den Silberstreifen mit offenen Armen zu begrüßen. Ich verbringe nicht jeden Augenblick meines Lebens mit einem positiven Gefühl, und meine Vergangenheit ist alles andere als reine Positivität. Doch dies ist mein erweitertes Selbst, das Selbst, das glückselig, verbunden, begeistert, liebevoll, quirlig, leidenschaftlich, erfolgreich, zuversichtlich, gesund, inspirierend und stärkend ist.

Deinem erweiterten Selbst einen Namen und eine Identität zu geben mag zunächst albern erscheinen, doch ich verspreche dir, dass es das machtvollste Tool ist, um alles in Gang zu bringen. Es bedeutet, die Kraft der Visualisierung auf ganz bewusste Weise zu nutzen. Es bedeutet, an die Wahrheit dessen zu glauben, wer du wirklich bist, und dir selbst die Erlaubnis zu erteilen, diese Version deiner selbst zu sein. Es ist ein wirkmächtiger Prozess des ständigen Werdens, weil du nach und nach dein Leben in dasjenige verwandelst, das du leben möchtest, indem du die Version deiner selbst wirst, die dieses Leben lebt. Während du diesen Prozess des Werdens durchläufst, heißt du die beste Version von dir willkommen und damit meiner Ansicht nach diejenige Version, die Gott, das Universum oder die gesamte Schöpfung – wie immer du diese Energie nennen magst – für dich ausersehen hat. Die Version, die durch deine limitierenden Überzeugungen so lange unterdrückt wurde.

Wenn du dein erweitertes Selbst willkommen heißt, ist es wichtig, dass du dir dieser Version so oft wie möglich bewusst bist, ja, dich sogar denen, die dir nahestehen, in dieser Version zeigst. Limitierende Überzeugungen werden versuchen, sich einzuschleichen. Einmal nannte mein Coach eine eingeschränkte Version von mir »Sassy Sally«, eine hinterlistige Version, die versuchte, Momente des persönlichen Wachstums mit Ausreden zu boykottieren. Mein Coach erinnerte mich daran, dass »Positive Kristen« diese Ausrede nicht akzeptieren würde. Akzeptiere auch du keine Ausreden.

Komfortzonen-Übung Nr. 11: Gib deinem erweiterten Selbst einen Namen

Sasha Fierce und Marilyn Monroe sind beide Versionen eines erweiterten Selbst, die voll und ganz verkörpert wurden. Marilyn Monroes wirklicher Name lautete Norma Jeane Mortenson. Norma Jeane wurde auf dieselbe Weise zu Marilyn Monroe wie Beyoncé zu Sasha Fierce wurde, wenn sie ins Rampenlicht trat. Also hab Spaß dabei! Du kannst anderen von deinem Namen erzählen oder ihn für dich behalten! Sobald du deinem erweiterten Selbst einen Namen gegeben hast, beginne, Zeit mit dieser Person zu verbringen. Sprich mit ihr, während du deinen Alltag bestreitest, und verkörpere sie, wenn du dich in Situationen befindest, in denen sie Erfolg haben würde. Lerne sie kennen. Je mehr Zeit du mit dieser Version von dir verbringst, desto schneller ziehst du ihr Leben in deine Komfortzone hinein und betrittst ihre erweiterte Realität.

GRUNDÜBERZEUGUNGEN DES ERWEITERTEN SELBST

Eine meiner Freundinnen, die wir Sarah nennen wollen, wünschte sich nichts sehnlicher, als in ihrer Firma zur Managerin aufzusteigen. Doch wann immer es Beförderungen gab, wurde sie übergangen. Das entmutigte sie zutiefst, und ihre Enttäuschung war offensichtlich, als wir eines Nachmittags einen Kaffee zusammen tranken.

Als sie mir erzählt hatte, was los war, bat ich sie, die Augen zu schließen und sich die Version von sich vorzustellen, die bereits diese Managerfunktion innehatte. Wie sah diese Version aus? Wie kleidete sie sich? Wie verhielt sie sich? Sarah stellte sich vor, wie sie als diese Version ihr Büro betrat. Ich spürte, wie ihre Energie sich änderte, als sie in diese Rolle schlüpfte. Ich beobachtete auch physische Veränderungen. Sie saß aufrechter da, die Brust nach vorn, und ihr Atem ging langsam und gleichmäßig. Ein kleines Lächeln umspielte ihren Mund, als sie in ihrer Vorstellung um ihren neuen Schreibtisch herumging und dahinter Platz nahm. Sie war eine andere Version ihrer selbst. In diesem Moment war Sarah ihr erweitertes Selbst.

Ich bat sie, dieser Version einen Namen zu geben, und sofort sagte sie: »Der wäre Boss Babe Betty.«

Ich fragte Sarah, was das Besondere an Boss Babe Betty sei, und nach einem Moment des Nachdenkens antwortete sie: »Boss Babe Betty strahlt dieses Selbstvertrauen aus, als würde sie nichts aus dem Konzept bringen. Sie ist entscheidungsfreudig und hat keine Angst zu handeln. Sie ist einfühlsam und freundlich, ohne ein Schwächling zu sein. Klarheit und Bestimmtheit, aber auch Mitgefühl kennzeichnen ihre Art zu kommunizieren.«

Während der nächsten paar Minuten, in denen sie die Augen noch immer geschlossen hielt, erzählte Sarah noch mehr Einzelheiten aus dem Leben von Boss Babe Betty – wie diese Version sprach, wie sie gehört wurde, wie sie mit ihren eigenen Fehlern und den Fehlern anderer umging, wie sie sich kleidete, was ihr so sehr daran gefiel, Managerin zu sein, und wie ihr Managementstil aussah.

In diesen Beschreibungen konnte ich auch meine Freundin erkennen. Viele der Eigenschaften, die Boss Babe Betty besaß, hatte Sarah bereits, doch die neue Version von ihr brachte diese Eigenschaften bewusster zum Ausdruck. Viele dieser Eigenschaften hatte Sarah unterdrückt oder aus Angst, Scham oder einem Gefühl der

Unwürdigkeit verborgen. Ich hatte zum Beispiel beobachtet, dass sie wichtige Informationen oder tiefgreifende Einsichten zurückhielt, weil sie fürchtete, unsympathisch zu wirken. Boss Babe Betty hatte diese Angst nicht und äußerte deswegen frei ihre Meinung.

Als Sarah die Augen öffnete, fiel mir auf, dass sogar die anders aussahen. Sie strahlten eine ruhige Zuversicht aus, die mir vorher nicht aufgefallen war. Ich war neugierig und bohrte weiter nach.

»Kannst du mir ein paar von Boss Babe Bettys Überzeugungen nennen?«

Sarah dachte eine Weile darüber nach und zählte sie dann auf. »Als Erstes glaubt sie, dass sie alles tun kann, was sie sich in den Kopf setzt«, sagte sie. »Sobald sie beschließt, etwas zu tun, wird es getan. Sie hat absolutes Vertrauen in ihre Führungsfähigkeiten. Was nichts mit Arroganz zu tun hat. Sie weiß einfach, dass sie eine Lösung finden wird, selbst wenn sie stolpert oder Fehler macht oder die Antworten nicht kennt. Die Dinge werden sich schon klären.«

Als Sarah fortfuhr, Boss Babe Bettys Überzeugungen zu erforschen, hatte sie auch Aha-Momente, denn wie sich herausstellte, unterschieden sich einige von Boss Babe Bettys Überzeugungen von ihren eigenen oder standen sogar in Konflikt mit ihnen. Boss Babe Betty glaubte zum Beispiel, das hinter jeder Ecke Möglichkeiten lauerten, die nicht vorhergesehen und auch nicht vermieden werden konnten. Wenn etwas für sie bestimmt war, würde es sie finden. Sie vertraute darauf, dass sie das Rüstzeug hatte, Möglichkeiten, die sich ihr boten, wahrzunehmen. Dies stand im Gegensatz zu Sarahs ständiger Angst, unvorbereitet zu sein und Möglichkeiten zu verpassen, weil sie zur falschen Zeit am falschen Ort war. Kein Wunder, dass sie Probleme hatte, befördert zu werden.

Inzwischen weißt du, welch wichtige Rolle deine Überzeugungen dabei spielen, deine Realität zu formen. Die Grundüberzeugungen der Version von dir zu identifizieren, die das Leben lebt, das du leben möchtest, ist eine ausgezeichnete Übung, die dich näher an den Punkt bringt, an dem du diese Version werden kannst. Wenn du dies tust, baust du eine Brücke zwischen dem Ort, an dem du dich befindest, und dem, wo du sein möchtest. Wenn du anfängst, die Überzeugungen deines erweiterten Selbst kundzutun, sorgst du dafür, dass es realer wird, und ziehst sein Leben in deins. Auf diese Weise finden deine Träume zu dir. Und das Beste ist: Du brauchst nie deine Komfortzone zu verlassen!

Komfortzonen-Übung Nr. 12: Grundüberzeugungen des erweiterten Selbst

Identifiziere einen Moment im Leben deines erweiterten Selbst, der für dich bedeutsam ist – so wie meine Freundin Sarah es tat, als sie visualisierte, dass ihr erweitertes Selbst nach der Beförderung in ihr neues Büro ging und sich an ihren neuen Schreibtisch setzte. Schließe die Augen, und male dir die Situation aus. Spüre, wie es sich anfühlt, die Dinge zu haben, die du haben möchtest, die Erfahrung zu machen, die du machen möchtest.

Nimm dein Tagebuch hervor, und schreibe deine Antworten auf die folgenden Fragen auf:

1. Welche Grundüberzeugungen hat mein erweitertes Selbst?
2. Unterscheiden sich irgendwelche dieser erweiterten Grundüberzeugungen von meinen derzeitigen Überzeugungen, oder stehen sie im Konflikt mit ihnen?

Was du erreicht hast

Du hast gerade offiziell mit Schritt 2 des Create-with-Comfort-Prozesses begonnen! Das ist eine beachtliche Leistung. Es kann herausfordernd sein, die innere Arbeit zu leisten, die wir zusammen verrichtet haben, und es ist anfangs immer schwierig, bewertungsfrei nach innen zu schauen und sich selbst und wo man steht zu akzeptieren. Aber du hast es getan, und ich bin sowohl stolz auf dich als auch voller Enthusiasmus, was den Rest deiner Reise angeht!

In den Kapiteln zu Schritt 2: Ergründen geht es darum herauszufinden, wohin du gehen willst. Hier kannst du anfangen zu träumen. Halte dich nicht zurück. Glaube, dass alles in dir ist und dass das Leben, das du dir wirklich wünschst, in greifbarer Nähe ist. Die Voraussetzungen dafür, im Leben etwas zu erschaffen, sind deine Vorstellungskraft und der Glaube daran, dass es möglich ist. Wenn du dir etwas wünschst, dann stell dir vor, dass du es hast. Noch besser, stell dir die Version von dir vor, die bereits eine Fülle der materiellen Dinge, Beziehungen und Erfahrungen hat, die du dir wünschst. Diese Version von dir ist dein erweitertes Selbst.

Überlasse nichts dem Zufall. *Spüre* wirklich, wie es ist, mit dieser erweiterten Version von dir zusammenzusitzen. *Sieh* wirklich das Traumzuhause und verstehe seine Grundüberzeugungen. Wenn du dich ganz darin vertiefst, wirst du Klarheit darüber gewinnen, was du brauchst, um den nächsten Schritt zu tun. Nimm dir Zeit, um diese Vorstellung so lebendig und real wie möglich werden zu lassen. Dann schließe dich mir im nächsten Kapitel an, in dem wir uns noch intensiver mit dieser Vorstellung beschäftigen und anfangen werden, eine Roadmap für den Weg zu deinem Traumleben zu erstellen..

Kapitel 12

ERSTELLE DEIN KOMFORTZONEN-VISIONBOARD

Die Vision, die du von deinem Leben hast, ist das, was schließlich eintreten wird. Du kannst es dem Zufall überlassen oder diese Vision bewusst verwirklichen.

Ich erinnere mich genau an den Moment, als ich vor einigen Jahren Bekanntschaft mit dem Visionboard machte. Einige meiner Freundinnen trafen sich bei einer von ihnen zu Hause, um Boards für das bevorstehende Jahr zu erstellen. Man bat mich, all meine alten Zeitschriften mitzubringen. Ich wusste nicht, was mich erwartete, war aber neugierig.

»Was also soll ich tun?«, fragte ich, nachdem ich bei der Party eingetroffen war. Die fünf anderen anwesenden Frauen saßen im Kreis auf dem Plüschteppich im Wohnzimmer. Zwischen ihnen lagen jede Menge Lifestyle-, Reise-, Kunst- und Modemagazine sowie bunte Marker, Klebestifte und Scheren. An einer Wand lehnten mehrere große weiße Plakatkartons. Bei einer Tasse Tee blätterten meine Freundinnen die Magazine durch. Einige rissen bereits Seiten heraus, die sie neben sich zu bunten Haufen stapelten.

»Also, du schaust die Zeitschriften durch«, erklärte die Gastgeberin, »und wenn du etwas findest, was du in diesem Jahr in

Die Vision, die du von deinem Leben hast,
ist das, was schließlich eintreten wird.
Du kannst es dem Zufall überlassen oder
diese Vision bewusst verwirklichen.

deinem Leben erschaffen willst, dann schneidest du das aus und klebst es auf einen dieser Kartons. Und das wird dein Visionboard für das Jahr.«

Ich wusste nicht genau, was ein Visionboard war und wozu ich es gebrauchen könnte, doch bevor ich eine weitere Frage stellen konnte, schalteten sich die anderen Gäste ein.

»Du kannst dir das ganze Jahr über immer wieder dein Visionboard ansehen«, sagte eine der Anwesenden.

»Es wird dir helfen, all das, was du dir wünschst, zu manifestieren«, fügte eine andere hinzu.

Wie, wollte ich fragen, behielt die Frage aber für mich.

Ich weiß noch, wie ich dachte, wie albern das alles zu sein schien, als ich die Zeitschriften auf der Suche nach Wörtern und Bildern durchblätterte, von denen ich mir wünschte, dass sie in Zukunft Wirklichkeit werden würden. Wie sollte das Ausschneiden von Bildern von Models und exotischen Orten mir helfen, meine Träume wahr werden zu lassen? Warum sollte ich bei mir zu Hause ein Visionboard mit wahllosen Fotos darauf haben wollen? Wo würde ich es anbringen?

Ich fühlte mich auch seltsam verletzlich. Ich war schon immer ein Mensch mit großen Ambitionen, behielt meine großartigen Visionen jedoch normalerweise für mich. Ich teilte sie nicht mit anderen, es sei denn, es bestand die Notwendigkeit, dass sie davon wussten. Meine Ziele wurden oft durch persönliche Fotos von Dingen, die ich liebte, durch detaillierte Listen, lange Tagebucheinträge und alle möglichen Aktionen repräsentiert – wobei ich das meiste davon im Stillen tat, ohne dass meine engste Freundin oder Familienmitglieder wussten, was ich erreichen wollte.

Bilder in Anwesenheit einer Handvoll anderer auf einen Karton zu kleben gab mir das Gefühl, passiv und verletzlich zu sein. Passiv, weil ich nicht erkennen konnte, wie mir das helfen sollte, dorthin zu gelangen, wohin ich gehen wollte. Verletzlich, weil ich es nicht gewohnt war, meine Wünsche vor anderen zur Schau zu stellen.

Letztlich fühlte ich mich zu befangen, um ehrlich und offen ein Board mit all dem zu erstellen, was ich mir wünschte. Ich hatte Angst davor, dass die anderen mich kritisieren oder beurteilen würden – nicht unbedingt laut, aber insgeheim. Ich schnitt ein paar Bilder aus, beteiligte mich an ein paar Gesprächen und verließ die Party mit dem Versprechen, dass ich mein Visionboard zu Hause fertigstellen würde.

Als ich mich einige Jahre später intensiver mit der Wissenschaft des Manifestierens beschäftigte, verstand ich, warum und wie Visionboards funktionieren – und sie tun es! Das liegt daran, dass unser Gehirn sich immer nur auf ein paar Dinge konzentrieren kann. In jedem Moment strömen mehr Informationen auf uns ein, als wir aufnehmen oder verstehen können. Unsere Sinne nehmen die Milliarden Einheiten formloser, sinnloser, allgegenwärtiger Informationen und übersetzen sie in Bilder, Töne, Geschmack, Empfindungen und Gedanken, die uns helfen, die Welt, in der wir leben, zu verstehen. Doch jeder von uns übersetzt diese Informationen anders. Unsere Sinne sind auf für uns einzigartige Weise eingestellt und spiegeln das wider, was wir, als Individuen, interessant und wichtig finden.

Unsere Sinne sind wie Filter. Von all den zur Verfügung stehenden Informationen lassen deine Sinne nur das durch, was du wahrzunehmen fähig bist. Dadurch entstehen natürlich Grenzen, und innerhalb dieser Grenzen finden sich deine Vorlieben und Stärken. Da du nicht alles auf einmal wahrnehmen und wissen kannst, musst du Informationen auf der Grundlage deiner Vorlieben ordnen. Definierst du diese Vorlieben bewusst, kannst du auch bewusst wählen, was du möchtest. Die Begrenztheit deiner Sinne ist es, die dir dieses machtvolle Geschenk macht, dir bewusst dein Leben zu erschaffen.

Wenn du zum Beispiel Musikerin bist, lauschst du der Musik oder auch den Geräuschen um dich herum ganz anders als jemand, der nicht musikalisch veranlagt ist. Du hörst Feinheiten in puncto

Tonhöhe, Rhythmus und Melodien, die jemand mit einer oberflächlicheren Beziehung zur Musik nicht wahrnimmt. Wenn du Chefköchin bist, bist du vielleicht in der Lage, die Zutaten eines Gerichts anhand seines Geruchs zu erraten. Bist du Malerin, schaust du dir vielleicht eine Farbe in der Natur an und weißt, wie du sie auf deiner Leinwand wiedergeben kannst.

Deine Sinne helfen dir, tiefere Beziehungen zu dem aufzubauen, was dich interessiert. Sie helfen dir auch, die Geräusche auszublenden, die du uninteressant oder irrelevant für dein Leben findest. Als Schriftstellerin weiß ich meine Fähigkeit zu schätzen, passiv Musik zu hören, ohne darüber nachzudenken, warum und wie sie funktioniert, doch es fällt mir sehr schwer, ein Buch zu lesen, das schlecht redigiert wurde, egal, wie unterhaltsam es sein mag.

Stell dir einen Moment lang vor, wie das Leben möglicherweise aussehen würde, wenn deine Sinne nicht einen Puffer zwischen dir und den Billionen Informationshappen schaffen würden, die um dich herumwirbeln. Ohne die Grenzen, die zum Beispiel deiner visuellen Wahrnehmung gesetzt sind, würdest du alles um dich herum auf einmal sehen, sodass die Formen, Farben und Strukturen ineinander übergehen würden. Ohne die Fähigkeit, bestimmte Geräusche zu isolieren, sich auf bestimmte Frequenzen zu fokussieren und andere auszublenden, könnte deine Fähigkeit, Sprache oder Musik zu entziffern, verschwinden, sodass sich alle Klänge vermischen und zu einer Kakofonie von Geräuschen werden würden. Ohne das Vermögen auszublenden, wie sich Kleidungsstücke und die Luft auf deiner Haut anfühlen, wäre diese extrem empfindlich.

Die Begrenztheit deiner Sinne ist ein Geschenk, weil sie es dir ermöglicht, die Informationen, mit denen du bombardiert wirst, zu priorisieren, damit du die Welt mittels deiner Vorlieben verstehen kannst. Deine Art, dies zu tun, ist auch interessant und unverwechselbar. Der Entscheidung, welchen Informationen du Aufmerksamkeit schenkst und welche du ignorieren willst, liegt ein

Konzept namens *Werteidentifizierung* zugrunde. Ich glaube, dass dieses Konzept auch der Grund dafür ist, dass Visionboards funktionieren.

Werteidentifizierung ist der Prozess, die Informationen, die wir wahrnehmen, ihrer Wichtigkeit nach zu ordnen. Generell neigen wir dazu, das zu ignorieren oder zu depriorisieren, was uns nicht hilft, physisch zu überleben oder in sozialer Hinsicht erfolgreich zu sein. Umgekehrt messen wir Dingen mehr Bedeutung zu, die uns unserer Meinung nach helfen werden, physische Gefahren zu überleben oder in der Welt voranzukommen.

Unterbewusst nimmst du ständig eine Werteidentifizierung vor, ob es dir bewusst ist oder nicht. Du schätzt dauernd Situationen ein und ordnest die Milliarden an Informationseinheiten, die du auf eine Weise sammelst, die dir hilft, dich vor Gefahren zu schützen und im Leben voranzukommen.

Werteidentifizierung ist das, was dafür sorgt, dass Visionboards dir so effektiv dabei helfen, deine Wünsche wahr werden zu lassen, denn wenn du artikulierst, was du willst, indem du es aufschreibst oder ein Visionboard erstellst, ermöglichst du es deinen Vorlieben, an die Oberfläche des Bewusstseins zu dringen. Du fischst sie aus deinem Unterbewusstsein heraus und machst sie bekannt. Wenn du dich wiederholt auf diese Vorlieben konzentrierst, indem du dir täglich dein Visionboard anschaust, festigst du die Entscheidungen, die du triffst, machst diese Vorlieben zu einem Teil deines derzeitigen Lebens und ziehst sie in deine Komfortzone hinein, wo sie in deine momentane Realität integriert werden können.

In den Übungen in Kapitel 11 hast du dein erweitertes Selbst identifiziert und kennengelernt. Ein Visionboard ist eine visuelle Darstellung des Lebens, das dein erweitertes Selbst in der von dir gewählten Zukunft leben wird. Es bietet die Möglichkeit, das Leben deines erweiterten Selbst in dein derzeitiges Leben hineinzuziehen, denn je realer dieses Leben wird, desto schneller wird es sich in deinem Leben manifestieren.

Dennoch gibt es Zeiten, in denen Visionboards nicht funktionieren. Du denkst beim Lesen dieses Kapitels vielleicht an das Board, das du vor Jahren erstellt hast und das Träume und Ziele zeigt, die noch nicht Wirklichkeit geworden sind. Das kann passieren, wenn du ein Visionboard mit Zielen erstellst, die unerreichbar zu sein scheinen. Ich bekenne mich schuldig, dies getan zu haben. Wenn die Bilder auf deinem Visionboard sich deinem Gefühl nach viel zu weit außerhalb deiner Komfortzone befinden, fällt es schwer, sie als Teil deines Lebens zu sehen.

Ich glaube, dass das erste Problem, auf das Menschen stoßen, wenn sie ein Tool wie dieses nutzen möchten, darin besteht, dass sie versuchen, etwas, das außerhalb ihrer Komfortzone liegt, zu manifestieren, wo sie nicht in ihrer Kraft und Wahrhaftigkeit stehen. Das zweite Problem ist, dass sie sich Dinge wünschen, die sich fremd und weit weg *anfühlen*, was sie noch weiter von dem wegdrängt, was ihnen vertraut und für sie natürlich ist und ihnen leichtfällt. Die meisten Menschen jagen ihren Träumen hinterher, statt sich so in sie hineinzuentwickeln, dass sie diese Träume verwirklichen können.

Im Lauf der Jahre habe ich ein paar einfache Tipps berücksichtigt, die meine Visionboards noch effektiver und zu einem wichtigen Schritt bei meinem Manifestationsprozess haben werden lassen. Meine Visionboards unterscheiden sich so stark von konventionellen Visionboards, dass ich ihnen folgenden Namen gegeben habe: *Komfortzonen-Visionboards*. Wenn du schon einmal Visionboards erstellt hast, wirst du einen Unterschied zwischen einem Komfortzonen-Visionboard und einem konventionellen Visionboard erkennen. Diese Unterschiede mögen subtil sein, haben jedoch einen großen Einfluss auf die Effektivität dieses Tools.

Bevor du beginnst, dein Komfortzonen-Visionboard zu erstellen, solltest du dessen einzigartige Elemente verstehen und darüber nachdenken, was du auf ihm platzieren möchtest. In Übung Nr. 13 am Ende dieses Kapitels werde ich dir spezifische Anweisungen geben, wie du dein Visionboard am besten gestaltest.

VORBEREITUNG AUF DIE ERSTELLUNG DEINES KOMFORTZONEN-VISIONBOARDS

Der erste Unterschied, der dir zwischen einem traditionellen Visionboard und einem Komfortzonen-Visionboard auffallen wird, ist sein kreisförmiges Design. Die Kreisform des Komfortzonen-Visionboards ahmt im Unterschied zur konventionellen Form die Art nach, wie wir unser Leben auf natürliche Weise erweitern, wenn wir aus unserer Komfortzone heraus leben.

Zeichne drei ineinanderliegende Kreise. Die so entstandenen drei Ringe schaffen drei Felder, in die du die von dir ausgewählten Bilder und Wörter platzierst.

Das folgende Diagramm zeigt die drei Ringe und das, was in jeden einzelnen hineinpassen könnte.

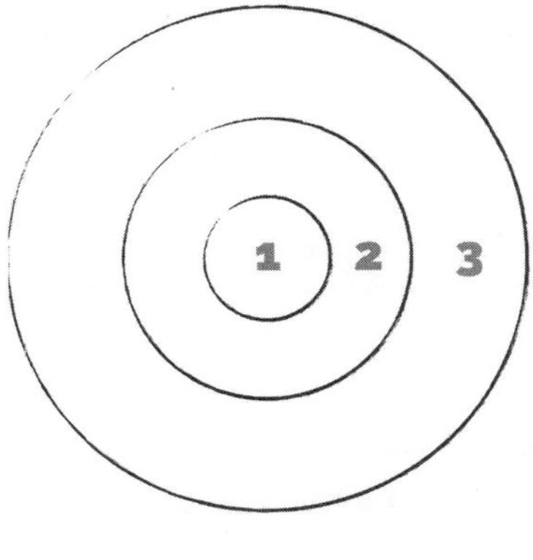

DAS KOMFORTZONEN-**VISIONBOARD**

1
Bilder von Dingen aus deiner derzeitigen Komfortzone, für die du dankbar bist.

2
Bilder von Dingen, die du dir wünschst und die sich deinem Gefühl nach leicht außerhalb deiner derzeitigen Komfortzone befinden.

3
Bilder von Dingen, die du dir wünschst und die sich deinem Gefühl nach weit außerhalb deiner derzeitigen Komfortzone befinden.

Die Fläche innerhalb des kleinsten, in der Mitte befindlichen Kreises repräsentiert deine derzeitigen Erfolge und Leistungen. In diesen Ring gehören Bilder und Wörter, die Ziele und Erfolge darstellen, die du bereits erreicht hast. Dies ist der zweite Unterschied zwischen einem traditionellen Visionboard und einem Komfortzonen-Visionboard. Traditionell sind Visionboards mit Dingen gefüllt, die du noch nicht erreicht hast – Dingen, die du erschaffen willst. Indem du etwas mit aufnimmst, das bereits Wirklichkeit geworden ist und auf das du stolz bist, sagst du dir unbewusst, dass das, was du dir wünschst, zum Greifen nah ist. »Sieh mal! Hier ist etwas, das ich früher einmal nicht hatte, aber schließlich bekommen konnte!«

Am effektivsten ist dein Visionboard, wenn du in den inneren Kreis Dinge platzierst, die die folgenden Emotionen hervorrufen:

- **Dankbarkeit:** Wähle Dinge, Beziehungen oder Manifestationen, die bei dir Gefühle der Dankbarkeit, Zufriedenheit und Wertschätzung hervorrufen.
- **Möglichkeiten:** Manchmal gibt es in unserem Leben Ereignisse oder Beziehungen, die uns an Magie und Möglichkeiten glauben lassen. Dies hilft uns, hoffnungsvoll in die Zukunft zu schauen. Wenn es in deinem Leben ein solches Ereignis, eine solche Beziehung oder einen solchen Erfolg gibt, dann füge deinem Visionboard in jedem Fall ein Bild davon hinzu.
- **Erfüllung:** Wenn es eine Leistung gibt, auf die du besonders stolz bist, nimm sie mit auf.
- **Liebe:** Gibt es eine Person oder eine Beziehung in deinem Leben, die ein Gefühl von Liebe hervorruft? Nimm ein Bild oder Wort mit auf, das diese besondere Beziehung repräsentiert und dich an die Liebe erinnert, die bereits in deinem Leben gegenwärtig ist. Das Gefühl der Liebe kannst du in deiner Beziehung zu deiner Familie, deiner Gemeinschaft oder sogar deiner Arbeit finden.
- **Freiheit:** Es gibt Momente in unserem Leben, in denen wir das Gefühl haben, ganz wir selbst und frei zu sein. Wenn du einen solchen Moment erlebt hast, füge ein Bild davon hinzu, das dieses Gefühl der Freiheit in deinem Leben symbolisiert.

Kurz gesagt: Der innere Kreis auf deinem Visionboard (Nr. 1 im Schaubild) repräsentiert die von dir erzielten Erfolge, das, was du bereits erreicht hast, worauf du stolz bist, Beziehungen, die du wertschätzt, Ereignisse, die dir Freude gebracht haben. Dies sind die Elemente in deinem derzeitigen Leben, die dir Gefühle der Ruhe, Freude, Liebe, Dankbarkeit und Freiheit vermitteln. Es sind die Segnungen, die du in deinem Leben manifestiert hast.

Sobald du den inneren Kreis deines Komfortzonen-Visionboards gefüllt hast, kannst du am Rest arbeiten. Auch hier wählen wir eine andere Vorgehensweise als bei einem traditionellen Board. Normalerweise würdest du dich fragen: *Was möchte ich?*, und dich von dieser Frage dabei leiten lassen, Bilder und Wörter auszuwählen, die bei dir Widerhall finden. Dann würdest du mit diesen Bildern ein Muster kreieren und das endgültige Bild sich organisch herauskristallisieren lassen.

Diese Vorgehensweise mag zwar effektiv sein, ist meiner Meinung nach jedoch ein wenig zu vage, um die besten Ergebnisse zu erzielen. Mir hilft ein bisschen mehr Orientierungshilfe und Genauigkeit, um den Inhalt sowie das Layout des Boards in den Fokus zu rücken. Dies sorgt auch für mehr Klarheit in Bezug auf das, was ich manifestiere.

Um die beiden Räume zu füllen, die deinen Komfortzonenring umgeben, vergegenwärtige dir das Bild deines erweiterten Selbst. Fang dann, geleitet von diesem Selbst, damit an, sie mit dem Leben zu füllen, das dein erweitertes Selbst bereits lebt. Welche Art von Auto fährt es? Wie sieht sein Karriereweg aus? Wie sehen seine Beziehungen aus? Welche Preise hat es gewonnen? Lebt es in seinem Traumhaus? Wie fühlt es sich, wenn es morgens aufwacht und abends ins Bett geht? Wie kleidet es sich? Wer gehört zu seinem Freundes- oder Bekanntenkreis?

Während du Einzelheiten aus dem Leben deines erweiterten Selbst ermittelst, kannst du in den beiden Ringen Bilder platzieren, die diese repräsentieren. Die vertrauteren und leichter realisierbaren Dinge gehören in Kreis Nr. 2 (siehe Schaubild). Sie sind es, die dir das Gefühl geben, dass das, was du tun möchtest, machbar ist.

Diejenigen Träume, die sich »zu groß« anfühlen, um im Moment auch nur einen Plan in Angriff zu nehmen, gehören in Ring Nr. 3.

Nimm jetzt unter Berücksichtigung der Tatsache, dass der innere Kreis den Ort darstellt, an dem du dich derzeit befindest, bewusst wahr, welche von deinen Träumen sich mehr oder weniger erreichbar und welche sich weiter entfernt anfühlen. Vielleicht bemerkst du sogar, dass sich einige so anfühlen, als befänden sie sich nur knapp außerhalb des inneren Kreises und wären zum Greifen nah.

Sieh dir dann die Dinge an den Außenrändern des dritten Rings an. Dies sind die Ziele und Wünsche, die derzeit am meisten außer Reichweite zu sein scheinen. Schau, ob du eine Version von ihnen ausfindig machen kannst, die sich angenehmer anfühlt und es dir erlaubt, sie im zweiten Ring unterzubringen.

Vielleicht möchtest du zum Beispiel einen Oscar (dritter Ring) für deine Schauspielkunst gewinnen, etwas, was sich jedoch sehr weit entfernt anfühlt. Gibt es andere Auszeichnungen oder Erfolge, die zu erhalten oder zu erreichen dir realistischer erscheint und die ein Meilenstein auf dem Weg zum Oscargewinn sein können? In die Schauspielergewerkschaft aufgenommen zu werden, eine Hauptrolle in einem Spielfilm zu bekommen, sich mit Regisseuren und Produzenten anzufreunden, die dich dabei unterstützen können, als Gast in deinem Lieblingspodcast aufzutreten, von deinem Lieblingsmoderator des TV-Spätprogramms interviewt zu werden – das könnten solche Meilensteine sein. Wenn es sich so anfühlt, als wären sie leichter realisierbar, dann nimm sie in den zweiten Ring mit auf, und zwar in dem Wissen, dass sie dich dem Oscargewinn näher bringen werden.

Was deine Gesundheit und Fitness angeht, hast du vielleicht ein Bild von deinem Endziel vor Augen, doch du könntest dir Zwischenziele setzen. Als ich zum Beispiel abnehmen wollte, hatte ich mir konkrete Ziele gesetzt und wusste, dass ich mithilfe bestimmter Gewohnheiten wie einer Vollwerternährung, Laufen und Gewichtheben meine BMI-Ziele erreichen könnte. Also nahm ich ein Bild von gesundem Gemüse, ein Bild von einer Läuferin oder eine Affirmation über die Liebe zum Laufen, eine Affirmation, einen sexy Körper zu haben, oder ein Foto von jemandem, der mich zum Gewichtheben inspirierte, auf mein Visionboard auf. Es gibt unendlich viele Wege, wie du die Sache angehen kannst. Ich empfehle, es auf eine Weise zu tun, dich sich für dich gut anfühlt. Es gibt keinen richtigen oder falschen Weg. Tu das, was bei dir den größten Widerhall findet.

Das Komfortzonen-Visionboard ist ein extrem machtvolles und effektives Manifestationstool. Es ahmt unsere Art nach, unser Leben auf natürliche Weise zu erweitern, wenn wir in unserer Komfortzone leben. Wir entwickeln uns stets dadurch, dass wir nach und nach die Erfahrungen und Elemente in unsere Komfortzone bringen, die sich direkt außerhalb von ihr befinden. Die Geschwindigkeit, in der du dich schrittweise entwickelst, ist einzigartig und basiert auf deinem Lebensstil, deinen Vorlieben und deinen Gewohnheiten. Doch dich auf diese Weise zu entwickeln ermöglicht es dir, dauerhafte Ergebnisse zu erzielen, die es dir wiederum möglich machen, zu gedeihen und den Lebensstil beizubehalten, den du innerhalb deiner Komfortzone kreierst.

Deine Komfortzone ist wie ein Gummiband. Es dehnt sich nach und nach immer weiter aus, bis es schließlich alles umfasst, was du dir wünschst. Das Komfortzonen-Visionboard bietet dir die Möglichkeit, diese Erweiterung bewusst herbeizuführen. Indem du dieses erweiterte Leben definierst, das du dir wünschst, schaffst du ein Szenario, in dem dein gesamtes Board eines Tages zum inneren Kreis eines neuen Boards wird. Wenn du heute dein Komfortzonen-Visionboard erstellst, dann stell dir vor, wie aufregend der Tag sein wird, an dem du sogar das bekommen haben wirst, was sich zuvor an den Außenrändern befunden hatte.

Komfortzonen-Übung Nr. 13: Erstelle dein Komfortzonen-Visionboard

Erstelle mithilfe der folgenden Schritte dein eigenes Komfortzonen-Visionboard. Dies ist eine wunderbare Aktivität für Familien und Freundesgruppen.

- Nimm einen großen Plakatkarton, und zeichne drei ineinanderliegende Kreise (siehe Abbildung).
- Bring im inneren Kreis Bilder und Wörter unter, die Ziele symbolisieren, die du bereits erreicht hast, für die du dankbar bist und die dich mit Stolz erfüllen. Wähle Dinge aus, die dir ein Gefühl von Dankbarkeit, Möglichkeiten, Stolz, Liebe und Freiheit vermitteln.
- Verbringe ein paar Minuten damit, über das Leben deines erweiterten Selbst nachzudenken. Lies noch einmal deine Antworten auf die Übungen in Kapitel 11 . Spüre die Gegenwart deines erweiterten Selbst in dir.
- Schnapp dir einen Stapel von Zeitschriften oder anderen Bildquellen, und schneide Bilder, Wörter und Sätze aus, die das Leben deines erweiterten Selbst symbolisieren. Welche Leistungen hat dein erweitertes Selbst vollbracht? Was kennzeichnet seinen Lebensstil? Welche Vorlieben hat es? Das Leben, das dein erweitertes Selbst bereits lebt, ist das Leben, das du erschaffen möchtest. Seine Errungenschaften sind deine Ziele.
- Bring in Kreis Nr. 3 (siehe Abbildung) Bilder und Wörter unter, die Ziele darstellen, die du zwar gern erreichen würdest, die sich aber sehr weit entfernt oder schwer erreichbar anfühlen.
- Bring dann alle weiteren Dinge im dazwischenliegenden Kreis unter (Nr. 2 in der Abbildung), Dinge, die sich in un-

mittelbarer Nähe des inneren Kreise befinden und erreichbarer anfühlen, sowie Dinge, die schwerer erreichbar zu sein scheinen, da sie sich in größerer Nähe zum äußeren Kreis befinden.

BEACHTE: Es ist wichtig, dass du dein Visionboard nun erstellst, weil wir es bei künftigen Übungen nutzen werden.

Was du erreicht hast

Du hast Kapitel 12 geschafft – gut gemacht! Im Leben geht es darum, vorbereitet zu sein. Was du suchst, kommt zu dir, wenn du dafür bereit bist. Es ist nicht nötig, etwas voranzutreiben oder erzwingen zu wollen. Wenn du bei dieser letzten Übung alles gibst, setzt du den Prozess in Gang. Deswegen hoffe ich, dass du vorhast, dein Komfortzonen-Visionboard sobald wie möglich zu erstellen. Es wird eine ausgesprochen unterhaltsame Art sein, die Roadmap für das Leben, das du dir wirklich wünschst, zu erarbeiten, indem du deine Ziele neu definierst. Schließlich wird sich jeder Schritt müheloser, natürlicher und realistischer anfühlen, wenn du die Werteidentifizierung nutzt, um dein Leben bewusster zu erweitern und zu verwirklichen – möglicherweise sogar auch schneller.

Nachdem wir nun die Bilder angebracht haben, wollen wir uns eingehender mit deinen Selbstgesprächen befassen. Dies war der entscheidende Schritt für mich, mein Leben ändern zu können. Ich bin mir sicher, dass es auch bei deiner Reise von entscheidender Bedeutung sein wird. Im nächsten Kapitel hast du die Möglichkeit, die langjährige Gewohnheit abzulegen, dir selbst und anderen negative Botschaften zu senden, damit du positive Gefühle in Bezug auf dich selbst und die dich umgebende Welt leichter abrufen kannst.

Sollen wir? Lass uns loslegen!

PS: Ich würde unglaublich gern sehen, wie dein Visionboard aussieht, wenn es fertig ist. Bitte schicke Fotos zu deiner Geschichte und tagge mich @positivekristen und @powerof positivity. Ich würde sie liebend gern teilen!

Kapitel 13

DIE MACHT DEINER WORTE

Deine Worte besitzen eine große Kraft. Die Art, wie du mit anderen und über andere sprichst, bestimmt die Qualität deiner Beziehungen. Die Art, wie du mit dir selbst sprichst, bestimmt die Qualität deines Lebens.

Ist dir je aufgefallen, dass Menschen, die sich gern beklagen, immer etwas haben, worüber sie sich beklagen können? Diejenigen, die immer etwas Negatives über andere zu sagen haben, scheinen von verletzenden, rücksichtslosen Menschen umgeben zu sein. Diejenigen, die permanent darauf hinweisen, warum bei ihnen ständig alles schiefläuft, finden sich dauernd in Situationen wieder, in denen einfach nichts funktioniert.

Es sollte also nicht überraschen, dass Menschen, die über Ideen sprechen, in der Regel mehr Projekte ins Leben rufen, und dass Menschen, die auf wunderschöne Dinge hinweisen und Dankbarkeit zum Ausdruck bringen, in der Regel mehr in ihrem Leben haben, was sie wertschätzen können. Bei Menschen, die darüber sprechen, welches Glück sie haben, gibt es irgendwie immer irgendwelche Glücksfälle. Und Menschen, die liebevoll mit und über ihren Partner sprechen, scheinen in liebevolleren Beziehungen zu leben.

Es ist leicht, diese Szenarien zu betrachten und zu sagen: *Ja, okay. Jemand, der in einer liebevollen Beziehung steckt, wird wahrschein-*

lich liebevoll über seinen Partner sprechen! Wer das sagt, geht davon aus, dass die äußeren Umstände zuerst da sind und als Nächstes dann die Worte. Das ist eine falsche Prämisse. Als Erstes sind immer unsere Worte da, und sie formen unsere Realität. Tatsächlich können unsere Worte zu selbsterfüllenden Prophezeiungen werden, denn sie zeigen an, worauf wir unsere Aufmerksamkeit und damit auch unsere Energie richten. Wir lassen unser Leben (und uns selbst) buchstäblich durch unsere Worte zur physischen Realität werden.

Deine Worte spiegeln, formen und verstärken deine Überzeugungen. Wenn du glaubst, was du sagst, wirst du zu dem, was du glaubst, selbst wenn du es nicht möchtest. Sehr viele von uns nutzen ihre Worte, um sich auf das zu konzentrieren, was sie nicht wollen, und manifestieren dadurch in ihrem Leben mehr von dem, was sie nicht wollen.

Denk über Folgendes nach: Dein Leben ist die physische Version der Unterhaltung, die in deinem Kopf stattfindet.

WIE MEINE WORTE MEIN LEBEN VERÄNDERT HABEN

Als ich vor mehr als anderthalb Jahrzehnten übergewichtig war, waren nicht nur meine Lebensgewohnheiten, sondern vor allem auch meine Worte der Verursacher meiner Gewichtszunahme. Tatsächlich unternahm ich mehrmals den Versuch, gesund zu essen und Sport zu treiben, zwei Aktivitäten, die nie etwas zu bewirken schienen. Doch in Wirklichkeit »erachtete« ich meine Bemühungen einfach nie als ausreichend. Ich sah nur die Gewichtszunahme und konzentrierte mich deswegen bei allem, was ich tat und sagte, weiterhin ausschließlich darauf.

Ich beschimpfte mich, schämte mich, Lebensmittel gegessen zu haben, die ich meiner Meinung nach nicht hätte essen dürfen, und machte mich insgeheim und öffentlich schlecht. Wenn ich vor dem Spiegel stand, sagte ich in Gedanken: *Sieh nur, wie hässlich du bist. Du bist abstoßend. Du kannst nicht abnehmen. Du bist so fett. Du wirst einfach nur immer fetter.*

In mein Tagebuch schrieb ich: Ich fühle mich völlig festgefahren. Ich hasse es, wie mein Körper aussieht. Ich hasse mich dafür, dass ich dem kein Ende setzen kann. Ich bin so hässlich, dass mich niemand wirklich lieben kann. Ich tue sicher jedem leid. Ich weiß nicht mehr, was ich tun soll. Ich versuche immer wieder alles, und nichts funktioniert. Mit mir stimmt etwas nicht. Ich bin wertlos.

Zu anderen sagte ich: Ich mag keine Fotos. Bitte mach kein Foto von mir. Ich hasse es, wie ich aussehe. Ich mache Diät. Ich würde fünf Kilo zunehmen, wenn ich das essen würde. Ich werde nie abnehmen. Ich habe alles versucht.

Ich war mein eigener ärgster Feind. Ich machte mir so große Gedanken darüber, wie andere mich sahen, dass ich weiterhin das, was ich in meinen schlimmsten Selbstgesprächen von mir gab, Wirklichkeit werden ließ.

Es war ein Kreislauf negativer, gegen mich gerichteter Gedanken und Worte. Selbst als ich Gewicht verlor, betrachtete ich es nicht als genug für die von mir unternommenen Anstrengungen und kritisierte mich weiterhin. Es war ein brutaler Kampf, einer, von dem ich glaubte, dass ich ihn nie würde gewinnen können. Ich wurde frustriert, gab auf und fing anschließend wieder von vorn an.

Ich unternahm die körperliche Anstrengung und gab manchmal richtig Gas. Das fiel selbst meiner Familie auf. *Du isst gesünder und treibst regelmäßig Sport. Es wundert mich, dass du nicht abnimmst*, hieß es dann. Manchmal stellten sie körperliche Veränderungen fest, doch ich sah sie nicht. Die Wahrheit ist: Ich wurde nicht allein wegen meiner Gewohnheiten übergewichtig, sondern wegen der Art, wie ich mich selbst sah und mit mir sprach.

Als ich schließlich abnahm, veränderte dies meinen Geist, meinen Körper und mein Leben. Der Wandel begann in meinen Gedanken,

Negative Sprache zu vermeiden ist lebenswichtig. Allein dieser Akt wird dein Leben schneller, als du es vielleicht merkst, auf positive Weise verändern.

und dann wurden meine Worte zu einem Zauberstab, mit dem ich in meinem Leben Zauber wirken konnte, sodass ich letztlich meine Ziele erreichte. Meine Selbstgespräche wurden liebevoller. Ich begann, mich bewusst auf die positive Dynamik zu fokussieren, indem ich jedes Pfund, das ich verlor, würdigte, manchmal sogar ein halbes. Statt zu denken: *Oh, nur ein Pfund für all die Arbeit,* begeisterten mich der Fortschritt und die Richtung, in die ich unterwegs war, und ich klopfte mir für jeden Schritt vorwärts selbst auf die Schulter. Ich wurde mein eigener größter Cheerleader, weil ich wusste, dass niemand sonst mich so anfeuern würde, wie ich es wirklich brauchte.

Ich richtete meinen Fokus jetzt darauf, wie gut es mir ging und wie viel mehr Energie ich hatte. Mir fiel auf, wie gesund ich mich fühlte. Statt auf die Waage zu schauen, genoss ich es zu spüren, wie meine Kleider saßen. Ich feierte meine Anstrengungen, feierte meine Beharrlichkeit, feierte den Fortschritt, feierte meinen Körper und feierte den Flow. Ich fand Lösungen und Möglichkeiten, um weiter voranzukommen und im Flow zu bleiben. Meine Entscheidungen und Gewohnheiten unterstützten weiterhin mein Ziel, gesund zu sein.

Ich bin nach wie vor ein unfertiges Erzeugnis, aber ich bin sehr weit gekommen. Ich musste meine jahrzehntelange negative Selbstbeurteilung umprogrammieren. Die Entscheidung, meine Art, mit mir selbst zu sprechen, zu ändern, war vielleicht eine der bedeutendsten Entscheidungen, die ich je getroffen habe. Mein Motto lautete fortan: »Wenn du nichts Nettes zu sagen hast, dann sag gar nichts« – was vor allem galt, wenn es um mich ging.

Sprache zu vermeiden, die unerwünschte Beziehungen und Umstände aufrechterhält, ist ein entscheidender Schritt, deine Ziele zu erreichen. Deswegen ist es wichtig, dass du dir der Art, wie du deine machtvollen Worte nutzt, bewusst wirst. Die Übungen in diesem Kapitel werden dir nicht nur in dieser Hinsicht helfen, sondern auch dabei, deine Worte bewusster zu wählen, um das zu erschaffen, was du dir wirklich in deinem Leben wünschst.

Komfortzonen-Übung Nr. 14: Die Macht deiner Worte

Achte in den nächsten Tagen darauf, welche Sprache du im Lauf des Tages verwendest. Es ist wichtig, dies zu beobachten, wenn du der negativen Feedbackschleife ein Ende setzen willst. Halte deine Erkenntnisse in deinem Tagebuch fest.

- Wie spreche ich über andere?
- Wie spreche ich über mich selbst?
- Ist die Sprache, die ich verwende, ermächtigend oder entmächtigend?
- Tratsche ich? Verwende ich eine mich selbst herabwürdigende Sprache?
- Welche Art von Geschichten erzähle ich?
- Geben diese Geschichten mir ein besseres oder ein schlechteres Gefühl mir selbst und anderen gegenüber?

Dir deiner Art, Sprache zu benutzen, bewusst zu werden, ist ein wichtiger Schritt, nicht nur überlegt mit deinen Worten, sondern auch mit dem umzugehen, was du in deinem Leben erschaffst.

Wenn du Sprache identifizierst, die negativ oder einschränkend ist, dann schau, ob du damit aufhören kannst, sie zu benutzen. Dein neues Bewusstsein ermöglicht es dir, damit aufzuhören, lieblose Geschichten zu erzählen. Hör auf zu tratschen. Hör auf, Witze auf eigene Kosten oder auf Kosten anderer zu machen. Hör auf, auf deine eigenen Unzulänglichkeiten oder die Unzulänglichkeiten anderer hinzuweisen.

Geh noch einen Schritt weiter, und achte darauf, wie du dich fühlst, nachdem du diese Art von Sprache nicht länger verwendest. Fühlst du dich besser oder schlechter? Welche

Gedanken oder Emotionen drängen an die Oberfläche, wenn du dein Inneres nicht länger mit negativen Worten über dich selbst füllst?

AFFIRMIERE DEIN BESTES LEBEN

Negative Sprache zu vermeiden ist lebenswichtig. Allein dieser Akt wird dein Leben schneller, als du es vielleicht merkst, auf positive Weise verändern. Du kannst jedoch auch, um deinen Worten besonderen Nachdruck zu verleihen und einen großen Sprung hin zu deinen Träumen zu machen, eine positive, moralisch aufrichtende und ermächtigende Sprache verwenden, um bewusst die Dinge zu erschaffen, die du dir wünschst.

Affirmationen und Mantras helfen enorm dabei, dies zu erreichen. Solch positive Aussagen lassen das unaufhörliche Geplappere in deinem Kopf verstummen, dämpfen deine negativen Emotionen und lenken deine Aufmerksamkeit auf deine Wünsche. Deine Gedanken und deine Sprache bewusst zu steuern nährt deine Seele und verbindet dich mit deinem Herzen. Wiederholte Affirmationen und Mantras wirken sich regenerierend auf dein Inneres aus, sodass du dich geerdeter und mehr mit dir im Reinen fühlen kannst. Wenn du diese Aussagen und Worte beharrlich wiederholst, wirst du buchstäblich zu dem, was du sagst. Diese Aussagen werden eins mit dir. Auch dein Geist liebt Wiederholungen, sodass dies eine effektive Methode ist, deinem Unterbewusstsein deine Kernwerte und Überzeugungen einzuflößen.

Obwohl Affirmationen und Mantras oft so verwendet werden, als wären sie austauschbar, besteht ein feiner Unterschied zwischen ihnen.

Mantras haben ihren Ursprung in den buddhistischen Traditionen und beziehen sich auf Klänge, Wörter, Gebete und Wendungen, die den Geist beruhigen sollen, damit man seine Meditation vertiefen kann. Ein Mantra kann ein einzelnes Wort wie *Om, Frieden, Liebe, Ruhe* oder *Erlösung* sein. Es kann aus einem Satz oder mehreren Sätzen bestehen wie das hawaiianische Hoʻoponopono (»in Ordnung bringen«) genannte Vergebungsritual, bei dem man alle oder ein paar dieser vier Sätze wiederholt: »Es tut mir leid. Bitte vergib mir. Ich danke dir. Ich liebe dich.«

Positive Affirmationen sind eine von Neurowissenschaftlern in den 1970er-Jahren entwickelte Technik, Sprache bewusst zu verwenden, um destruktive oder unangenehme Gedankenmuster neu zu vernetzen. Rund anderthalb Jahrzehnte später machte Louise Hay mit ihrem Buch *Gesundheit für Körper und Seele* Affirmationen der breiten Bevölkerung zugänglich. Hier sind einige meiner Lieblingsaffirmationen, die ich regelmäßig nutze:

- Bei mir klappt immer alles.
- Was ich brauche, ist immer unterwegs zu mir.
- Ich werde geliebt, ich bin würdig, und ich genüge so, wie ich bin.
- Der nächste Schritt ist möglich, wenn ich bereit dafür bin.
- Je mehr ich mich entspanne und mein Leben genieße, desto erfüllter fühle ich mich.
- Liebe fließt zu mir und durch mich hindurch.
- Ich bin so glücklich und dankbar für mein Leben.
- Meine Träume entfalten sich perfekt gemäß ihrem eigenen perfekten Timing.
- Ich vertraue auf die göttliche Führung.
- Ich bin offen dafür, etwas mit Leichtigkeit zu empfangen.
- Mein Geist ist brillant. Kreativität fließt mühelos durch mich hindurch.
- Mein Körper ist mein Tempel.
- Ich verdiene nur das Allerbeste.
- Ich gehe meinen Weg voller Freude.

- Meine Geschichte zu Seiner Ehre.
- Ich bin ein Gefäß der Liebe und des Dienens.

»Ich bin« wird in Affirmationen gern als starke Identitätserklärung im gegenwärtigen Moment benutzt. Wenn du gerade erst anfängst, Affirmationen zu nutzen, würde ich dir wärmstens empfehlen, einige der oben aufgeführten auszuprobieren oder ein paar eigene zusammenzustellen. Hier sind einige wichtige Tipps, die mir geholfen haben, effektive und motivierende Affirmationen zu formulieren.

4 Schlüssel zu Affirmationen, die funktionieren

1. **Halte sie allgemein:** Die effektivsten Sätze sind nicht auf eine bestimmte Situation, einen bestimmten Wunsch oder ein bestimmtes Ziel zugeschnitten, sondern allgemeiner gehalten. Eine zu große Genauigkeit kann nämlich dazu führen, dass Widerstand und Zweifel in die Affirmation Eingang finden. Wenn deine Affirmationen Zweifel und Angst bei dir auslösen, sind sie vielleicht zu spezifisch oder auf eine Weise formuliert, die für dich nicht richtig ist. Sie allgemein zu halten ist immer hilfreich. *Was ich mir wünsche, ist immer unterwegs zu mir,* ist allgemeiner und leichter zu akzeptieren als *Ich werde in einem Jahr in meinem Traumhaus leben.* Die zweite Aussage ist sowohl in Bezug auf den Wunsch als auch den Zeitrahmen spezifischer, sodass es leicht dazu kommen kann, dass dein Geist anfängt, sich Dinge auszudenken, sich auf das *Wie* zu fixieren und dabei gestresster und verwirrter wird.
2. **Verwende positive Formulierungen:** Die wirkmächtigsten Affirmationen sind positiv formuliert. Statt zu sagen: *Ich lasse meine negativen Gedanken los,* sage: *Ich trete jeden Tag in meine Kraft* oder *Ich fühle mich jeden Tag besser.* Dein Geist kennt nicht den Unterschied zwischen etwas, worauf du dich konzentrierst, weil

du versuchst, es zu bekommen, und etwas, worauf du dich konzentrierst, weil du es vermeiden möchtest. Du wirst dich immer auf das zubewegen, worauf du dich konzentrierst. Deswegen könnte die Aussage *Ich möchte mit jemandem zusammen sein, der mich nicht betrügt*, dir jemanden bringen, der dich *tatsächlich* betrügt. Sage stattdessen: *Ich finde eine liebevolle Beziehung mit jemandem, der mich über alles liebt.* Das Ergebnis wird viel besser sein.

3. **Wähle die Gegenwartsform:** Affirmationen haben die Macht, die Zeit aufzulösen, und führen dir vor Augen, was du in Zukunft erschaffen möchtest. Aus diesem Grund ist es wichtig, für deine Aussagen die Gegenwartsform zu wählen. Statt zu sagen: *Ich werde schuldenfrei sein*, sage: *Ich genieße finanzielle Freiheit.* Wenn die Genauigkeit der zweiten Aussage bei dir Zweifel oder Widerstand hervorruft, dann wähle eine noch allgemeinere Formulierung: *Ich genieße Freiheit in meinem Leben* oder *Ich fühle mich frei und ermächtigt.*
4. **Verwende Aussagen, die sich gut anfühlen:** Die Affirmationen, die ich weitergegeben habe, fühlen sich gut für mich an. Sie existieren innerhalb meiner Komfortzone. Du sollst dich mit deinen Affirmationen wohlfühlen. Fühlt sich eine Affirmation, die du wählen möchtest, jedoch unangenehm an, kannst du einen wunderbaren Trick benutzen, um sie nach und nach in deine Komfortzone hineinzuziehen. Stelle der Affirmation eine Aussage voran wie *Ich arbeite daran* oder *Ich lerne zu.* Du könntest zum Beispiel sagen: *Ich lerne, darauf zu vertrauen, dass bei mir immer alles klappt.*

Wenn du bewusst deine Worte wählst, kannst du auch bewusster darangehen, dir dein Leben zu gestalten. Mantras und Affirmationen sind äußerst wirkmächtige Tools, weil sie dir helfen, bewusst einen ermächtigenden Gedanken (und damit ein ermächtigendes Leben) zu wählen.

Komfortzonen-Übung Nr. 15: Formuliere deine eigenen Affirmationen

1. Nutze die oben dargestellten Leitlinien, um mindestens eine Affirmation zu formulieren. Achte darauf, dass sie allgemein und positiv gehalten ist und sich gut anfühlt. Wähle die Gegenwartsform.
2. Vergegenwärtige dir dein erweitertes Selbst. Wie lauten dessen Affirmationen? Lass dir wenigstens eine einfallen, die du dir selbst täglich vorsagst.
3. Wiederhole diese Affirmation mindestens fünfmal pro Tag, und wähle dafür Zeiten, in denen du nicht in einem Meeting bist. Du kannst dich zum Beispiel jeweils von einem Wecker daran erinnern lassen. Wenn dein Wecker klingelt, dann nimm dir einen Moment Zeit, wiederhole die Aussage ein paarmal, und identifiziere dich mit ihr, bevor du dich wieder deinem Tagesgeschehen widmest. Manchmal musst du die Affirmation sehr oft wiederholen, bevor du dich vollkommen mit ihr identifizieren kannst. Das ist in Ordnung!

Was du erreicht hast

Wow, ich freue mich so für dich! Du hast gerade ein sehr wichtiges Kapitel abgeschlossen. Gut gemacht! Auch wenn du bereits mit positiven Selbstgesprächen vertraut bist, hoffe ich doch, dass du ein paar neue Möglichkeiten geschaffen hast, sie aus der Perspektive deines erweiterten Selbst zu führen.

Manchmal lassen wir zu, dass Angst, Sorgen und Zweifel einen größeren Teil von uns blockieren. Wir fühlen uns unwürdig. Selbst wenn du gerade eine Aussage formuliert hast, die sich im Moment für dich nicht wahr anfühlt, von der du dir jedoch wünschst, sie würde es tun, bist du auf dem richtigen Weg. Wirklich, das bist du. Wenn du diese Aussage oft genug wiederholst, wird sie sich schließlich so richtig anfühlen wie jede Aussage, die dir schon jetzt leicht von der Zunge geht. Jede Zelle in deinem Körper wird ihre Wahrheit spüren, das verspreche ich dir. Und es bedeutet nicht, dass du dich anlügst, sondern dass du dich buchstäblich erinnerst, wer du bist.

Als Nächstes werden wir die Macht der Emotionen erforschen und ergründen, wie du deine Gefühle nutzen kannst, um deine Komfortzone zu nähren.

Kapitel 14

STEUERE DEINE EMOTIONEN

Emotionen können chaotisch sein. Doch sie sind das, was uns menschlich macht. Wenn du die Kunst beherrschst, deine Emotionen zu erkennen, zu verstehen und zu steuern, werden sie zu deinem größten Plus in der physischen Realität.

Im Lauf der Jahre habe ich festgestellt, dass ich in meiner Komfortzone bleiben und sie gleichzeitig erweitern kann, wenn ich mich im Einklang mit meinen Gefühlen befinde. Es gab Zeiten, in denen ich abgeglitten bin und mich plötzlich tief in meiner Selbstzufriedenheitszone wiedergefunden habe. Wenn ich diese Momente in meinem Leben untersuche, sehe ich, dass ich mich deswegen so weit aus meiner Komfortzone entfernt habe, ohne es auch nur zu merken, weil ich meinen emotionalen Zustand geleugnet habe oder er mir nicht bewusst war.

Es ist wichtig zu wissen, wann man die Komfortzone verlassen hat. Da du ein dich ständig weiterentwickelndes Wesen bist und das Leben am aufregendsten und unterhaltsamsten ist, wenn du deine Komfortzone erweiterst und deine Träume verfolgst, ist es nur allzu leicht, über das Ziel hinauszuschießen und außerhalb dessen zu landen, was sich für dich richtig und angenehm anfühlt. Wenn du dir deiner Gefühle nicht bewusst bist, könnte es schwierig sein, anschließend wieder in deine Komfortzone zurückzufinden.

In Schritt 1 und 2 des Create-with-Comfort-Prozesses hast du deine Komfortzone kennengelernt und deinen Ausgangsort definiert. Du hast herausgefunden, wie deine Komfortzone sich deinen Wünschen entsprechend erweitern soll und welche anderen Lebenserfahrungen du in sie hineinbringen möchtest. Du hast deine Wünsche artikuliert und sie auf dein Komfortzonen-Visionboard aufgenommen. Dabei hast du gemerkt, dass sich einiges von dem, was du dir wünschst, nur knapp außerhalb deiner Komfortzone befindet, fast in Reichweite. Dass du diese Dinge erreichen könntest, wenn du deine Komfortzone nur ein bisschen erweitern würdest. Du hast auch festgestellt, dass sich einiges von dem, was du dir wünschst, so weit außerhalb deiner Komfortzone befindet, dass kein Plan in Sicht ist, wie du es realisieren könntest.

Wenn wir zu Schritt 3: Festlegen des Create-with-Comfort-Prozesses gelangen, werde ich Techniken, Tools, Mindset-Shifts und Prozesse vorstellen, die dir helfen, deine Komfortzone zu erweitern, bis sie alles umfasst, was du auf deinem Visionboard angebracht hast. Doch zuerst müssen wir über Emotionen sprechen, denn diese zu verstehen und zu steuern hilft dir ganz wesentlich dabei, deine Vision davon, wohin du gehst, zu entwickeln und an ihr festzuhalten – und ist eine der besten Möglichkeiten sicherzustellen, dass du tatsächlich dorthin gelangst.

SCHMERZ IST KEIN FORTSCHRITT

Vor vielen Jahren sprach ich mit einem Herrn, den ich in einem Achtsamkeitsseminar kennengelernt hatte. Wir tauschten Geschichten über unsere spirituellen Reisen aus, und er erzählte mir, dass er den größten Teil seines Erwachsenenlebens wütend, deprimiert und unglücklich gewesen sei, aber geglaubt habe, dass es ihm gut gehe. Er hatte nicht erkannt, dass er deprimiert war. Seine Schwester hatte ihn einmal gefragt, was nötig sei, damit er glücklich wäre, was ihn völlig verblüffte. »Ich bin glücklich!«, hatte er ausgerufen. Wenige Jahre später fand er sich mitten in einem hässlichen Scheidungsprozess wieder. Er hatte alle möglichen gesundheitlichen Probleme und damals das Gefühl, kurz vor einem Nervenzusammenbruch zu stehen. Es musste sich etwas ändern. Und so buchte er eine einfache Fahrkarte nach Indien, wo er die nächsten vier Monate allein herumreiste und auf der Suche nach Hilfe und Rat verschiedene Meditationszentren besuchte. Schließlich fand er die Erleichterung und den inneren Frieden, nach dem er suchte.

Das Interessante an der Geschichte – und das, woran ich denke, wenn ich mich an unsere Begegnung erinnere – ist, dass er erst erkannte, wie unglücklich er gewesen war, *nachdem* er inneren Frieden und inneres Glück gefunden hatte. Er sagte, er habe sich immer für einen relativ glücklichen Menschen gehalten. Er hatte sich so sehr an sein innerliches Unbehagen und sein Unglücklichsein gewöhnt, dass er nicht einmal merkte, dass er aus der Überlebenszone heraus agierte. Doch sobald er in seine Komfortzone zurückgekehrt war, wurde ihm bewusst, dass er sich sehr unwohl und gehetzt gefühlt und ständig unter Stress gestanden hatte.

Wenn du dich daran gewöhnt hast, in deiner Komfortzone zu leben, wirst du ganz von selbst weniger Zeit in der Überlebenszone und der Selbstzufriedenheitszone verbringen und erkennen, dass Schmerz kein Maßstab für die Fortschritte sein muss, die du erzielen möchtest.

Stell dir vor, du würdest dich auf einen Stuhl setzen, aus dessen Sitz eine Reißzwecke hervorragt. Würdest du nicht sofort wieder aufspringen? Wenn du aus deiner Komfortzone heraus lebst, ist das Eintreten in deine Überlebens- oder Selbstzufriedenheitszone der Erfahrung, dich auf eine Reißzwecke zu setzen, ähnlich. Zu wissen, wie es sich anfühlt, in der Komfortzone zu leben, ist vergleichbar mit dem Wissen, wie sich ein Stuhl anfühlen soll, wenn du dich auf ihm niederlässt. Es soll angenehm sein, und es sollen keine scharfen Gegenstände aus ihm hervorstehen.

Leider leben wir in einer Gesellschaft, in der es nicht nur normal geworden ist, auf Reißzwecken zu sitzen, sondern in der Menschen, die nicht auf ihnen sitzen wollen, angeprangert werden. Wir leben in einer Welt, die sagt: »Wenn du ein echter Draufgänger bist, wenn du tough und heldenhaft bist, wenn du dich selbst beweisen willst, dann setzt du dich auf diese Reißzwecke, und es wird dir gefallen! Du wirst dich nicht beklagen, denn auf dieser Reißzwecke zu sitzen ist dein Initiationsritus. Je länger und auf je mehr Reißzwecken du sitzen kannst, desto stärker bist du, und desto mehr verdienst du es, erfolgreich zu sein.« Und dieser Person, die einen reißzweckenfreien, bequemen Sitz wählt, wird unsere rückwärtsgewandte Gesellschaft zurufen: »Du verdienst diesen Sitz nicht! Du hast ihn dir nicht erarbeitet! Es ist egoistisch von dir, dass du nicht zuerst auf einer Reißzwecke gesessen hast! Wie kannst du es wagen!?«

Es klingt lächerlich, doch genau das sagen wir, wenn wir Unbehagen und Arbeitsüberlastung auf Kosten unseres eigenen Wohlergehens glorifizieren. Leider musst du in einer Welt, in der sich die meisten Menschen daran gewöhnt haben, den ganzen Tag lang auf Reißzwecken zu sitzen, bereit sein, dich von dieser Art Programmierung zu befreien, wenn du ohne Schuldgefühle auf einem bequemen Stuhl sitzen willst.

Zu erkennen, dass du aus deiner Komfortzone herausgetreten bist, macht es dir möglich, den Weg dorthin zurückzufinden. Diese Fähigkeit zu entwickeln, ist enorm wichtig, weil du dich ohne sie bei Schritt 3 des Create-with-Comfort-Prozesses nur allzu leicht aus ihr herausbewegst. Je schneller du erkennst, dass du deine Komfortzone verlassen hast, und in sie zurückkehrst, desto schneller wirst du dich sicher fühlen, dich Stück um Stück auf das erweiterte Leben zuzubewegen, das du dir erschaffen möchtest.

EMOTIONALEN STÜRMEN TROTZEN

Wenn ich an Emotionen denke, kommt mir oft das Wetter in den Sinn. Bei vielen Menschen ändern sich die Emotionen ständig, so wie das Wetter. Jede Brise bringt ihr Leben durcheinander, entwurzelt sie und lässt sie ins Schleudern geraten. Das macht ihr Leben sehr schwierig, ja, vielleicht sogar nicht lebbar. Sie sind dauernd ihren sich stets ändernden Emotionen schutzlos ausgeliefert.

Da sie unaufhörlich mit den auf Angst basierenden, reaktionären Emotionsstürmen beschäftig sind, fühlen sie sich hilflos und allein und sind wütend, frustriert und verzweifelt. Je mehr wir uns unseren emotionalen Hochs und Tiefs ausliefern, desto feindlicher und unsicherer wird die uns umgebende Welt. Ich habe oft festgestellt, dass diese feindliche, unsichere Welt, in der wir ständig unseren emotionalen Stürmen ausgeliefert sind, diejenige Welt ist, in der wir leben, wenn wir außerhalb unserer Komfortzone agieren.

Wie anders kommst du mit dem Wetter zurecht, wenn du dich in der Sicherheit deines Zuhauses befindest? Lass uns einen Moment lang zu dem Vergleich deiner Komfortzone mit einem physischen Zuhause zurückkehren. Wenn du in einem Haus wohnst, in dem du dich sicher fühlst, wirst du dich vor den Elementen geschützt fühlen. Doch wenn es in der Decke deines Hauses undichte Stellen gibt, die Wände verrotten oder schimmeln, es Probleme mit der Elektrizität oder den Rohrleitungen gibt, machst du dir vielleicht zu Recht Sorgen, wenn es plötzlich draußen zu regnen beginnt. Dasselbe ist der Fall, wenn du dein inneres Zuhause vernachlässigst. Fühlst du dich innerlich unsicher, kann sich schon die kleinste äußere Unsicherheit bedrohlich anfühlen. Hast du dir jedoch ein gesundes, sicheres Zuhause, eine Komfortzone, geschaffen, kannst du praktisch jedem emotionalen Sturm trotzen.

Wenn du eine Komfortzone kultivierst, die sich sicher anfühlt und dir die Freiheit gibt, dich selbst zum Ausdruck zu bringen und Spaß zu haben, eroberst du dir dein Leben zurück, weil du deinen

Emotionen nicht länger ausgeliefert bist. Egal, welche Emotionen du gerade haben magst, du wirst dich weiterhin sicher fühlen, dich an deinen Wert erinnern, ein Gefühl des Vertrauens und der Zugehörigkeit empfinden und auf deine Fähigkeit vertrauen, jede Situation zu überstehen.

IDENTIFIZIERE DEINE EMOTIONEN

Emotionen sind Informationen. Sie verraten dir, ob du dich innerhalb oder außerhalb deiner Komfortzone befindest. Sie können dir auch, wenn nötig, helfen, wieder zurück in deine Komfortzone zu finden.

Schau dir die Tabelle der häufigsten Emotionen auf der folgenden Seite an. Je geringer der Abstand zu deiner Komfortzone ist, desto besser werden sich deine Emotionen anfühlen. Je größer der Abstand ist, desto angsterfüllter werden sie. Zu lernen, deine Emotionen zu beobachten und sie korrekt und urteilsfrei zu identifizieren, ist der erste Schritt, sie bewusst zu ändern und dazu zu nutzen, zurück in deine Komfortzone zu gelangen.

Die häufigsten Emotionen

KOMFORTZONE

Freude / Wissen
Freiheit / Liebe
Ermächtigung
Wertschätzung
Leidenschaft
Enthusiasmus
Positive Erwartung / Glaube
Optimismus
Hoffnung
Zufriedenheit

ÜBERLEBENSZONE

Rastlosigkeit
Pessimismus
Frustration / Irritation
Ungeduld
Angst / Überforderung
Enttäuschung
Zweifel
Sorge
Schuld
Neid

SELBSTZUFRIEDENHEITSZONE

Langeweile
Entmutigung
Zorn
Hass
Eifersucht
Unsicherheit / Schuld
Unwürdigkeit
Angst / Leid / Depression
Scham
Machtlosigkeit

Du kannst deine Emotionen nutzen, um zurück in deine Komfortzone zu gelangen, indem du ständig Entscheidungen triffst, die dafür sorgen, dass du dich ein kleines bisschen besser fühlst. Wenn du zum Beispiel für die Selbstzufriedenheitszone typische Emotionen hast, kannst du dich in die Überlebenszone und dann in die Komfortzone begeben, indem du deine Art zu fühlen änderst. Du fühlst dich vielleicht zuerst unsicher (Selbstzufriedenheitszone), dann frustriert (Überlebenszone) und schließlich hoffnungsvoll (Komfortzone).

Allein zu erkennen, was du empfindest, befreit dich oft von negativen Emotionen und ermöglicht es dir, dich besser zu fühlen. Tut es das nicht, kannst du entweder im Kopf oder während du in dein Tagebuch schreibst, tiefergehende Arbeit leisten.

Nehmen wir zum Beispiel an, dass ich eifersüchtig bin. Ich verstehe nicht, warum, weil ich mit allem zufrieden sein sollte, was gut läuft. Statt mich selbst dafür zu verurteilen, Eifersucht zu empfinden, beobachte ich dieses Gefühl einfach und erkenne es an. Dabei wird mir klar, dass ich mich an der Person, die diese Eifersucht verursacht hat, rächen will. Daraufhin kann ich dieses widerliche Gefühl der Wut und Rachlust in Inspiration umwandeln. Wenn wir ein Gefühl identifizieren und beobachten, wird oft deutlich, aus welchem Grund wir es haben. Als bewusste Beobachter können wir es dann – umgewandelt – zurück in unsere Komfortzone lenken.

Sollte es dir jedoch schwerfallen, ein Gefühl, das du gerade hast, genau zu benennen, kannst du dein körperliches Empfinden beobachten. Emotionen tauchen oft zusammen mit chemischen Reaktionen auf, die eine körperliche Empfindung verursachen. Bist du zum Beispiel wütend, läuft vielleicht dein Gesicht rot an, bist du traurig, hast du möglicherweise einen Kloß im Hals, und wenn du Angst hast, hast du eventuell ein Druckgefühl in der Brust.

Sobald du ein Gefühl identifiziert hast, kannst du die Wahrnehmung von diesem Gefühl vertiefen, indem du deine Aufmerksamkeit auf deinen Körper und darauf lenkst, was du körperlich empfindest. Wo genau taucht diese Empfindung auf? Wie würdest du sie beschreiben? Stell dir vor, dass du deiner besten Freundin schilderst, wie diese Emotion sich in deinem Körper zeigt.

Auch hier wirst du vielleicht merken, dass sich das Gefühl, das du empfindest, auflöst und du dich ein wenig besser fühlst, sobald du dir deiner körperlichen Empfindung bewusst geworden bist. Indem du zum Beispiel beobachtest, wie sich Frustration in deinem Körper anfühlt, spürst du möglicherweise, dass die Frustration nachlässt. Wenn das geschieht, herzlichen Glückwunsch! Du bist in deine Komfortzone zurückgekehrt.

Wenn es sich bei den Emotionen in deiner Komfortzone vorwiegend um solche handelt, die sich so wie Leichtigkeit, Hoffnung, Liebe, Zugehörigkeit, Wertschätzung und Würdigkeit gut anfühlen, dann ist es nur logisch, dass sich negative Gefühle einstellen, sobald du deine Komfortzone verlässt. Tatsächlich werden deine Emotionen umso unangenehmer, je weiter du dich von deiner Komfortzone entfernst. Je mehr Zeit du getrennt von dir verbringst, desto unsicherer und angsterfüllter wird die Welt. Da nimmt es nicht

Ich glaube, dass die einzig wahre und dauerhafte Lösung, Angst zu überwinden, darin besteht, in unsere Komfortzone zurückzukehren und uns von diesem Ort der Sicherheit, Klarheit und Kraft aus der Situation zu stellen.

wunder, dass eine Welt, die dem Leben außerhalb der Komfortzone Priorität einräumt, eine Welt voller Ängste ist, in der die meisten Entscheidungen als Reaktion auf Angst statt auf Inspiration getroffen werden.

Ich glaube, dass die einzig wahre und dauerhafte Lösung, Angst zu überwinden, darin besteht, in unsere Komfortzone zurückzukehren und uns der Situation von diesem Ort der Sicherheit, Klarheit und Kraft aus zu stellen. Wenn wir ein inneres Gefühl der Sicherheit haben, uns in unseren Beziehungen und unserem Zuhause sicher fühlen und uns unserer Fähigkeiten und Grenzen sicher sind, ist es viel leichter, den Gefahren zu begegnen, von denen wir umgeben sind.

Mein Leben änderte sich zum Besseren, als ich begann, Gefühle zu identifizieren, die außerhalb meiner Komfortzone lagen, mich von ihnen zu befreien und den Gefühlen, die ich innerhalb meiner Komfortzone fand, Vorrang einzuräumen und sie zu genießen.

Wenn es dir schwerfällt, deine Emotionen zu erkennen, kann ich dir nur Brené Browns Buch *Atlas of the Heart* empfehlen, das prima zu lesen ist und einige der häufigsten Emotionen detailliert auflistet.

Manchmal verwechseln wir Überzeugungen mit Emotionen, wenn wir Dinge sagen wie: »Ich habe das Gefühl, nie im Leben voranzukommen.« Bei dieser Aussage handelt es sich nicht um eine Emotion, denn wenn du die Wörter »Ich habe das Gefühl« weglässt, bleibt ein Gedanke übrig. Wenn du zu solchen Aussagen neigst, kannst du das »Change Your Limiting Beliefs Process«-Arbeitsblatt auf der Quellenseite für dieses Buch unter thecomfortzonebook.com/resources nutzen, um eine limitierende Überzeugung, die dir nicht länger dienlich ist, zu erkennen und zu ersetzen.

DIE KOMFORTZONE MIT DEN RICHTIGEN GEFÜHLEN VERLASSEN

Deine Komfortzone zu verlassen lässt sich nicht vermeiden, doch *wie* du sie verlässt, kann den Unterschied zwischen einem Gefühl der Verlassenheit und Angst und einem Gefühl der Zuversicht und inneren Ruhe ausmachen.

Stell dir vor, dass du dein physisches Zuhause an einem strahlend sonnigen Nachmittag verlässt. Egal, ob du für ein paar Stunden oder ein paar Tage weggehst, du bist dir sicher, dass du bald wieder nach Hause zurückkehren wirst. Du kennst deine Adresse, sodass du weißt, dass du den Weg zurück problemlos finden wirst. Du weißt, dass du, sobald du wieder zu Hause bist, in deinem Lieblingssessel sitzen oder dich hinlegen kannst, um dich auszuruhen und aufzutanken. Selbst wenn du dich auf dem Weg zu deinem Ziel oder auf dem Rückweg verfährst, zweifelst du nicht daran, dass du wieder nach Hause zurückfinden wirst.

Stell dir nun vor, dass du dein Haus mit dem Wissen verlässt, dass du vielleicht nie wieder zurückkommst, so als wärst du ein Soldat, der an die Front muss, oder ein Forscher, der ein Schiff besteigt, das zu weit entfernten Ländern aufbricht. Stell dir vor, du würdest nur mit dem, was du am Leib trägst, und dem Wissen, dass dies das letzte Mal in deinem Zuhause sein könnte, zur Haustür hinausgehen. Statt nach Hause zu kommen, reist du in fremde Länder, in denen du dich ständig verteidigen, um dein Überleben kämpfen und deinen Wert beweisen musst.

Diese zweite Art, sein Zuhause zu verlassen, ist auch die Art, wie die meisten Menschen ihre Komfortzone verlassen. Sie tun dies allein mit dem Ziel: *Ich muss mich unwohl fühlen, um erfolgreich zu sein, und kann nicht zurückkehren, bevor mir das gelungen ist!* Sie verlassen ihr inneres Zuhause, ohne einen richtigen Plan oder ein Ziel zu haben. Und indem sie sich selbst ins Exil schicken, berauben sie sich des Sicherheitsgefühls, das aus dem Wissen erwächst, immer ein Zuhause zu haben, zu dem man zurückkehren kann. Da sie das Leben in der Komfortzone mit Versagen assoziieren, weigern sie sich hartnäckig, wieder nach Hause zu kommen.

Denk einen Moment lang darüber nach, wie stark sich diese beiden Erfahrungen unterscheiden. Wie schwierig wäre es, ohne das Versprechen eines Zuhauses, in das du zurückkehren könntest, durchs Leben zu gehen? Und wie verloren würdest du dich fühlen, wenn du dich so weit von deinem Haus entfernen würdest, dass du nicht einmal wüsstest, *wie* du dorthin zurückfinden solltest, selbst wenn du es wolltest?

Ist es also verwunderlich, dass das Leben der meisten Menschen von Angst und Sorge oder von Abwehr und der Bereitschaft zu kämpfen bestimmt wird? Viele ertränken ihre Ängste in Aktivitäten, Beziehungen oder Drogen, die ihren Schmerz, von sich selbst getrennt zu sein, vorübergehend lindern. Indem sie Wohlbehagen mit Schwäche assoziieren und ihre Komfortzone um jeden Preis meiden, verwandeln sie sich in jene im Exil lebenden Soldaten, für die es normal geworden ist, in Angst zu leben. Einige haben vergessen, wie es ist, sich wohl, sicher und ausgeruht zu fühlen.

5 emotionale Anzeichen, dass du deine Komfortzone verlassen hast

Meiner Erfahrung nach gibt es fünf emotionale Indikatoren dafür, dass wir unsere Komfortzone verlassen haben. Wenn irgendeiner von ihnen auf dich zutrifft, dann weißt du, dass es an der Zeit ist, den Blick nach innen zu richten und deine innere Verfassung zu überprüfen. Ich würde sogar noch einen Schritt weitergehen und sagen, dass du je nachdem, ob du dich in deiner Komfortzone oder außerhalb von ihr befindest, auf ähnliche Situationen unterschiedliche emotionale Reaktionen zeigen wirst.

1. **Verwirrung** – Wenn es in deinem Inneren ein Chaos gibt, das dich aus deiner Komfortzone gedrängt hat, kannst du dich verwirrt fühlen. Dieses Gefühl ist dem von Chaos und Verwirrung ähnlich, das sich einstellt, wenn in deinem physischen Zuhause ein Durcheinander herrscht. Manchmal ist es einfach leichter, ein unordentliches Zuhause zu verlassen oder zu meiden, als es aufzuräumen. Dein inneres und dein äußeres Chaos sind eng miteinander verbunden. Deswegen fühlst du dich innerlich weniger verwirrt, wenn du in deinem äußeren Lebensraum Ordnung schaffst. Chaos in deinem Zuhause erzeugt ein Chaos in deinem Kopf. Umgekehrt bringt ein Chaos im Kopf ein Chaos in deinem physischen Zuhause hervor.
   - Übliche Aktionen, die Verwirrung erzeugen oder aufrechterhalten: zu viele Menschen um Rat zu bitten; immer wieder dieselben alten Geschichten zu erzählen; dir oder anderen gegenüber nicht ehrlich in Bezug auf deine wahren Gefühle, Gedanken oder Absichten zu sein; nicht auf deine eigene innere Führung zu hören oder zu vertrauen.
   - Was du tun kannst, um dich von deiner Verwirrung zu befreien: Hör auf, immer wieder dieselben alten Geschichten zu erzählen. Hör auf, andere um Rat zu bitten. Streiche jegliches *Ich sollte,* und lass deine Erwartungen los. Meditiere täglich (schon fünf bis zehn Minuten reichen). Führe Tagebuch. Sei dir selbst gegenüber ehrlich in Bezug auf deine Gefühle, Gedanken und Absichten. Hör auf deine innere Führung. Räume deinen Wohnbereich auf. Ordne deine Gedanken mithilfe von Listen.

2. **Eifersucht** – Wenn du auf andere eifersüchtig bist, richtet sich dein Blick nach außen statt nach innen. Du kannst nicht deine Fußböden saugen, wenn du mit einem Fernglas am Fenster sitzt und in den Hof von jemand anderem starrst. Eifersucht und Neid sind Manifestationen von Angst und resultieren oft aus dem Gefühl, »nicht zu genügen«, das heißt dem Gefühl, nicht gut genug, nicht erfolgreich genug, nicht attraktiv genug, nicht klug genug usw. zu sein. Ist dies der Fall, wachst du mit dem Gefühl auf, nicht genug geschlafen zu haben, und gehst mit dem Gefühl ins Bett, am Tag nicht genug getan zu haben. Eifersucht und das Gefühl, nicht zu genügen, können in jeden Aspekt deines Lebens vordringen und deine Beziehungen von innen zersetzen. Denn wenn du glaubst, dass du nicht genügst, wirst du versuchen, diesen Mangel auf Weisen auszugleichen, die dir und deinen Lieben oft schaden.
   - Übliche Aktionen, die Eifersucht erzeugen oder aufrechterhalten: sich auf das Außen zu fokussieren; das Leben anderer Menschen zu verklären; die eigenen Leistungen und Stärken abzuwerten oder abzutun; Vergleiche zu ziehen; sich auf das zu fokussieren, was du nicht hast, statt auf das, was du hast.
   - Was du tun kannst, um dich von deiner Eifersucht zu befreien: Fokussiere dich auf dein Inneres. Führe ein Dankbarkeitstagebuch. Feiere deine Siege. Finde eine Möglichkeit, dich ehrlich über die Erfolge anderer Menschen zu freuen. Hör auf, dich mit anderen zu vergleichen. Verwandle das Gefühl in Inspiration.
3. **Physischer Schmerz oder Verletzungen** – Physischer Schmerz und Verletzungen sind zwar keine Emotionen, werden aber oft von starken Gefühlen begleitet, die auf

Bereiche im Leben hinweisen, in denen du nicht auf dich selbst achtest. Wenn du dein inneres Wohlergehen lange genug ignorierst, versucht dein Körper, deine Aufmerksamkeit durch Verletzungen, Schmerzen oder Krankheiten zu erhalten. Normalerweise beginnt dies mit milden Symptomen und verstärkt sich im Lauf der Zeit, bis du gezwungen bist, deine Lebensweise neu zu bewerten.

- Übliche Aktionen, die körperliche Verletzungen oder Schmerzen verursachen oder aufrechterhalten können: frühe Anzeichen von körperlicher Belastung zu ignorieren; über die Schmerzgrenze hinauszugehen; sich wie ein Opfer zu fühlen; anderen die Schuld zu geben.
- Was du tun kannst, um von körperlichen Verletzungen und Schmerzen zu genesen und in deine Komfortzone zurückzukehren: Räume der Selbstfürsorge Vorrang ein. Entschleunige dein Leben, um dich um deinen Körper und deinen Geist zu kümmern. Übernimm die Verantwortung für deine Schmerzen. Frage: »Was versucht diese Verletzung mir zu sagen?«

4. **Überforderung** – Wenn du Stress ignorierst und trotz deiner inneren Alarmzeichen unverändert weitermachst, kann dies ein starkes Gefühlschaos auslösen, das dich völlig lähmt oder zu schlechten Entscheidungen führt. Fühlst du dich überfordert, ist dein Stress so groß, dass du möglicherweise Schwierigkeiten hast, zu denken und zu funktionieren. Du willst dann nur noch dichtmachen, weglaufen oder weinend zusammenbrechen.

- Übliche Aktionen, die eine ständige Überforderung nach sich ziehen oder aufrechterhalten können: trotz Stress, Erschöpfung, schlechter Ernährung oder Flüssigkeitsmangel weiterzumachen; sich nicht auszuruhen; nicht um Hilfe zu bitten.

- Was du tun kannst, um dich nicht länger überfordert zu fühlen und in deine Komfortzone zurückzukehren: Mach eine Pause. Weine. Mach ein Mittagsschläfchen. Geh spazieren. Bitte um Hilfe. Kommuniziere, dass du Unterstützung brauchst. Trink Wasser. Iss etwas Nährstoffreiches. Hol tief Luft. Ordne deine Gedanken mithilfe von Listen, und delegiere, streiche oder verschiebe dann Aufgaben, die nicht lebenswichtig sind.

5. **Innere Unruhe** – Wenn du Angst vor künftigen Ereignissen oder möglichen Resultaten hast, verspürst du innere Unruhe. Unternimmst du nichts gegen diese Unruhe, kann dies zu physischen Erkrankungen und Schlaflosigkeit führen und deine Beziehungen stark belasten.
   - Übliche Aktionen, die innere Unruhe hervorrufen oder aufrechterhalten können: dir über Dinge Sorgen zu machen, die außerhalb deiner Kontrolle liegen; Situationen und Menschen zu meiden; negative Gedanken zu haben; frühe Warnzeichen zu ignorieren.
   - Was du tun kannst, um die innere Unruhe loszuwerden und in deine Komfortzone zurückzukehren: Komm ins Hier und Jetzt. Meditiere. Treibe Sport. Ruh dich aus.

NUTZE EMOTIONEN, UM IN DEINER KOMFORTZONE ZU BLEIBEN

DIE KOMFORTZONEN-DENKWEISE

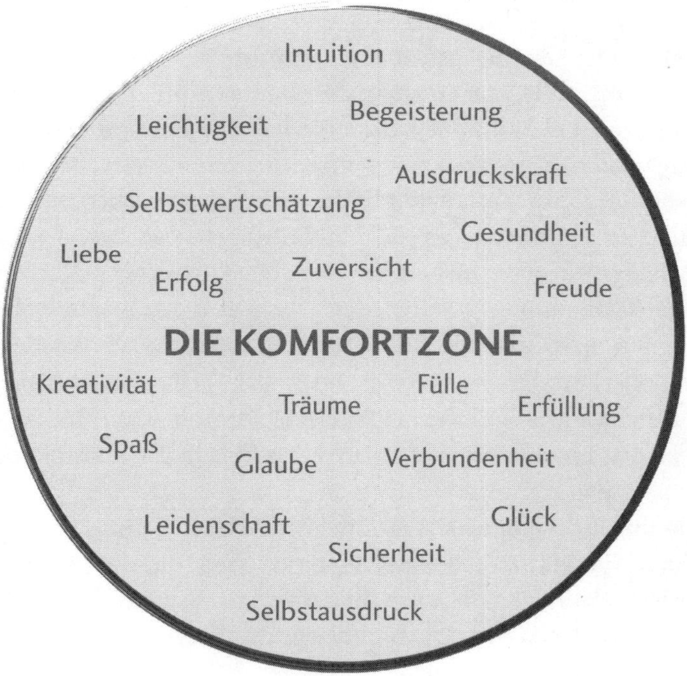

Wenn du den Create-with-Comfort-Prozess nutzt, um bewusst dein Leben zu gestalten, ist es nicht unüblich, dass du hin und wieder einen unglaublichen, ja wunderbaren Sprung vorwärts machst. Die Effektivität dieses machtvollen und transformativen Prozesses hängt von deiner Fähigkeit ab, in deiner Komfortzone zu bleiben, während du die drei Schritte dieses Prozesses durchläufst. Deswegen würde ich gern einige der Praktiken mit dir teilen, die mir helfen, in meiner Komfortzone zu bleiben, wenn ich an ihre Grenzen stoße.

Schärfe deinen Fokus

Eine Möglichkeit, bewusst mehr Zeit in deiner Komfortzone zu verbringen, ist die, sich mehr auf die Komfortzonen-Emotionen zu fokussieren und Emotionen, die außerhalb dieser Zone existieren, weniger Aufmerksamkeit zu schenken.

Komfortzonen-Emotionen fühlen sich gut an. Sicherheit, Vertrauen, Zuversicht und ein Gefühl der Zugehörigkeit und Erfüllung bilden das Herzstück dieser Emotionen. Je weiter du dich aus deiner Komfortzone entfernst, desto mehr Feindseligkeit wirst du begegnen, und desto angstbasierter und reaktiver werden deine Emotionen werden. Angst, Wut, Frustration, Hoffnungslosigkeit, Einsamkeit sowie Verlorenheits- und Verlassenheitsgefühle gehören zu den Emotionen, mit denen du außerhalb der Komfortzone in Berührung kommst.

Wenn ich dir empfehle, Emotionen, die sich gut anfühlen, mehr Aufmerksamkeit zu schenken als Emotionen, die sich nicht gut anfühlen, dann plädiere ich nicht dafür, dass du deine Emotionen ignorierst oder abtust. Du fühlst, was du fühlst, und deine Gefühle sind völlig in Ordnung. Egal, welches Gefühl du hast, wichtig ist, es auf die gleiche Weise zur Kenntnis zu nehmen, wie du vor dem Verlassen des Hauses das Wetter zur Kenntnis nehmen würdest. Müsstest du zum Beispiel bei Regen nach draußen gehen, um eine Besorgung zu machen, wäre dies keine angenehme Erfahrung, wenn du so tun würdest, als würde es nicht regnen. Ähnlich würde es unnötige Spannungen zwischen dir und einer Freundin erzeugen, würdest du während einer Unterhaltung Frust oder Groll oder Wut ihr gegenüber empfinden und diese Gefühle ignorieren.

Doch es ist schädlich, unverhältnismäßig viel Energie für die Beschäftigung mit unangenehmen Emotionen aufzuwenden. Wenn du im Regen eine Besorgung machen müsstest, wäre die Erfahrung nicht weniger unangenehm, wenn du dich ständig über den Regen beklagen und über jeden Tropfen ärgern würdest, der auf deinem Kopf landet. Unsere negativen Emotionen gehen so wie auch der Regen vorbei. Doch je mehr du gegen sie ankämpfst, über sie klagst oder sie als Beweis für deine Unwürdigkeit nutzt, desto länger wirst du unnötigerweise außerhalb deiner Komfortzone bleiben. Wenn du deine negativen Emotionen akzeptierst, kannst du sie, ohne gegen sie anzukämpfen, kommen und gehen lassen. Dadurch verringerst du die Zeit, die du mit ihnen verbringst.

Fühlst du dich hingegen gut, dann verbringe so viel Zeit mit diesen Emotionen wie möglich, und koste sie voll und ganz aus. Das heißt: Wenn du dich innerlich ruhig fühlst, froh oder zuversichtlich bist, dann nutze dieses Gefühl aus. Genieße es. Schreibe darüber, wie gut es sich anfühlt. Besinge es. Leg einen Song auf, und tanze zur Feier des Gefühls. Spür es, und verbringe so viel Zeit mit ihm, wie du kannst.

Die RARE-Methode

In meinem ersten Buch, *3 Minute Positivity Journal*, stelle ich einen von mir geschaffenen Prozess, die **RARE-Methode,** vor. Es handelt sich um ein Tool, das ich seit Jahren nutze, um negative Gedanken und damit auch negative Gefühle loszulassen. RARE ist ein Akronym, das für Recognize (erkennen), Accept (akzeptieren), Redefine (umdefinieren), Evolve (sich entwickeln) steht. Bei diesem Prozess geht es darum, zuerst den negativen Gedanken oder die negative Emotion zu **erkennen**, indem du dir seiner bzw. ihrer bewusst wirst. Dann **akzeptierst** du den Gedanken oder die Emotion, indem du es dir erlaubst, zu denken und zu spüren, was in diesem Moment für dich präsent ist. Da du weißt, dass Gedanken und Emotionen keine Fakten sind, kannst du den Gedanken dann **umdefinieren** und durch einen ersetzen, der sich ein bisschen besser anfühlt. *Umdefinieren* bedeutet, »noch einmal oder anders definieren«. Indem du deine negativen Gedanken erkennst, akzeptierst und umdefinierst, veränderst du deine Emotionen auf positive Weise und ermöglichst es dir und der Situation, **sich zu entwickeln**.

Innehalten. Atmen. Umdenken.

Je mehr du über etwas nachdenkst, desto mehr wirst du darüber nachdenken wollen. Unsere Gedanken und Emotionen gewinnen an Schwungkraft, und je mehr wir diese Schwungkraft fördern, desto länger bleiben sie bestehen. Und so scheint ein Problem, auf das du fixierst bist, massiver und damit auch schwerer lösbar zu werden. Je länger du über jemandes verletzende Worte oder Handlungen nachdenkst, desto wütender wirst du, und desto schwerer fällt es dir, ihm zu vergeben.

Deswegen ist die emotionale Intelligenz – die Fähigkeit, Emotionen zu nutzen, zu verstehen und zu steuern, um mit Herausforderungen fertigzuwerden und Beziehungen zu stärken – heutzutage ein so aktuelles Thema. Emotionale Muster können durchbrochen werden, wenn du dich nicht an die negativen Gedanken klammerst, die sie aufrechterhalten. Stattdessen kannst du es zulassen, dass diese Emotionen aus deinem System geschwemmt werden. Wenn du ein Gefühl kommen und gehen lässt oder die negativen Gedanken, die es verursacht haben, effektiv entschärfst, wird der chemische Prozess, der in deinem Körper aktiviert wurde, seinen Lauf nehmen, und du wirst in der Lage sein, klar zu denken.

Um dies erreichen zu können, nutze ich gern eine bestimmte Methode. Ich nenne sie **Innehalten. Atmen. Umdenken**.

Wenn ich mich in einem getriggerten Zustand befinde, klammere ich mich nicht an das Gefühl oder den Gedanken, der mir Unbehagen bereitet, sondern *halte inne*. Manchmal unterbreche ich einen Gedanken mitten im Satz. Es ist ein Stopptanz-Spiel, nur dass es innerlich stattfindet und die Tänzer meine Gedanken sind. Ich halte inne, um ganz ruhig zu werden, selbst wenn es nur für einen Moment ist. Manchmal stelle ich mir vor, dass jemand in mein Gehirn platzt. Plötzlich erstarren meine Gedanken, und dieser Fremde und ich betrachten meine im Raum schwebenden Gedanken.

Dann lasse ich all meine erstarrten Gedanken auf die Erde fallen, während ich ganz tief Luft hole. Ich halte den Atem ein paar Sekunden lang an und stoße ihn wieder aus. Manchmal wiederhole ich das noch zwei- oder dreimal. Am Ende ist das Gefühl dann verschwunden, und ich bin fähig, klarer zu denken.

Schließlich bin ich bereit für den dritten Schritt: Ich *denke* bewusst *um*, indem ich die Situation aus meiner Komfortzone heraus betrachte. Ich frage mich dann zum Beispiel: *Was würde ich denken, wenn ich mich jetzt sicher fühlen würde?* Oder ich bringe einen allgemeinen Gedanken ein wie: *Ich weiß, dass das funktionieren wird* oder *Ich muss das nicht jetzt gleich herausfinden* oder *Irgendwie wird mir auch das nutzen.*

Umzudenken ist wichtig, weil leicht dieselbe emotionale Schleife getriggert wird, wenn man die Gedanken reaktiviert, die diese Schleife erzeugt haben. Indem ich bewusst einen anderen Gedanken wähle, kann ich meine emotionale Reaktion auf eine Situation ändern und mich selbst zurück in meine Komfortzone leiten. Diese Übung bewusst und regelmäßig durchzuführen hat es mir ermöglicht, automatisch auf diesen erhöhten Level der emotionalen Intelligenz umzuschalten.

Komfortzonen-Übung Nr. 16: Aufgabe zur emotionalen Intelligenz

Achte den Rest des heutigen Tages darauf, wie du dich fühlst. Verbalisiere deine Emotionen, oder schreibe sie in dein Tagebuch. Wenn du auf einen der fünf Indikatoren (Verwirrung, Eifersucht, Schmerz/Verletzung, Überforderung, innere Unruhe) dafür stößt, dass du dich außerhalb deiner Komfortzone befindest, dann nutze die **Innehalten-Atmen-Umdenken**-Methode, um diesen Kreislauf zu durchbrechen.

Denk darüber nach, ob diese Methode dir geholfen hat, das Gefühl loszulassen, und überlege, was du gelernt hast. Halte deine Gedanken hierzu in deinem Tagebuch fest. Ich möchte dich dazu herausfordern, diese Methode während der nächsten sieben Tage zu nutzen und über deine Erfahrung Tagebuch zu führen.

Was du erreicht hast

Glückwunsch! Du hast Schritt 2 des Create-with-Comfort-Prozesses geschafft. In diesem Kapitel hast du gelernt, wie wichtig es ist, dir deiner Emotionen bewusst zu sein, um die Auswirkungen dieses Prozesses auf dein Leben zu maximieren.

Wenn du aus deiner Komfortzone heraus lebst, wird kein Gefühl, welcher Art auch immer, je deinen inneren Kern gefährden, weil du verstehst, dass Emotionen wie das Wetter vorübergehen und deine innere Welt nicht von ihnen beeinträchtigt werden muss.

Auf diese Weise zu leben ermöglicht es dir, die Emotionen zu genießen, die sich gut anfühlen. Und wenn sich ein Gefühl nicht gut anfühlt, bist du fähig und bereit, es kommen und gehen zu lassen. Das ist unglaublich ermächtigend, weil du, sobald ein Gefühl wieder gegangen ist, fähig bist, auf die jeweilige Situation von einem Ort der Klarheit und Ruhe aus zu reagieren statt von einem beeinträchtigten Daseinszustand aus. Je bewusster du deine Komfortzone erweiterst und in ihr lebst, desto einfacher wird es für dich, den Stürmen deines emotionalen Auf und Ab zu trotzen.

Ich hoffe, du erkennst, dass die Qualität deines Lebens von deiner Fähigkeit abhängt zu erkennen, wann du deine Komfortzone verlassen hast, damit du wieder in sie zurückkehren kannst.

Jetzt, wo du deinen Ausgangspunkt definiert, eine Vision von dem erweiterten Leben, das du leben möchtest, entwickelt und begonnen hast, die emotionale Achtsamkeit zu kultivieren, den unausweichlichen Wechsel in die Komfortzone und wieder aus ihr heraus zu steuern, bist du bereit für den dritten und letzten Schritt des Create-with-Comfort-Prozesses: FESTLEGEN.

In diesem nächsten Teil des Buches geht es darum, was du tun kannst, um der Verwirklichung deiner Träume immer näher zu kommen. So wie dein GPS dich nach und nach zu deinem Ziel führt, so werden dich die im nächsten Teil vorgestellten Tools Entscheidung für Entscheidung zu deinem besten Leben führen.

Kapitel 15

PASS DICH AN, UM DEINE KOMFORTZONE ZU ERWEITERN

Das Leben voll auszuschöpfen und zu bereichern bedeutet, Neues auszuprobieren, Möglichkeiten wahrzunehmen, Spaß zu haben und damit leben zu können, dass wir auf unserem Weg Fehler machen. Solange du die Reise genießt und bei diesem Prozess etwas lernst, kannst du nichts falsch machen.

Ich erinnere mich an meine ersten Tanzstunden. Ich habe schon immer liebend gern getanzt und wollte unbedingt lernen, mit einem Partner zu tanzen. Bei dem Gedanken, mich im siebten Himmel zu fühlen, während wir zusammen über eine Tanzfläche glitten, lief mir jedes Mal ein sanfter Schauer über den Rücken. Und so organisierte mein Mann vor wenigen Jahren als Geschenk zum Valentinstag private Tanzstunden für uns. Es war eine sehr selbstlose Geste, denn er hatte noch nie Interesse am Tanzen gehabt und war immer ziemlich unkoordiniert und tollpatschig gewesen, wenn er auch nur den leisesten Versuch dazu unternommen hatte.

Als wir unsere erste Tanzstunde hatten, verflüchtigten sich meine Fantasien von meiner *Dancing with the Stars*-Version sehr schnell – davon, mühelos und romantisch durch den Raum zu schweben. Zusammen tanzen zu lernen war eine Herausforderung. Mein

Mann empfand die Schritte als schwierig und hatte, obwohl er Musik liebt, große Probleme, den Takt zu halten. Die Art, wie er mich hielt, während wir uns bewegten, fühlte sich steif und unnatürlich an. Tatsächlich ergaben einige der Schritte für ihn keinen Sinn. Zu allem Überfluss hörte ich nicht auf, die Schritte meines Mannes vorauszuahnen, egal, wie oft unsere Lehrerin mich ermahnte, ihm die Führung zu überlassen. Dabei tat ich manchmal etwas völlig anderes, als ich hätte tun sollen, sodass wir zusammenstießen.

Als wir nach unserer ersten Stunde nach Hause kamen, konnte er sich kaum noch an die Schritte erinnern, die wir im Unterricht gelernt hatten. »Mit welchem Fuß habe ich angefangen?«, fragte er. »Hab ich einen Schritt vorwärts oder rückwärts gemacht? Warte mal! Gab es da nicht einen Schritt seitwärts? Wie war noch das Timing?«

Unsere Lehrerin hatte uns gesagt, wir sollten nur zu Hause üben, wenn wir uns der im Unterricht gelernten Schritte hundertprozentig sicher seien. »Übung macht *nicht* den Meister«, warnte sie. »Übung verfestigt alles.« Sie wollte nicht, dass wir etwas verfestigten, was nicht richtig war.

Statt zu üben, versuchten wir also, uns an die Schrittfolge zu erinnern, indem wir einander nach den »richtigen« Schritten fragten.

Das ist aussichtslos, dachte ich. Wie sollten wir je lernen, zusammen zu tanzen? Dieser Gedanke sandte Wellen der Traurigkeit durch meinen gesamten Körper. Doch ich wollte nicht aufgeben. Ein Teil von mir wollte dieses Rätsel ergründen, also gingen wir weiter zu unseren wöchentlichen Terminen und stellten uns zwischen den einzelnen Unterrichtsstunden Fragen zu den gelernten Schritten.

In unserer vierten Stunde änderte sich plötzlich alles. Während unsere Lehrerin nach dem richtigen Song suchte, nahmen wir unsere Positionen in der Mitte der Tanzfläche ein, wie wir es zu Beginn jeder Stunde taten. Dann setzte die Musik ein, und wir legten los. Ohne auf den üblichen Countdown unserer Lehrerin zu warten, machte mein Mann einen Schritt vorwärts. Ich hatte es nicht erwartet, jetzt schon zu tanzen, doch mein Körper reagierte auf die Führung meines Mannes, und ich machte einen Schritt zurück, während er einen nach vorn machte. Wir tanzten die paar Schritte, die wir gelernt hatten, und es war *leicht*. Er führte, und ich folgte ihm.

Plötzlich waren wir dieses Paar, das miteinander tanzen konnte. Wie kam es dazu? Wie war es möglich, dass Schritte, die sich zuvor so schwerfällig und unangenehm angefühlt hatten, sich auf einmal so natürlich anfühlten?

FORDERE DICH, GIB NICHT AUF

Der Prozess, durch den wir etwas Neues und Ungewohntes lernen, ist der gleiche wie der bei der Erweiterung unserer Komfortzone. Ich nenne diesen Prozess *Akklimatisation,* definiert als »sich einer neuen Umgebung anpassen und gewöhnen«. Die drei Hauptphasen der Akklimatisation sind:

Phase 1: Ungewohnt und unangenehm
Phase 2: Gewohnt und unangenehm
Phase 3: Gewohnt und angenehm

Im Beispiel vom Tanzenlernen waren die Schritte, die unsere Lehrerin uns in der ersten Stunde beibrachte, ungewohnt und fühlten sich unangenehm an – Phase 1. Zusammen zu tanzen lag definitiv außerhalb unserer Komfortzone, doch es war etwas, worauf wir uns freuten und was wir unbedingt zusammen machen wollten.

Während wir diese Schritte in unseren wöchentlichen Stunden übten, begannen sie, uns zu faszinieren. Sie fühlten sich zwar immer noch schwerfällig an, aber wir *wollten* sie lernen. Wir waren in Phase 2 eingetreten, in der das, was wir uns wünschten, sich nicht länger weit außerhalb unserer Komfortzone, sondern an de-

3-PHASEN-AKKLIMATISATIONSPROZESS

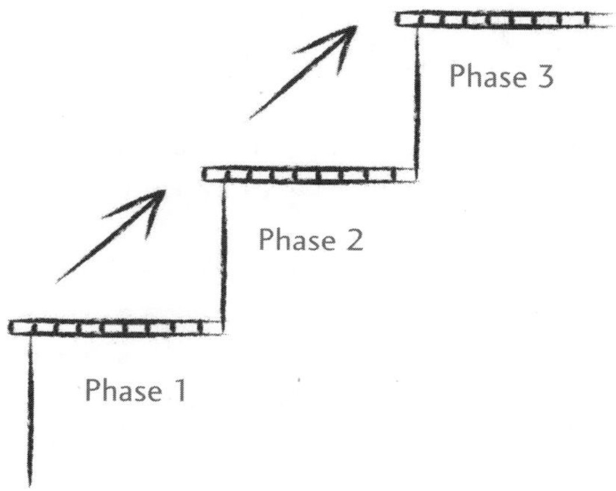

ren Rand befand. Während dieser zweiten Phase mussten mein Mann und ich uns immer noch gegenseitig fragen: »Wie ging dieser Schritt noch?«, und bewusst die richtige Schrittfolge abrufen. Es war eine Herausforderung, doch sobald wir zu der Ansicht gelangt waren, dass wir es richtig machten, konnten wir die Schritte mit mehr Selbstvertrauen üben.

Und dann traten wir in unserer vierten Tanzstunde, ohne es geplant oder erwartet zu haben, plötzlich in Phase 3 ein. Die Schritte fühlten sich nicht nur gewohnt an, sondern waren auch *angenehm*. Unsere Komfortzone hatte sich erweitert, um diese Schritte ganz mit einzuschließen. Die Art, wie mein Mann mich hielt, fühlte sich nicht mehr steif und unnatürlich an, und unsere Schritte waren nicht länger schwerfällig. Ohne Zögern erinnerten wir uns, welchen Fuß wir wohin setzen mussten. Völlig unerwartet fiel uns das gemeinsame Tanzen leicht, denn wir trauten es uns nun zu, geschmeidig über die Tanzfläche zu gleiten. Ich verspürte auch nicht mehr das Bedürfnis zu führen, sondern erlaubte es meinem Mann, das Kommando zu übernehmen, während ich mich in dem beruhigenden Wissen entspannte, dass mein Körper die Schritte bereits verinnerlicht hatte und ich nicht mehr wirklich über sie nachdenken musste.

Wirklich cool an dieser Geschichte ist, dass es (auch wenn ich das damals nicht wusste) tatsächlich einen Begriff für das gibt, was es uns ermöglichte, die Schritte zu lernen und uns so an das Tanzen zu gewöhnen, dass es Eingang in unsere Komfortzone fand. Dieser Begriff lautet *Scaffolding* und basiert auf einer vom sowjetischen Psychologen Lew Wygotski entwickelten Theorie. Wygotski glaubte, dass es einen Unterschied gibt zwischen dem, was ein Lernender mit und ohne Hilfe erreichen kann. Jemandem die richtige Unterstützung zu bieten kann dessen Fähigkeit, eine Aufgabe zu erfüllen, signifikant verbessern. Deswegen kann es so wertvoll sein, einen Lehrer, Coach oder eine Mentorin zu haben, vor allem, wenn du deine Komfortzone schnell erweitern möchtest.

Ich war begeistert, als ich das Konzept des Scaffolding kennenlernte, denn es sorgt dafür, dass die Akklimatisation in der Komfortzone bestens funktioniert. Gleichzeitig ist Scaffolding keine Voraussetzung dafür, dass Akklimatisation erfolgt, weil Lernen stattfinden kann, egal, ob du bewusst zu lernen versuchst oder nicht. Akklimatisation geschieht mit und ohne Unterstützung, weil dein Gehirn ständig versucht, die dich umgebende Welt zu verstehen. Deshalb kannst du in ein anderes Land ziehen, ohne einen einzigen Sprachkurs absolviert zu haben, und beginnst innerhalb kurzer Zeit, dir die Sprache dieses Landes anzueignen.

Das bedeutet, dass du, wenn du etwas Neues lernen möchtest, zunächst einmal damit anfangen kannst, die Sache weiter in dein Umfeld hineinzubringen. Wenn du tanzen lernen möchtest, dann geh in Tanzclubs und beobachte Menschen, oder sieh dir online Tanzvideos an. Heute leben wir in einer Welt, die es uns ermöglicht, jede Fertigkeit zu beobachten, die wir erlernen möchten. Wir können uns leicht Hilfestellung holen, indem wir uns Videos anschauen, uns Interviews mit Experten anhören oder Berichte über die neuesten Entdeckungen in irgendeinem Bereich lesen. Das Ziel besteht darin, jeweils den nächsten Schritt zu unternehmen, wie immer dieser auch aussehen mag. Du wirst dies wissen, indem du danach fragst und darauf achtest, welche Empfindungen auftauchen. Positive Emotionen und ein Gefühl der Begeisterung im Zusammenhang mit dem, was du dir wünschst, werden dich wissen lassen, wie der Weg aussieht. Dieser befindet sich in dir. Du passt dich immer auf natürliche Weise dem an, was dich umgibt. Wähle dein Umfeld also sorgfältig.

Es ist ein sehr eindrucksvoller Moment, wenn du erkennst, dass du dein Leben ändern kannst, indem du dir innere und äußere Umfelder schaffst, die dir helfen, dich an das Leben zu gewöhnen, das du führen möchtest. Wünschst du dir zum Beispiel mehr Fülle, kannst du dich mit einer Vielzahl von Erfahrungen und Ideen vertraut machen. Das heißt nicht, dass du hinausgehen und eine Menge Geld ausgeben musst. Du kannst vielmehr das Scaffolding nutzen und dir Interviews mit Menschen anhören, die ein Leben in Fülle führen. Du kannst Zeit mit Leuten verbringen, die eine Fülle an Ideen haben, kannst in der Natur spazieren gehen und die Fülle beobachten, die dich umgibt, kannst Mahlzeiten zubereiten, die du liebst, und die Fülle der Aromen genießen.

So wie du dich an physische Erfahrungen gewöhnen kannst, kannst du dich auch an mentale Zustände wie Glücklichsein, positives Denken und inneren Frieden gewöhnen. Wenn du chronisch gestresst und voller Angst und Selbstzweifel bist, *kannst* du anfangen, dich an mehr Seelenfrieden und Selbstvertrauen zu gewöhnen, indem du dich mit Menschen umgibst, die hilfsbereit, zuversichtlich und mit sich im Reinen sind, indem du an Aktivitäten teilnimmst, die diese Menschen bevorzugen, oder indem du dich mit erbaulichen Inhalten beschäftigst.

Sich an das zu gewöhnen, was du dir wünschst, ist einfacher denn je. Was immer du dir auch wünschen magst, du kannst dich sofort mit Menschen und Ideen umgeben, die dich damit in Berührung bringen. Du kannst die Unterstützung eines Mentors gewinnen, der in dem von dir gewählten Bereich erfahrener ist, und die Kraft des Scaffolding nutzen. Du kannst dir Interviews mit Menschen ansehen, die haben, was du haben möchtest, kannst Bücher von und über sie lesen und mit Experten via Social Media interagieren.

Je weiter du von dem, was du dir wünschst, entfernt bist, und je schwerer es dir fällt, dir vorzustellen, dass du es hast, desto mehr Akklimatisation ist notwendig, um es in deine Komfortzone hineinzubringen. Dir deiner derzeitigen Komfortzone bewusst zu sein und bei dem Akklimatisationsprozess Geduld walten zu lassen, ermöglicht es dir, dich ganz allmählich und nachhaltig anzupassen, damit die Veränderungen, die du in deinem Leben vornehmen möchtest, leicht zu erreichen und dauerhaft sind.

WENN WIR UNS NICHT AKKLIMATISIEREN

Obwohl die Akklimatisation automatisch erfolgt, kann sie bei einzelnen Personen unterschiedlich lange dauern. Zwei Menschen, die in ein Gebiet mit einem extremen Klima wie zum Beispiel eine Wüste reisen, gewöhnen sich möglicherweise unterschiedlich schnell daran. Der eine fühlt sich vielleicht schon nach wenigen Tagen wohl damit, extremer Hitze ausgesetzt zu sein, der andere hat wochenlang stark damit zu kämpfen. Dein eigenes Akklimatisationstempo zu kennen und geduldig zu akzeptieren ermöglicht es dir, in deiner Komfortzone zu bleiben, während du neue Fertigkeiten erlernst und mit neuen Umfeldern und Erfahrungen vertraut wirst.

Wann immer ich etwas Neues lerne, und egal, wie unangenehm es sich zu Beginn anfühlt, erinnere ich mich gern selbst daran, dass es sich bei diesen Gefühlen tatsächlich nur um die Aufregung handelt, Neuland zu betreten. Ich muss nicht perfekt sein oder alles darüber wissen. Mit diesem neuen Konzept in Berührung zu kommen reicht schon, um mich daran zu gewöhnen – es in meine Komfortzone hineinzuziehen. Ich muss nicht versuchen, etwas zu lernen, denn das Lernen findet bereits statt. Irgendwann wird das Konzept für mich einen Sinn ergeben, auch wenn es das jetzt noch nicht tut.

Wenn ich daran denke, auf diese Weise lernen zu können, kann ich mich entspannen und zulassen, dass ich mich an neue Erfahrungen, Informationen und Fertigkeiten auf flexiblere und geduldigere Weise gewöhne. Wir machen uns unnötigen Stress beim Lern- und Schaffensprozess, wenn wir die Akklimatisation außer Acht lassen und glauben, alles selbst tun zu müssen. Du kannst in deinem Leben von einer Fallgrube in die andere stolpern, wenn du den natürlichen Prozess der Akklimatisation ignorierst und dich zum Handeln zwingst, bevor du bereit dazu bist.

Wenn ich mich zum Beispiel nicht daran gewöhnt habe, öffentlich zu reden, und dann vor Tausenden von Zuhörern eine Rede halten soll, wird dies für mich seine sehr stressige Angelegenheit sein. Gewöhne ich mich jedoch an das öffentliche Reden, indem ich Bücher darüber lese, es zuerst vor meinen Freunden, dann vor kleinen und schließlich größeren Gruppen übe und währenddessen meine Vortragsweise verbessere, werde ich schließlich auch bereit sein, vor Tausenden von Zuhörern auf die Bühne zu treten.

Dir selbst den Raum zu geben, dich an neue und herausfordernde Erfahrungen zu gewöhnen, ist vielleicht einer der größten Gefallen, die du dir und anderen tun kannst.

GEWÖHNE DICH AN FÜLLE

Wie du bereits gelernt hast, ermöglicht die Akklimatisation es dir, im Flow deiner Komfortzone zu bleiben und das zu bekommen, was du möchtest, ohne diese Zone zu verlassen. Es liegt in unserer Natur, uns an das zu gewöhnen, was uns umgibt, und es ist nun leichter denn je. Was immer du dir auch wünschst, du kannst dich sofort mit Menschen und Ideen umgeben, die dich damit in Berührung bringen. Und mit der richtigen Vorbereitung und den richtigen Aktionen kannst du jedes Ziel erreichen, von den einfachsten Dingen wie dem Erlernen einer Sprache oder dem Absolvieren eines Fünf-Kilometer-Laufs bis hin zu extremeren Wünschen wie dem Fallschirmspringen oder der Besteigung des Mount Everest.

Einige der üblichsten Fragen und Wünsche, die ich von meiner Power-of-Positivity-Community höre, haben mit Geld zu tun. Viele Menschen wünschen sich ein angenehmeres, reicheres Leben, haben manchmal jedoch Schwierigkeiten, sich an eine solche Erfahrung zu gewöhnen, vor allem, wenn sie in Armut aufgewachsen sind und sich unwohl fühlen, wenn es um Geld geht.

Das war auch bei mir der Fall. Da ich in jungen Jahren von Armut betroffen gewesen war, wollte ich unbedingt reich werden. Ich dachte, dass Geld all meine Probleme lösen würde. Ich war jedoch nicht an Reichtum gewöhnt, sodass mir jedes Mal, wenn ich einen gewissen Erfolg erzielte, all das hart verdiente Geld durch die Finger glitt und ich schon bald noch schlechter dran war als zuvor.

Schließlich erreichte ich dauerhafte finanzielle Freiheit, doch erst, nachdem ich mich daran gewöhnt hatte, was es bedeutet, ein Leben im Wohlstand zu leben.

Wenn deine Träume Reichtum mit einschließen – was völlig natürlich ist, weil Geld heutzutage eine Form von Energieaustausch ist –, musst du dich erst daran gewöhnen, was es bedeutet, reich zu sein. Was bedeutet wohlhabenden Menschen Geld? Welche Beziehung haben sie zu ihm? Wie verwalten sie es? Wie fühlen sie sich, wenn sie es ausgeben? Wie fühlen sie sich, wenn sie es verschenken? Welche Gewohnheiten haben sie?

Es gibt viele Möglichkeiten, dich an Fülle zu gewöhnen, ohne Geld ausgeben zu müssen, das du vielleicht gar nicht hast. Hier sind

Dir selbst den Raum zu geben, dich an neue und
herausfordernde Erfahrungen zu gewöhnen,
ist vielleicht einer der größten Gefallen,
die du dir und anderen tun kannst.

drei Tools, die mir geholfen haben, mich an Reichtum zu gewöhnen, um mir das Leben erschaffen zu können, das ich mir wünschte:

- **Nutze positive Affirmationen:** Zu den ersten Dingen, die ich tat, als ich meine Beziehung zum Geld änderte, gehörte das Nutzen positiver Affirmationen, während ich meine Lieblingsmusik hörte. Musik fügt den Affirmationen ein belebendes Element hinzu und kann Emotionen wie Freude aktivieren.
- **Werde finanziell versiert:** Es wundert mich, dass Finanzkompetenz nicht in Schulen gelehrt wird. Wenn deine Eltern nicht finanziell versiert sind, musst du dich selbst kundig machen. Glücklicherweise gibt es viele Quellen, die du nutzen kannst, etliche davon kostenlos. Heutzutage kannst du Finanzlehrer auf YouTube finden, Finanzkurse an einer örtlichen Volkshochschule besuchen, Bücher über Finanzen sowie den Wirtschaftsteil deiner Zeitung lesen. Je besser du Geld verstehst und begreifst, wie wohlhabende Menschen ihr Geld nutzen, desto wohler wirst du dich mit Reichtum fühlen.
- **Lerne zu investieren:** Du wirst dich zunächst vielleicht überfordert fühlen, wenn du keinerlei Kenntnisse in diesem Bereich hast. Doch du kannst es, so wie ich es tat, innerhalb deiner Komfortzone tun, ohne dich zu stressen. Hier ist eine Übung, die mir geholfen hat: Ich tat so, als hätte ich $ 1000, die ich in Aktien investieren könnte. Damals war das sehr viel Geld für mich. Ich verbrachte ein paar Wochen damit, Recherchen zu verschiedenen Aktien vorzunehmen, Listen meiner Favoriten zu erstellen und sie mehrere Tage lang zu beobachten. Dann tat ich so, als würde ich einige Aktien kaufen, erfasste diese in einer Tabelle und überwachte über einen längeren Zeitraum den Fortschritt meiner Investition. Ohne auch nur einen Cent auszugeben, lernte ich sehr viel über den Aktienmarkt. Einige Zeit später wollte ich dann lernen, nicht nur in Aktien zu investieren. Ich gab vor, $ 30.000 zu haben, die ich in ein Unternehmen oder in eine Immobilie investieren könnte, und stellte dann einige Wo-

chen lang Recherchen zu Unternehmen und Immobilienangeboten an.

- **Umgib dich mit wohlhabenden Menschen:** Heutzutage ist es möglich, dass dein innerer kleiner Kreis, der sogenannte »Circle of Influence«, Berühmtheiten, Autoren, Regierungschefs, Dichter und Visionäre mit einschließt. Und das Beste ist, dass die letzten beiden Jahrzehnte eine Content-Revolution hervorgebracht haben, was heißt, dass die interessantesten und am besten informierten Menschen ihr Fachwissen oft und nachvollziehbar teilen. Das bedeutet, dass du dich mit Menschen und Ideen umgeben kannst, die dir helfen können, dich von der Behaglichkeit und Sicherheit deines Zuhauses aus an Reichtum zu gewöhnen.
- **Verbringe Zeit in wohlhabenden Umgebungen:** Wenn du nicht daran gewöhnt bist, Zeit in solchen Umgebungen zu verbringen, kann das ziemlich einschüchternd und unbehaglich sein. Vor vielen Jahren traf ich eine Freundin in einem sehr schicken Restaurant, in dem ich mich die ganze Zeit über unwohl und fehl am Platz fühlte. Danach machte ich es mir zur Aufgabe, mehr Zeit an solchen Orten zu verbringen, damit ich mich an diese Umgebungen gewöhnen konnte. Ich ging in die nobelste Hotellobby, die ich finden konnte, nur um eine Tasse Tee zu trinken. Ich ging in Geschäfte, in denen der billigste Artikel so viel kostete wie meine Miete, und gab vor, mir leisten zu können, was immer ich wollte. Einmal ging ich zu einem Besichtigungstermin für eine mehrere Millionen Dollar teure Immobilie. Ich tat auch viele nicht so extreme Dinge, wie meinen Lieblingskünstlern und Designer-Möbelläden auf Social Media zu folgen, meinen Kaffee dort zu kaufen, wo andere Fachleute es taten, in Zeitschriften zu schmökern, Architekturbücher zu lesen und mir Reise-Dokus anzusehen.
- **Baue eine gesunde Beziehung zum Geld auf:** Als ich aufwuchs, galt Geld als begrenzte, schwer zu findende, schwer zu erhaltende Sache, auf die man nicht wirklich zählen konnte. Ob man

> es bekam, war unsicher. Ich musste bewusst meine Beziehung zum Geld ändern, indem ich es mir zum Freund machte. Ich begann, Geld als einen hilfreichen und liebevollen Freund zu betrachten. Ich bezahlte meine Rechnungen mit einem Lächeln und dachte darüber nach, wie sehr dieses Geld anderen helfen und dann zu mir zurückkehren würde. Ich hob Geld von meinem Konto ab, hielt es in den Händen und dankte ihm für die Nahrung und das Obdach, das ich mir damit leisten konnte. Ich empfand Dankbarkeit, wenn es eintraf, und ich empfand Dankbarkeit, wenn ich es verschenkte, weil ich wusste, dass es draußen in der Welt Menschen unterstützen würde, die seine Hilfe brauchten, und weil ich immer darauf vertraute, dass es zurückkehren würde. Wenn du etwas wertschätzt, bleibt es gern da.

Sich nicht an Reichtum zu gewöhnen ist der Grund dafür, dass so viele Menschen, die im Lotto gewinnen, letztlich (finanziell, persönlich, psychisch) schlechter dran sind als zuvor. Ihr neu erworbener Wohlstand und ihre neuen Verantwortungen befinden sich oft zu weit außerhalb ihrer Komfortzone.

Akklimatisation findet automatisch statt, wenn du etwas Neues lernst, egal, was es sein mag: eine neue Sprache, Rollschuhlaufen, Fallschirmspringen, Wandern, ein neues Instrument spielen oder einen neuen Berufsweg einschlagen. Eins meiner Lieblingsbeispiele für die Akklimatisation ist das für die Besteigung des Mount Everest notwendige Training. Du findest Lektüre zu diesem Beispiel, wenn du die Komfortzonen-Quellenseite thecomfortzonebook.com/resources besuchst.

Komfortzonen-Übung Nr. 17: Gewöhne dich an das Neue

Wirf einen Blick auf das Komfortzonen-Visionboard, das du in Kapitel 12 erstellt hast. Wähle eine Sache, die du außerhalb deiner Komfortzone platziert hast. Ermittle die Akklimatisationsphase, in der du dich derzeit in Bezug auf diese Sache befindest, und halte deine Erkenntnisse in deinem Tagebuch fest. Hier sind die Phasen:

Phase 1: Ungewohnt und unangenehm
Phase 2: Gewohnt und unangenehm
Phase 3: Gewohnt und angenehm

Hast du herausgefunden, in welcher Phase du dich befindest, dann erstelle eine Liste der Dinge, die du tun kannst, um ein Umfeld zu schaffen, das es dir ermöglichen würde, dich an das, was du dir wünschst, zu gewöhnen.

Wenn du dir zum Beispiel ein bestimmtes Auto wünschst, könntest du beim Händler vorbeigehen und das Auto probefahren, dich Online-Gruppen von Menschen anschließen, die dieses Auto besitzen, die Website des Herstellers besuchen und dir deine Wunschversion zusammenstellen, oder Autokataloge nach dem Auto durchsuchen, das du gern hättest. Wenn du in einem fremden Land leben möchtest, könntest du anfangen, die Sprache zu lernen, dir Dokumentarfilme über seine Städte und Menschen ansehen, Bücher über dieses Land lesen, lernen, landestypische Speisen zuzubereiten, oder dich einer MeetUP-Gruppe anschließen, die sich auf dieses Land konzentriert.

Was du erreicht hast

Ist es zu fassen? Du hast gerade Kapitel 15 abgeschlossen! Sobald es für dich normal geworden ist, in deiner Komfortzone zu leben, kannst du diese mithilfe von Akklimatisation und Scaffolding auf angenehme Weise schneller erweitern. Dies zu tun ermöglicht es dir, bewusst Elemente in dein inneres und dein äußeres Umfeld einfließen zu lassen, die mit deinen Wünschen im Einklang stehen, und dadurch die Menschen, Erfahrungen, Ideen und Dinge in deine Komfortzone hineinziehen, die dich deinen Träumen näher bringen. Dies ist eins der wirkmächtigsten Tools, um dir dabei zu helfen, dich mit den Dingen, die du dir wünschst, wohler zu fühlen.

Im nächsten Kapitel wirst du die mentalen Gewohnheiten kennenlernen, die es dir ermöglichen, aus deiner Komfortzone heraus auf die richtige Weise zu agieren. Deine Gedanken sind so machtvoll, dass du deine Art zu fühlen allein dadurch ändern kannst, dass du diese Gedanken änderst. Lass uns also weitermachen!

Kapitel 16

LASS DEINE IDENTITÄT DEIN HANDELN STEUERN

Fast alles, was du in deinem Alltagsleben tust, tust du aus Gewohnheit.

Die Art, wie du den Geschirrspüler füllst, wie du deinen Kaffee trinkst, wo du sitzt, wenn du liest, welche Apps du zuerst öffnest, wenn du dein Handy in die Hand nimmst, wie viel und welchen Sport du treibst – dies sind nur einige von Tausenden gewohnheitsmäßigen Entscheidungen, die du täglich triffst. Du automatisierst dein Leben mit deinen Gewohnheiten und läufst dann auf Autopilot.

Wenn etwas zur Gewohnheit geworden ist, müssen wir nicht mehr bewusst entscheiden, es zu tun. Unser Körper macht einfach mit, ohne dazu gedrängt werden zu müssen. Wenn ich mich auf mein Sofa setze, um ein Buch zu lesen, lege ich die Füße gewöhnlich auf den Rand des Couchtischs. Überquere ich mit meinen Kindern die Straße, greifen sie gewohnheitsmäßig nach meiner Hand. Stehen wir als Familie nach einer Mahlzeit vom Tisch auf, stellen wir gewohnheitsmäßig unsere Teller in die Spüle.

Wenn wir an Gewohnheiten denken, kommen uns oft Dinge in den Sinn, die wir körperlich tun – dass wir zum Beispiel zweimal täglich unsere Zähne putzen, Gemüse klein schneiden, uns bestimmte Snacks zubereiten und in unserem Viertel spazieren gehen. Viele unserer täglichen körperlichen Aktivitäten fallen unter den Oberbegriff *Gewohnheiten*. Doch auch wenn unsere Tage vorrangig durch unsere körperlichen Gewohnheiten geprägt sind, wird deren Qualität durch unsere mentalen Gewohnheiten bestimmt. Wir automatisieren Gedanken und Emotionen aus dem gleichen Grund, aus dem wir unser physisches Handeln automatisieren: um uns die Zeit zu ersparen, die zur Verarbeitung von Informationen nötig ist. Deine mentalen Gewohnheiten ermöglichen es dir, ein Problem ein Mal zu lösen und dann jedes Mal die Antwort abzurufen, wenn ein ähnliches Problem auftaucht. Das ist sehr effizient!

Problematischer wird es, wenn du feste gewohnheitsmäßige Gedanken hast, die dich einschränken oder dir nicht dienlich sind. Stell dir vor, wie schwierig dein Leben werden könnte, wenn du eines Tages beschließt, dass zwei plus zwei fünf ist. So seltsam das auch klingen mag, aber wir wandeln ständig falsche Antworten in Überzeugungen um.

Nehmen wir einmal an, ich falle und breche mir den Knöchel, während ich mit meinen Freunden spiele. Aufgrund meiner Verletzung und meiner Schmerzen muss ich dann eine Weile zu Hause bleiben, wo mir langweilig ist. Auf der Suche nach Antworten, warum die Sache passiert ist, entscheide ich: *Ich bin gefallen, weil ich etwas getan habe, das mir Spaß gemacht hat.* Ich internalisiere dann vielleicht die Überzeugung: *Wann immer ich Spaß habe, passiert etwas Schlimmes, und ich verletze mich.*

Dies ist, so wie viele unserer limitierenden Überzeugungen, eindeutig eine lächerliche Schlussfolgerung. Doch von diesem Zeitpunkt an werde ich mich, solange ich meinen Verstand nicht herausfordere, jedes Mal, wenn ich Spaß habe, leicht unwohl fühlen. Ich werde erwarten, dass unausweichlich etwas geschieht, das mir Schmerzen bereitet. Da ich diese Schmerzen meiden will, sabotiere ich fortan vielleicht meinen Spaß. Ich ziehe mich eventuell zurück oder mache dicht. Der Versuch, die Aktivitäten, die mir Spaß bereiten, einzustellen, macht mich möglicherweise aggressiv. Meine mentale Gewohnheit zu denken *Wann immer ich Spaß habe, verletze ich mich,* die als Überzeugung jenseits meines Bewusstseins operiert, wird körperliche Gewohnheiten wie Selbstsabotage, Aggression oder Dichtmachen hervorrufen.

In diesem Kapitel möchte ich dem Thema Gewohnheiten und Überzeugungen noch eine Dimension hinzufügen, indem ich tiefer auf die Beziehung zwischen unseren Gewohnheiten und dem, wer wir sind, eingehe.

Deine mentalen und körperlichen Gewohnheiten helfen dabei, deine Identität zu formen. Wenn dein Handeln durch deine Identität bestimmt wird, wird das Handeln selbst zum Ziel. Ist meine Identität zum Beispiel die einer Schriftstellerin, gibt mir das tägliche Schreiben ein Erfolgsgefühl, weil es meine Identität stärkt. Ist deine Identität die eines Yogis, wirst du jeden Tag Yoga machen, weil dieser Akt dich zu dem macht, der du bist. Auch andere Gewohnheiten können deine Identität stärken. Wenn du gewohnheitsmäßig früh aufwachst, wirst du zu einem Frühaufsteher, und wenn du dich damit identifizierst, ein Frühaufsteher zu sein, wirst du Wert darauf legen, früh aufzuwachen. Kommst du gewohnheitsmäßig zu spät zu Meetings, wirst du unzuverlässig. Lässt du gewohnheitsmäßig deine Kleidungsstücke herumliegen, statt sie wegzuräumen, wirst du unordentlich.

Bei deinen Gewohnheiten handelt es sich nicht immer um körperliche Aktivitäten. Gewohnheiten können auch mentaler Natur sein. Bist du objektiv in Bezug auf deine Fehler und bereit, sie einzugestehen, wirst du zu jemandem, der den Blick nach innen richtet. Meidest du es, bei negativen Gedanken zu verweilen, wirst du positiv. Müssen andere sich nicht ändern, damit du sie lieben kannst, wird deine Akzeptanz steigen.

Manchmal wirst du eine bestimmte Art von Person sein wollen, hast jedoch Gewohnheiten, die im Gegensatz dazu stehen, was diese Person tun würde. Du möchtest zum Beispiel durchtrainiert sein, treibst aber gewohnheitsmäßig keinen Sport. Du möchtest ein Schriftsteller sein, schreibst aber nie. Du möchtest ordentlich sein, lässt deine Sachen aber gewohnheitsmäßig überall herumliegen.

Um die Version von dir verkörpern zu können, die alles hat, was du dir wünschst, musst du die Gewohnheiten *dieser Person* identifizieren und dir zu eigen machen.

Du kannst zu jedem beliebigen Zeitpunkt bewusst die Gewohnheiten deines erweiterten Selbst praktizieren oder aber zulassen, dass sich deine Gewohnheiten automatisch herausbilden. Du kannst deine Gewohnheiten entweder dazu nutzen, dich zu der Version von dir zu entwickeln, die deine Träume lebt, oder dazu, eine Version von dir zu werden, die das nicht tut.

Es lohnt sich, nun einen Moment innezuhalten und deine Gewohnheiten zu erforschen, um herauszufinden, welcher deiner potenziellen Identitäten sie dienlich sind.

Komfortzonen-Übung Nr. 18: Tägliche Gewohnheiten

Hol dein Tagebuch hervor. Schreib oben auf eine leere Seite: *Dinge, die ich jeden Tag tue.*

1. Erstelle eine Liste deiner täglichen Gewohnheiten, egal, wie klein oder groß sie dir erscheinen mögen. Du wachst auf. Vielleicht liegst du ein paar Minuten lang wach im Bett, bevor du aufstehst. Du gehst auf die Toilette, putzt dir die Zähne, wäschst dir das Gesicht. Oder du springst sofort unter die Dusche. Reckst und streckst du dich? Schaltest du den Fernseher ein? Kochst du Kaffee? Gehst du spazieren? Schnappst du dir dein Handy und checkst deine

Nachrichten? Schreibe so detailliert wie möglich alles auf, was du regelmäßig und automatisch tust.

2. Wenn du deine Liste erstellt hast, dann lies noch einmal die Beschreibung deines erweiterten Selbst, die du im Rahmen von Übung 10 (Kapitel 11) verfasst hast. Verbringe einige Zeit mit diesem Selbst, bis du diese Version von dir verkörperst. Kehre dann zu deiner Liste der täglichen Gewohnheiten zurück, und bewerte diese Gewohnheiten ehrlich.
   - Handelt es sich um Gewohnheiten, die dein erweitertes Selbst täglich praktiziert?
   - Versieh die Gewohnheiten, die dein erweitertes Selbst praktiziert, mit einem Haken.
   - Versieh die Gewohnheiten, die dein erweitertes Selbst NICHT praktiziert, mit einem X.
   - Versieh die Gewohnheiten, bei denen du dir unsicher bist, mit einem Fragezeichen.
3. Richte deine Aufmerksamkeit nun auf die mit einem X oder einem Fragezeichen versehenen Gewohnheiten. Frag dich: Was tut dein erweitertes Selbst stattdessen? Schreibe alle alternativen Gewohnheiten auf, die dir in den Sinn kommen.
4. Schau dir die neuen Gewohnheiten an, die du aufgeführt hast. Ersetze während der nächsten Woche deine derzeitigen Gewohnheiten durch diese neuen Gewohnheiten.
   - Du hast zum Beispiel geschrieben: »Als Erstes greife ich nach meinem Handy.« Während dieser Übung hast du diese Gewohnheit vielleicht mit einem X versehen. Beim Brainstorming hast du vielleicht geschrieben, dass dein erweitertes Selbst erst etwas in ein Positivitätstagebuch schreibt, bevor es aufsteht. Du solltest also in der nächsten Woche nach dem Aufwachen nicht nach deinem Handy, sondern nach deinem Tagebuch greifen.

DISZIPLIN VERSUS BESTÄNDIGKEIT

Ich bitte dich aus einem ganz bestimmten Grund, deine derzeitigen und neuen Gewohnheiten aus der Perspektive deines erweiterten Selbst zu bewerten: denn wenn es um Gewohnheiten geht, steuert die *Identität* deren *Beständigkeit*.

Wenn du ein freundlicher Mensch bist, bist du durchgehend freundlich zu den Menschen um dich herum, ohne dass sich diese Freundlichkeit wie eine lästige Pflicht anfühlt. Wenn dir Fitness wichtig ist, treibst du täglich Sport, egal, ob du dazu Lust hast oder nicht, weil es Teil dessen ist, wer du bist.

Wenn eine Gewohnheit deinem Wesen entspricht, wirst du sie auf natürliche, beständige Weise ohne viel Aufhebens oder Klagen praktizieren. Diese Beständigkeit sorgt für Schwungkraft und Selbstvertrauen, und sie hilft dir, die Identität zu stärken, die sie fördert.

Wenn du die Liste der Gewohnheiten durchsiehst, die du während der letzten Übung erstellt hast, dann überlege dir, welche Identität diese Gewohnheiten stärken. Wer bist du, wenn du auf diese Weise lebst?

Tu es, weil du es tun willst, nicht, weil du es tun musst

Eine meiner Freundinnen will seit Jahren Yogalehrerin werden. Im Lauf der Jahrzehnte, die ich sie kenne, hat sie an Yoga-Retreats und Yogalehrer-Programmen teilgenommen, eine Website erstellt und ist Mitglied in mehreren Yogastudios geworden. Dennoch kann sie sich nicht dazu durchringen, regelmäßig Yogaunterricht zu erteilen. Ich habe sie zum Beispiel sagen hören: »Oh, ich schaffe es einfach nicht, über einen längeren Zeitraum mit einer festen Gruppe zu arbeiten.« Nichts scheint zu funktionieren. Wenn ich mich mit ihr unterhalte, erkenne ich ganz deutlich, woran das liegt. Sie liebt zwar die Vorstellung, eine Yogi zu sein, doch es macht ihr keinen Spaß, Yogastunden zu geben. Sie genießt es, Yoga zu *machen*, doch es zu unterrichten, fühlt sich für sie wie eine lästige Pflicht an. Einmal hat sie mir erzählt, Yoga habe ihr nur Spaß gemacht, als sie selbst Unterricht genommen habe.

Es verwundert also nicht, dass es meiner Freundin schwerfällt, Yogalehrerin zu werden. Regelmäßig Yogastunden zu geben ist nicht Teil ihrer Identität und gehört nicht zu den Dingen, die ihr Freude bereiten.

Wenn das, was wir tun, nicht mit unserer Identität im Einklang steht, brauchen wir Disziplin, um unseren Zielen näher zu kommen. Disziplin mag eine Weile lang funktionieren, doch ihre Effektivität lässt nach, wenn unser Tun nicht die erwünschten Ergebnisse erbringt. Das liegt daran, dass die Menge an Zeit, die nötig ist, um die Ergebnisse neuer Gewohnheiten zu sehen, oft größer ist als die Menge an Treibstoff in unserem Disziplintank. Es ist schwierig, am Ball zu bleiben, wenn wir nicht mit dem Herzen dabei sind und die Früchte unserer Arbeit nicht schnell genug sehen.

Wenn Disziplin dich zum Handeln antreibt, wird dein Handeln zum Mittel, mit dem du ein äußeres Ziel zu erreichen versuchst, sodass du, wenn du die neue Gewohnheit praktizierst, schon nach kürzester Zeit beginnst, deinen Fortschritt (oder fehlenden Fortschritt) zu bewerten. Du gehst zwei Tage lang ins Fitnessstudio und stellst dich dann auf die Waage, gespannt, die Ergebnisse deiner harten Arbeit zu sehen. Du schreibst eine Woche lang und bist frustriert, dass dein Buch noch nicht fertig ist. Du bist sehr streng in Bezug auf das, was du tun *solltest*, und bist hart zu dir selbst, wenn du nicht tust, was du deiner Meinung nach tun musst. Dann fühlst du dich frustriert und schuldig, noch nicht weitergekommen zu sein. Schon bald findest du dich tief in der Überlebenszone wieder und versuchst verzweifelt, dich deinen Zielen ein klein wenig zu nähern.

Wirkliche Veränderungen brauchen Zeit. Sie verlangen beständiges, engagiertes Handeln. Sie erfordern, dass du notwendige

Wirkliche Veränderungen brauchen Zeit.
Sie verlangen beständiges, engagiertes Handeln.
Sie erfordern, dass du notwendige Dinge nicht deswegen weiterhin tust, weil du sie tun *musst*, sondern weil du sie tun *willst*.

Dinge nicht deswegen weiterhin tust, weil du sie tun *musst*, sondern weil du sie tun *willst*. Wird dein beständiges Handeln nicht von deiner Identität angetrieben, wird dir wahrscheinlich irgendwann die Disziplin ausgehen. Du wirst dich verausgaben oder aufgeben. Alljährlich werden viele Träume auf diese Weise zunichtegemacht.

Es gibt natürlich andere Gründe dafür, warum du eine neue Gewohnheit aufgibst, die nicht in deiner Identität wurzelt. Manchmal machst du vielleicht nicht weiter, *weil* sich die ersten Ergebnisse zeigen. Nehmen wir einmal an, ich möchte morgens früh aufwachen, bin jedoch von meinem Wesen her eine Nachteule. Ich schaffe es am Anfang vielleicht, an mehreren aufeinanderfolgenden Tagen früh aufzustehen. Doch sobald ich mich an meinen neuen Plan, früh ins Bett zu gehen und früh aufzuwachen, gewöhnt habe, verfalle ich wieder in die alte Gewohnheit, bis drei oder vier Uhr morgens aufzubleiben und erst mittags aufzuwachen. Das liegt daran, dass mein Wunsch, früh aufzuwachen, meiner Identität als jemand, der gern mitten in der Nacht arbeitet, entgegensteht.

Disziplin ruft oft Widerstand hervor, weil sie in einem Kontrollbedürfnis wurzelt, das aus einem Gefühl der Unsicherheit erwächst. Wenn wir uns außerhalb unserer Komfortzone befinden, sind wir stark darauf angewiesen, dass die Disziplin uns hilft, trotz unserer Zweifel und Ängste voranzukommen.

Beständigkeit hingegen ist ein Nebenprodukt des Lebens in unserer Komfortzone. Sie entspringt unseren Wünschen und unserer Identität. Je bewusster du deine Identität wählst und definierst, was du möchtest, desto leichter wirst du konsequent auf deine Träume hinarbeiten. Deswegen sage ich: »Wenn du möchtest, dass deine neuen Gewohnheiten Bestand haben, sorge dafür, dass sie innerhalb deiner Komfortzone angesiedelt sind.«

Komfortzonen-Übung Nr. 19: Gewohnheiten und Identität

Kehre zur vorherigen Übung zurück, und schau dir noch einmal die neuen Gewohnheiten an, die du in deinem Leben zu etablieren versuchst. Bewerte bei jeder neuen Gewohnheit, ob du dies aus Disziplin oder aus eigenem Antrieb heraus versuchst. Ist es Disziplin, dann frage dich: *Wer muss ich werden, damit diese Gewohnheit von meiner Identität angetrieben wird?*

Schau dir außerdem noch einmal dein erweitertes Selbst an. Unterstützt die Identität deines erweiterten Selbst die neue Gewohnheit, die du entwickeln möchtest? Wenn nicht, gibt es eine andere Gewohnheit, die sich für dieses Selbst natürlich anfühlt und die dich zum selben Ziel bringen könnte?

GEWOHNHEITEN UND DEIN UMFELD

In Schritt 1: DEFINIEREN des Create-with-Comfort-Prozesses hast du dich darauf konzentriert, deine Komfortzone zu definieren. Hierbei sollte dir der Vergleich mit einem physischen Zuhause helfen. Diesen hatte ich nicht zufällig herangezogen, sondern weil ich wollte, dass du so bewusst über dein physisches Zuhause nachdenkst, wie ich dich bitte, über deine Komfortzone nachzudenken. Das Umfeld, in dem du lebst und arbeitest, wirkt sich nämlich entscheidend auf deine Fähigkeit aus, die Gewohnheiten aufrechtzuerhalten, die dich deinen Zielen näher bringen.

In seinem *New-York-Times*-Bestseller *Die 1 %-Methode* schreibt James Clear, dass wir, wenn wir unsere Erfolgschancen verbessern wollen, von einem Umfeld aus agieren müssen, das das Erzielen von Ergebnissen fördert, statt es zu verhindern.

Zum schnelleren Erzielen von Ergebnissen in jedwedem Bereich unseres Lebens verhelfen uns Selbstvertrauen, ein Zugehörigkeitsgefühl, Freude, Dankbarkeit und die Gewissheit, dass wir haben, was wir brauchen, um das zu erreichen, was wir erreichen möchten – Emotionen, die in unserer Komfortzone angesiedelt sind. Doch wenn James Clear vom Umfeld spricht, spricht er nicht von einem *inneren* Zustand. Er meint vielmehr den äußeren physischen Raum, in dem du arbeitest und lebst. Er spricht davon, dass du Äpfel statt Donuts auf den Küchentresen legen sollst, wenn du abnehmen willst, oder die Hanteln vor deinen Fernseher platzieren sollst, damit du trainieren kannst, während du dir deine Lieblingsshow ansiehst.

Er hat natürlich recht, und seine Erkenntnisse dazu, wie man ein Umfeld schaffen kann, das effektive Gewohnheiten fördert, sind hilfreich und leicht umzusetzen.

Nimm dir, bevor du zum nächsten Kapitel übergehst, ein paar Minuten Zeit, um dein physisches Umfeld zu beurteilen und es stärker in Einklang mit deiner neu erweiterten Identität zu bringen.

Beachte, dass es nichts Ungewöhnliches ist, dass sich, während du dies tust, auch dein soziales Umfeld verändert. Du verspürst möglicherweise nicht mehr den Hang, so viel Zeit mit den Menschen zu verbringen, die den größten Teil deiner Zeit in Anspruch genommen haben, vor allem, wenn deine Beziehung zu ihnen in den Herausforderungen wurzelte, auf die du in deiner Überlebens- oder Selbstzufriedenheitszone gestoßen bist. Umgekehrt akzeptieren vielleicht diejenigen, die dir einst sehr nahestanden, deine neue Identität oder deine neue Lebensweise nicht. Diese Veränderungen mögen sich schmerzlich anfühlen, sind aber natürlich. In Kapitel 18 werden wir uns eingehender mit deinen Beziehungen und damit beschäftigen, wie du damit umgehen kannst, wenn sie sich ändern und entwickeln. Wenn diejenigen, die dir nahestehen, Besorgnis äußern oder deine neue Lebensweise ablehnen, dann sei freundlich und bringe ihnen und dir Mitgefühl entgegen. Sie müssen dich nicht auf deinem Weg begleiten, damit du sie gernhaben kannst. Du kannst ihnen vielmehr deine Zuneigung zeigen, indem du es ihnen erlaubst, ihren eigenen Weg zu gehen. Du wirst feststellen, dass deine Beziehungen sich im Lauf der Zeit entwickeln und diejenigen, die in deinem Leben bleiben, tiefer und erfüllender sein *werden*.

Komfortzonen-Übung Nr. 20: Gewohnheiten und Umfeld

Stell dir dich selbst als dein erweitertes Selbst vor. Du besuchst dein derzeitiges Zuhause von der Zukunft aus. Halte aus der Perspektive deines erweiterten Selbst Beobachtungen darüber fest, was sich in deinem derzeitigen Umfeld im Einklang mit deinem erweiterten Selbst befindet und was nicht. Wenn dein erweitertes Selbst für eine Woche bei dir einziehen würde, was würde es dann umgehend an deinem Umfeld und deinen Gewohnheiten verändern?

Würde es zur gleichen Zeit aufwachen wie du? Das Gleiche frühstücken? Die gleiche Morgenroutine haben? Wenn nicht, was würde es tun?

Stell dir als Zusatzübung eine Woche lang vor, dass dein erweitertes Selbst bei dir lebt. Betrachte, während du deinem Alltag nachgehst, alles aus seiner Perspektive, und tu, was es vielleicht tun würde. Wenn dein Zuhause zu unordentlich für es ist, dann räum auf. Wenn du zu viel fernsiehst, dann reduziere die Fernsehzeit. Wenn du einen Bereich deines Lebens vernachlässigt hast, den es nicht vernachlässigen würde, dann kümmere dich um ihn, wie dein erweitertes Selbst es tun würde.

Achte, während du dies tust, auch auf die Dinge, die du instinktiv tust und die im Einklang mit deinem erweiterten Selbst stehen. Diese Version von dir bist schließlich *du*. Es wird Bereiche in deinem Leben geben, in denen du dasselbe tun und dich auf dieselbe Weise zeigen würdest. Finde diese Bereiche, Gewohnheiten und gewählten Umfelder, und feiere sie zusammen mit deinem erweiterten Selbst.

Was du erreicht hast

Du hast gerade Kapitel 16 geschafft und fast die Ziellinie erreicht!

Ich hoffe, dass dir dieses aufschlussreiche Kapitel über Gewohnheiten gefallen hat und dass du dir die Zeit genommen hast, die Übungen zu absolvieren. Wenn du noch nicht die Gelegenheit dazu hattest, dann geh noch einmal zu ihnen zurück. Ich habe diese Übungen ganz bewusst in dieses Kapitel aufgenommen, denn ich möchte dir helfen, dich so zu verändern, dass nicht nur du es fühlen kannst, sondern alle um dich herum es sehen können.

Ich halte es für unglaublich wichtig, durch feste Gewohnheiten schrittweise kleine Veränderungen im Alltag vorzunehmen. Um es noch einmal zu wiederholen: Fast alles, was du tust, wurzelt in Gewohnheiten. Ich finde es erstaunlich, in welchem Maße unsere Identität mit dem zusammenhängt, wozu wir täglich Ja sagen. Unsere Gewohnheiten automatisieren unser Leben und formen unsere Identität. Welches Glück haben wir, über den freien Willen zu verfügen, unsere Identität zu wählen!

In diesem Kapitel habe ich zwischen Beständigkeit und Disziplin unterschieden. Sehr viele Menschen glauben, dass sie mit Disziplin alles erreichen können. Das ist wahr, aber nicht die ganze Wahrheit. Wenn deine Identität dein Handeln steuert, brauchst du nicht so viel Disziplin, weil du, was auch immer, ganz selbstverständlich konsequent tust. Ich hoffe also, dass du die Disziplin-versus-Beständigkeit-Lektion als wohltuend empfunden hast. Beständigkeit ist erstrebenswert, richtig?

Im nächsten Kapitel möchte ich noch tiefer auf das Thema Gewohnheiten eingehen und darüber sprechen, wie du deine mentalen Gewohnheiten – deine Denkweise – verfeinern kannst, um deinen Zielen näher zu kommen. Ich werde von einer wichtigen Einsicht über unsere Art zu denken berichten, die für mich lebensverändernd war. Ich kann es kaum erwarten, also blättere um, und lass uns loslegen!

Wenn du möchtest, dass deine neuen Gewohnheiten Bestand haben, dann sorg dafür, dass sie innerhalb deiner Komfortzone angesiedelt sind.

Kapitel 17

ACHTE AUF DEINE DENKWEISE

Deine Realität spiegelt immer dein Denken. Deswegen musst du dir, um von deinem Ausgangsort zu deinem Ziel zu gelangen, eine Denkweise zu eigen machen, die dein Wachstum unterstützt.

Das heißt nicht, dass du nie handeln wirst. Motivierende Gedanken führen zu inspiriertem Handeln und inspiriertes Handeln zu günstigeren Ergebnissen.

Tatsächlich unternehmen diejenigen, die aus ihrer Komfortzone heraus agieren, vieles, glauben jedoch, dass »weniger mehr ist«, weil sie verstehen, dass sie mit den richtigen mentalen Gewohnheiten weniger *tun* und mehr *erreichen* können. Um dieses oberste Ziel, weniger zu tun und mehr zu erreichen, verwirklichen zu können, musst du eine Denkweise kultivieren, die dafür sorgt, dass du in deiner Komfortzone bleibst, während du nach mehr strebst. Das macht es oft erforderlich, mit dem *Tun* aufzuhören, was sich kontraintuitiv anfühlen kann, wenn du auf einer Mission bist.

SCHLAG NEUE WEGE EIN, WENN ES DEIN HERZ LÄCHELN LÄSST

Vor einigen Jahren war eine Freundin von mir, die wir Marcia nennen wollen, in eine Tretmühle geraten. Sie hatte die vergangenen zwanzig Jahre damit verbracht, eine äußerst stressige Karriere zu verfolgen, doch je höher sie auf der Unternehmensleiter stieg und je größer und reicher ihr Leben wurde, desto unglücklicher wurde sie. Zwei Jahrzehnte lang hatte sie ihre eigenen Bedürfnisse vernachlässigt und litt nun unter den Folgen – Schlaflosigkeit, Depressionen und eine Reihe körperlicher Leiden. Marcia hatte das Gefühl, in einem Job festzustecken, der ihr nicht gefiel, und in einem Körper, der krank war. Außerdem wurde ihr Geist von negativen Gedanken beherrscht. Sie musste etwas verändern.

Ihre Lösung bestand darin, sich für andere Jobs zu bewerben, für die sie qualifiziert war. Sie wusste, dass sie mit ihrer Erfahrung und ihrer Erfolgsgeschichte eine andere, sogar noch besser bezahlte Stelle bekommen konnte. Sobald sie diese Entscheidung getroffen hatte, nahm sie Kontakt mit hoch qualifizierten Headhuntern auf und begann, sich andere Unternehmen anzusehen, in denen sie vielleicht etwas bewirken konnte.

Als ich Marcia zum Lunch traf, erzählte sie mir von dem, was sie gerade unternahm. Sie war fest entschlossen, ihr Leben zu ändern. Aus meiner Perspektive war sie dabei, in die gleiche Richtung zu steuern und ihre Situation noch zu verschärfen: mehr Stress, eine noch stärkere Vernachlässigung ihrer Bedürfnisse, ein noch größeres Arbeitspensum, das zu mehr körperlichem Druck und Krankheiten führen würde.

»Bewirbst du dich denn für Jobs, die dir Freude bereiten werden?«, fragte ich.

»Freude?«, entgegnete Marcia lachend. »Hier geht es um einen Job, keinen Wochenendausflug!«

Ich fragte sie, ob ich meine Beobachtungen ehrlich äußern dürfe, und sie drängte mich, dies freiheraus zu tun. Ich sagte ihr, dass sie meiner Ansicht nach erst einmal eine Pause einlegen und sich selbst kennenlernen müsse, bevor sie sich weiter für diese Jobs bewerbe. Was *wollte* sie wirklich tun? Was würde sie *glücklich* machen? Doch abgesehen davon: Wann hatte sie sich das letzte Mal eine Auszeit vom ständigen Tun gegönnt und es sich erlaubt, einfach nur zu *sein*?

Während unseres Gesprächs spürte ich, dass sie intensiv über diese Fragen nachdachte. Doch obwohl sie entspannter wurde, erwiderte sie: »Ich kann nicht einfach nichts tun.«

»Warum probierst du es nicht mal eine Woche lang aus?«, schlug ich vor. »Mach eine Woche lang Urlaub, bevor du dich weiter bewirbst. Tu in dieser Woche nur das, was sich gut anfühlt – was du tun *möchtest* und was du *genießt*. Und verbring den Rest der Zeit damit, dich zu entspannen, in der Natur spazieren zu gehen, ja, im Grunde genommen nichts zu tun.«

Sie fand die Idee ein bisschen seltsam, stimmte jedoch zu, es sozusagen als Experiment zu versuchen, und auch, weil sie wirklich eine Veränderung brauchte.

Wenige Wochen später rief Marcia mich an. Begeistert erzählte sie mir, dass ihre Verdauungsprobleme und körperlichen Schmerzen schon wenige Tage nach Beginn ihrer Entspannungswoche nachgelassen hatten. Am Ende der Woche hatte sie nachts durchschlafen können und war ungeplant, einfach weil sie das Bedürfnis verspürt hatte, zu verschiedenen Tageszeiten spazieren gegangen. Die freie Woche hatte sich so gut angefühlt, dass sie beschloss, sie um eine weitere Woche zu verlängern. Wenige Tage vor dem Ende der zweiten Woche war sie auf die Idee gekommen, zu einem See zu fahren, an dem ihre Familie während ihrer Kindheit gern Urlaub gemacht hatte. Sie hatte dies noch am selben Tag getan und den Nachmittag in der kleinen, in der Nähe des Sees gelegenen Stadt verbracht. Dort entdeckte sie an einem Gebäude ein Zu-verkaufen-

Schild. Da sie schon immer eine Wohnung außerhalb der Stadt, in der sie lebte, hatte haben wollen, besichtigte sie das Gebäude. Es war eine fantastische Immobilie im Herzen der Stadt. Während der Besichtigung malte sie sich aus, sie in eine Ladenzeile mit Wohnungen darüber umzugestalten.

Warum nicht?, dachte sie. Sie hatte genug Geld gespart, um sich eine Anlageimmobilie leisten zu können. Sie liebte diese kleine Stadt. Sie konnte eine der Wohneinheiten für sich selbst behalten und nutzen, wann immer sie in der Stadt war, und die anderen vermieten. Die Immobilie konnte so viel einbringen, wie sie vielleicht in einem Jahr in einem äußerst stressigen Job verdiente. Und sie würde *ihr gehören.*

Als Marcia mit dem Makler sprach, erfuhr sie, dass die Immobilie gerade erst auf den Markt gebracht worden war. Überglücklich rief sie mich an dem Tag an, an dem ihr Angebot akzeptiert wurde. Sie konnte es kaum erwarten, mit der Umgestaltung des Gebäudes zu beginnen. Heute verdient Marcia mehr mit ihren Immobilieninvestitionen, als sie in ihrer zwanzigjährigen Karriere als Topführungskraft verdient hat. Sie kann ihre Kreativität ausleben, während sie ihre Fähigkeiten als großartige Führungskraft nutzt, etwas zu tun, was sie leidenschaftlich gern tut. Es ist in Ordnung, neue Wege einzuschlagen, wenn es dein Herz lächeln lässt.

Wenn deinem Handeln Inspiration statt Angst, Verpflichtung oder Motivation zugrunde liegt, wird es energetisiert und durch Klarheit und Zuversicht angetrieben. Es führt zu positiven Ergebnissen, selbst wenn du sie nicht sofort sehen kannst. Bist du je eine ganze Nacht lang aufgeblieben, um ein Projekt abzuschließen, das dich so begeistert hat, dass du darüber die Zeit vergessen hast? Hattest du je eine so mitreißende Idee, dass du nicht aufhören konntest, daran zu arbeiten, bis du sie vollständig umgesetzt hattest? Wenn dein Handeln in Inspiration wurzelt, fliegt die Zeit nur so dahin, tauchen Lösungen aus dem Nichts auf und werden Projekte fast wie durch Magie erledigt.

Handeln um des Handelns willen kann hingegen dazu führen, dass du dich erschöpft und ausgebrannt fühlst.

Die Art deines Handelns hängt davon ab, wie du die Situation siehst. Während unseres Gesprächs änderten sich die Gedanken meiner Freundin Marcia von *Ich muss einen neuen Job haben, um produktiv zu sein* in *Es ist in Ordnung, eine Pause einzulegen, um mich wieder mit mir zu verbinden.* Dieser neue Gedanke bewirkte, dass sie sich entspannen und sich den dringend nötigen Raum geben konnte, einfach sie selbst zu sein. Das ermöglichte es ihr, in ihre Komfortzone einzutreten, wo sie sich sicher und verbunden genug fühlte, den inspirierten Gedanken zu erhalten, den See zu besuchen. Dieser inspirierte Gedanke führte dann zu dem inspirierten Handeln, zum See zu fahren und sich das Gebäude anzusehen, was wiederum zur Folge hatte, dass sie einen völlig neuen Berufsweg einschlug, der ihr viel mehr Möglichkeiten zur Entfaltung, Erfüllung und Freude bot, als jeder andere Job es hätte tun können.

Indem du deine Art zu denken änderst, änderst du dein Handeln. Ich weiß, dass ich meine Art zu denken ändern muss, wenn mir die Inspiration oder die Anleitung zum Handeln fehlt. So wirkungsvoll sind unsere Gedanken, doch nicht alle Gedanken sind gleich. Sie können dich einschränken oder ermächtigen. Die Entscheidung liegt bei dir.

LÖSUNGSORIENTIERTES DENKEN VERSUS PROBLEMORIENTIERTES DENKEN

In meinem eigenen Leben teile ich all meine Gedanken in zwei Gruppen auf: in *lösungsorientierte Gedanken* und in *problemorientierte Gedanken.* Wenn ich mich in einer besonders herausfordernden Situation festgefahren fühle, halte ich inne, prüfe meine Gedanken und frage mich: *Ist dieser Gedanke auf ein Problem oder eine Lösung gerichtet?*

Zu erkennen, in welche Gruppe meine Gedanken fallen, ist eine wichtige mentale Gewohnheit, die auch du, wie ich hoffe, entwickeln wirst. Um dir dies zu ermöglichen, wollen wir diese beiden Denkweisen nun detaillierter untersuchen.

Die meisten von uns räumen ihren Problemen Vorrang ein. Das bringt man uns schon von klein auf bei. Wenn wir uns die Nachrichten anschauen, sehen wir alles, was schiefläuft. Wenn wir Geschichten erzählen, berichten wir von dem, was uns ein schlechtes Gefühl vermittelt hat. Wenn wir Pläne machen, ahnen wir mögliche Probleme voraus. Unser Nervensystem sucht ständig nach potenziellen Gefahren.

Das Problem mit dieser Art des Denkens ist, dass sie dich lehrt, dein Leben als Reaktion auf das, was du nicht möchtest, reaktiv zu erschaffen, statt proaktiv als Reaktion auf das, was du dir wünschst. Ich nenne diese Art des Denkens problemorientiertes Denken, weil du dich dabei vorrangig auf Probleme fokussierst.

Wenn mein Denken problemorientiert ist, neige ich dazu, zu klagen, auf Einschränkungen hinzuweisen, zu erklären, warum etwas nicht funktioniert, auf Angst basierende Entscheidungen zu treffen und mich mit Leuten zu streiten, die Lösungen anbieten möchten. Hierbei handelt es sich um eine Version von mir, die unbedingt dafür sorgen will, dass alles funktioniert, aber große Schwierigkeiten hat, dem Prozess zu vertrauen, weil ihre Vorstellung schnell getrübt wird von allem, was nicht funktioniert und schiefgehen könnte.

Wenn du problemorientiert denkst, handelst du oft aus Angst und Unbehagen. Das führt zu zwiespältigen Ergebnissen. Du bekommst vielleicht einen Teil des Gewünschten, erhältst diese Segnungen aber immer zusammen mit einer bunten Mischung von Dingen, die du nicht haben willst. Wenn du außerhalb deiner Komfortzone agierst, wird dein Denken vorwiegend problemorientiert. Denn wie du inzwischen gelernt hast: Je weiter du dich aus deiner Komfortzone hinausbewegst, desto mehr lässt dein Sicherheits- und Zugehörigkeitsgefühl nach, und desto bedrohlicher wird dein

Umfeld. Das aktiviert Gefühle der Verletzlichkeit und Angst, die dich mögliche Probleme und Gefahren überdeutlich wahrnehmen lassen. Und wenn dein Denken auf Probleme und Gefahren fixiert ist, bist du unfähig, echte oder dauerhafte Lösungen für die Probleme zu finden, die du zu lösen versuchst.

Echte, dauerhafte Lösungen kristallisieren sich heraus, wenn du sicher, entspannt und zuversichtlich bist. Zu diesen Gefühlen hast du Zugang, wenn du innerhalb deiner Komfortzone agierst. Wenn du dich sicher fühlst, wird dein Denken lösungsorientiert, weil du dich nicht in einem getriggerten, angstbasierten Zustand befindest. Ist dein Denken lösungsorientiert, konzentrierst du dich mehr auf Möglichkeiten und Lösungen, schenkst dem Beachtung, was richtig läuft, und vertraust darauf, dass sich der richtige Weg vor dir öffnen wird.

Lösungsorientiertes Denken ermöglicht es uns, eine Situation objektiver zu betrachten und ihre Herausforderungen zu akzeptieren, ohne uns bedroht zu fühlen. Es ruft inspiriertes oder zielführendes Handeln hervor, weil dieses Handeln in Gefühlen des Vertrauens, der Sicherheit und der Zuversicht wurzelt. Du handelst nicht länger aus Selbstschutz oder Verzweiflung. Dein Handeln wird vielmehr befeuert durch Hoffnung, Begeisterung und positive Erwartung. Die Ergebnisse dieses Handelns sind Ereignisse, Umstände, Interaktionen und Beziehungen, die dich der Verwirklichung deiner Ziele und Wünsche entgegenführen können.

Wenn ich lösungsorientiert denke, bin ich in der Regel ruhiger, geerdeter und mehr mit mir selbst im Reinen. Ich mache mir keine Sorgen wegen der Dinge, die nicht funktionieren. Vielmehr vertraue ich darauf, dass die richtige Lösung sich schon bald zeigen wird. Ich spreche über das, was funktioniert, selbst wenn es sich banal und klein anfühlt. Diese Version von mir ist offen dafür, sich inspirieren zu lassen, und hat die ausgeprägte Fähigkeit, an ungewöhnlichen Orten auf Lösungen zu stoßen. Ich sehe vielleicht ein Paar, das in einem Park picknickt, und habe plötzlich eine Idee,

Echte, dauerhafte Lösungen kristallisieren sich heraus, wenn du sicher, entspannt und zuversichtlich bist. Zu diesen Gefühlen hast du Zugang, wenn du innerhalb deiner Komfortzone agierst.

oder ich bereite das Abendessen vor, und das Design eines Spaghetti-Behälters bringt mich auf eine Lösung für ein Problem, vor dem ich stehe.

Beachte, keine dieser Denkweisen leugnet, dass es Probleme gibt, die wir lösen müssen. Probleme und Herausforderungen sind wichtig, denn ohne sie gibt es keine Lösungen, und ohne Lösungen kann sich unser Leben nicht erweitern. Doch Probleme existieren, um gelöst zu werden, und nicht, um uns leiden zu lassen.

Wenn du außerhalb deiner Komfortzone agierst, wird dein Denken problemorientiert. Als Folge können sich selbst einfache Herausforderungen lebensbedrohlich anfühlen. Agierst du hingegen aus deiner Komfortzone heraus, kannst du lösungsorientiert denken und deine größten Probleme als spannend empfinden, weil sie dir die Chance geben, sie voller Freude zu lösen.

Wenn du lösungsorientiert denkst und ein Problem entsteht, wirst du naturgemäß ruhiger bleiben und stressfreier eine Lösung finden. Dies ist möglich, wenn du auf die richtige Weise kleine Änderungen an deiner täglichen Routine vornimmst.

Hier sind einige meiner mentalen Gewohnheiten, die ich regelmäßig nutze, um mein Denken von problemorientiert auf lösungsorientiert umzustellen. Sie regelmäßig zu praktizieren wird dir helfen, das Beste aus dem Create-with-Comfort-Prozess herauszuholen. Auch dein Nervensystem wird es dir danken!

5 mentale Gewohnheiten für lösungsorientiertes Denken

- **Nutze positive Autosuggestionen:** Wenn du es dir nicht angewöhnt hast, bewusst positive Aussagen zu formulieren und zu nutzen, ist es gut möglich, dass dein Unterbewusstsein genau in diesem Augenblick negative Autosuggestionen abspult. Verwendest du Sätze wie: *Ich weiß nicht, wie ich das tun soll. Das ist* *anstrengend, ich bin müde. Das ist sinnlos* und *Ich habe es gerade schwer*, denkst du problemorientiert. Wenn du bewusst deine eigenen Aussagen formulierst und sie dir mehrmals pro Tag vorspielst oder vorsagst, kannst du das Skript leicht ändern. Dadurch wirst du deine innere Sicherheit und Zuversicht wiedergewinnen. Es sind Aussagen, die du wiederholen kannst, wenn ein Problem entsteht. Ist es dir zur Gewohnheit geworden, wirst du darüber lachen, wie einfach es ist. Meine persönlichen Favoriten sind: *Bei mir läuft immer alles gut, ich weiß, dass es hier eine Lösung gibt, die meinem höchsten Wohl dient* und *Je mehr ich mich entspanne, desto leichter fliegen mir die Lösungen zu.* Wiederhole diese Aussagen oder Sätze, die du selbst formulierst, bis du dich innerlich ruhig fühlst. Du kannst sie auch aufnehmen und dir vorspielen, wenn du ein Bad nimmst oder spazieren gehst. Ich glaube, dass die Lösung dich finden wird, wenn du etwas für dich Angenehmes tust.

- **Feiere deine täglichen Siege.** Stell das Problem zurück, und **konzentriere dich** stattdessen **auf deine Siege**. Tritt ein Problem auf, neigen wir instinktiv dazu, uns darauf zu fixieren. Doch je mehr wir dies tun, desto schwieriger wird es, eine Lösung zu finden. Wenn du dich einem Problem gegenübersiehst, das du nicht zu lösen vermagst, dann schau, ob du es eine Weile lang zurückstellen kannst. Fokussiere dich stattdessen auf den Teil deines Lebens, in dem alles glattläuft. Richte deine Aufmerksamkeit auf deine Siege, selbst wenn sie nichts mit dem Problem zu tun haben, das du ignorierst. Je mehr du dich auf deine Siege konzentrierst und sie feierst, desto öfter begibst du dich in deine Komfortzone. Sobald du dort bist, wird sich dir die Lösung für dein Problem präsentieren.
- ***Spüre* die Lösung**. Stell dir vor, dass du zu irgendeinem Zeitpunkt in der Zukunft dein Problem absolut perfekt gelöst haben wirst. Tatsächlich hätte es für dich nicht besser laufen können. Du bist in Hochstimmung! Was für ein Erfolg! Nimm dir ein we-

nig Zeit, und schreibe auf, wie du dich fühlst. Je emotionsgeladener du dabei bist, desto besser ist das Ergebnis. Das verspreche ich dir. Die meisten Menschen erkennen ihre Fortschritte nicht, weil sie etwas visualisieren, ohne es zu spüren. Sei mit ganzem Herzen dabei. Schreibe, während du Tagebuch führst, in der Vergangenheitsform, das heißt so, als hättest du das Problem, vor dem du stehst, bereits gelöst. Das Gefühl zu kreieren, dass du die Lösung schon gefunden hast, hilft dir, in deine Komfortzone zurückzukehren, wo du dich sicher fühlen und voller Zuversicht sein kannst. Dort ist dein Gehirn fähig, kreativ zu denken und die richtigen Verbindungen herzustellen, um die Lösung zu entwickeln, nach der du suchst.

- **Nähre deinen Körper.** Zwischen deinem Geist und deinem Körper besteht eine wichtige Verbindung. Es ist schwierig, deine positiven mentalen Gewohnheiten aufrechtzuerhalten, wenn dein Körper schlecht ernährt ist. Wenn du deinem Körper jedoch die richtige Nahrung zuführst und ihm durch regelmäßige körperliche Aktivitäten Energie verleihst, energetisierst und nährst du auch deinen Geist. Je besser ich mich ernähre, desto mehr Lösungen fliegen mir zu, und desto mehr Kreativität fließt. Ungelogen, manchmal sind dem keine Grenzen gesetzt. Ich habe mehr Lösungen und Ideen als Stunden an einem Tag – und das ist keine Übertreibung.
- **Behalte deinen mentalen Zustand im Auge.** Halte täglich deine Stimmung, deine Stresslevel, deinen Schlaf, deine Wasseraufnahme und andere Indikatoren für deinen mentalen Zustand in einem Tagebuch oder Notizbuch fest. Bewerte dann jeweils jeden Bereich mit einer Zahl zwischen eins und zehn. Ich habe festgestellt, dass diese mühsame Aufgabe es mir ermöglicht, intensiv nachzudenken und erstaunliche Vergleiche in Bezug auf meine Gewohnheiten und meine Denkweise zu ziehen. Als Beobachter deines mentalen Zustands kannst du deinen Fokus verändern, deine Situation klarer sehen, an einem scheinbar schwierigen

Tag Mitgefühl mit dir empfinden und die Lösungen finden, die in Reichweite liegen. Manchmal ist deine Krise nicht auf deine Denkweise zurückzuführen, sondern eher auf das Fehlen einer körperlichen Gewohnheit, die deine mentale Fähigkeit blockiert, kreativ nach einer Lösung zu suchen. In meinem Buch *3 Minute Positivity Journal* habe ich leere Seiten gelassen, die du nutzen kannst, um viele deiner täglichen Gewohnheiten festzuhalten, die deine Denkweise und deine Fähigkeit beeinflussen, positiv zu fühlen und Lösungen zu entwickeln.

Komfortzonen-Übung Nr. 21: Überprüfe dein Denken

Schau dir dein Komfortzonen-Visionboard an, und wähle etwas aus, was sich derzeit außerhalb deiner Komfortzone befindet. Halte deine Antworten auf die folgenden Fragen in deinem Tagebuch fest:

- Erforsche aufrichtig deine Gedanken zu dieser Sache. Glaubst du, dass du sie haben kannst? Oder hast du Zweifel? Wenn du deinen Freunden von diesem Wunsch erzählst, bist du dann selbstbewusst oder zaghaft? Sprichst du positiv oder abfällig darüber?
- Welche positiven Autosuggestionen kannst du nutzen, um deinem Ziel näher zu kommen?
- Welche Siege auf dem Weg zur Erreichung deines Ziels hast du bereits errungen?
- Stell dir vor, dass du dieses Ziel bereits erreicht hast. Wie fühlst du dich? Wie hat es sich angefühlt, genau das zu bekommen, was du dir gewünscht hast? Wie war der Augenblick des Erfolgs?

MEDITATION ALS TRAINING DES GEISTES

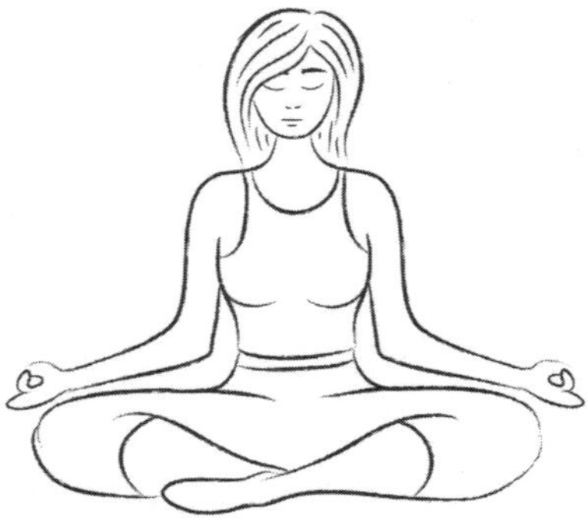

Zu den wirkungsvollsten mentalen Gewohnheiten, die ich entwickelt habe, als ich in meinem Denken lösungsorientierter wurde, gehört die Meditation. Es ist eine so wichtige und effektive Gewohnheit, dass ich ein wenig näher auf sie eingehen möchte. Ich hoffe, dies regt dich an, die Meditation zu einem Teil deines Alltagslebens zu machen. Denn versprochen: Diese einfache und althergebrachte Praktik wird dein Leben auf ständig überraschende und begeisternde Weise verändern.

Hast du je versucht zu meditieren? Ich bin mir sicher, dass du es auf die eine oder andere Weise getan hast, weil selbst ganz ruhig in die Sterne zu blicken, eine Form der Meditation ist. Aber hast du es je mit einer Meditationsroutine versucht? Sie ist eines der transformativsten Tools für unsere mentale, physische und spirituelle Gesundheit, ein ganzheitlicher Ansatz, der unser Wohlergehen und unsere Entfaltung unterstützt.

Laut dem National Center for Complementary and Integrative Health haben Studien gezeigt, dass schon zehn Minuten Meditation pro Tag nicht nur unseren mentalen Zustand und unsere Lebensqualität, sondern auf einer zellulären Ebene auch unseren physiologischen Zustand signifikant verbessern können. Regelmäßig zu meditieren, kann zum Beispiel die kortikale Dicke erhöhen und die graue Substanz im Gehirn vermehren, während es die Amygdala, das Stresszentrum des Gehirns, schrumpfen lässt. Diese Erkenntnis stimmt mit Studien überein, die zeigen, dass diejenigen, die meditieren, zum Problemlösen neigen, leichter Verbindungen ziehen und weniger anfällig für Stress und Angst sind. Da verwundert es nicht, dass immer mehr medizinische Fachkräfte ihre Patienten drängen, als Teil der Vorsorge, der Behandlung oder allgemeiner Wellness-Pläne eine Meditationsroutine einzuführen.

Solltest du eine solche Routine haben, kann ich dir nur applaudieren, dass du dir dieses Geschenk machst. Gehörst du zu den Millionen Menschen, die meditieren möchten, aber nicht wissen, wo sie anfangen sollen, werde ich dir von einigen Einsichten berichten, die mir geholfen haben, das Meditieren in meinen Alltag zu integrieren.

Im Kern ist das Meditieren ein Tool, mit dem du deinen Geist darauf trainierst, sich zu fokussieren. Dabei spielt es keine Rolle, worauf du dich fokussieren möchtest. Keine Sache ist besser oder schlechter als eine andere. Entscheidend ist, dass du dadurch, dass du *etwas* wählst, auf das du dich während der Meditation fokussierst, die Kontrolle über deinen Geist übernimmst.

Nehmen wir einmal an, ich beschließe, mich auf meinen Atem zu fokussieren. Ich setze mich, schließe die Augen und beginne, meinen Atem zu beobachten, während er sich in meinen Körper hinein- und wieder aus ihm hinausbewegt. Während ich still und auf meinen Atem konzentriert dasitze, schießen mir unweigerlich Gedanken durch den Kopf. Ich beginne, darüber nachzudenken, was ich zum Abendessen kochen werde und ob ich die richtigen Zutaten zu Hause habe. Doch da ich beim Meditieren bin, wird mir plötzlich bewusst, dass ich vergessen habe, mich auf meinen Atem zu fokussieren. Ich merke, dass ich einfach über das Essen nachgedacht habe.

In diesem Moment beschließe ich, etwas sehr Wichtiges zu tun: den Gedanken an das Abendessen loszulassen. Ich sage mir dann: »Darum werde ich mich kümmern, wenn ich mit der Meditation fertig bin«, und richte meine Aufmerksamkeit wieder auf meinen Atem. Tue ich das während der Meditation häufig genug, stärke ich die Fähigkeit meines Gehirns, sich seiner Gedanken bewusst zu werden und diese dann mit Leichtigkeit zu ändern.

Meditieren leitet dich dazu an, bewusst wahrzunehmen, wenn deine Gedanken nicht im Einklang mit dem Leben stehen, das du

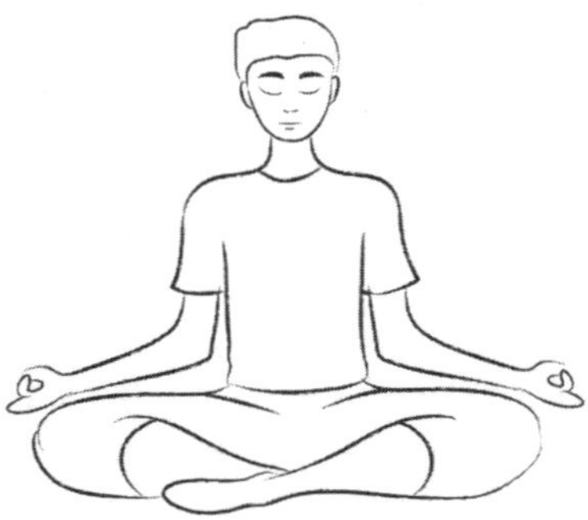

erschaffen möchtest, und diese Gedanken dementsprechend zu verändern. Wenn du regelmäßig meditierst, wirst du gut darin werden, problemorientierte Gedanken durch lösungsorientierte Gedanken zu ersetzen, sobald du sie bemerkst. Es ermöglicht dir auch, deine Identität von deinen Gedanken zu unterscheiden. Da deine Emotionen und dein Handeln von deinen Gedanken beeinflusst werden, führt die Änderung deiner Gedanken dazu, dass sich auch deine emotionalen Reaktionen auf deine Lebensumstände ändern und du inspirierter und zielgerichteter handelst. Im Kern verleiht die Meditation dir die Kontrolle über dein Leben, weil sie dir die Kontrolle über deine Gedanken verleiht.

Komfortzonen-Übung Nr. 22: Meditiere

Meditiere in der nächsten Woche mindestens zehn Minuten pro Tag. Dies war das Ziel, das ich mir selbst gesetzt hatte, als ich mit dem Meditieren begann. Als ich es dann immer mehr liebte, genoss ich schließlich auch längere Sitzungen. Doch zuerst einmal ist es wichtig, klein anzufangen. Dein Ziel ist Beständigkeit.

Dein Ziel während der Meditation ist einfach: deine Aufmerksamkeit auf etwas deiner Wahl zu richten. Das kann das Summen der Klimaanlage sein, leise Meditationsmusik, dein Atem, der in deine Nasenlöcher hinein- und wieder aus ihnen herausfließt, die Stimme von jemandem, der die Meditation leitet, das sanfte Rauschen eines Baches. Das, worauf du dich konzentrierst, sollte gleichbleibend und unauffällig sein, nichts, was Gedanken oder Emotionen hervorruft. Du solltest dir beim Meditieren zum Beispiel kein Hörbuch anhören.

Stell dann einen Timer ein, schließ die Augen, und fokussiere deinen Geist auf das Geräusch oder die Empfindung. Wenn dein Geist umherschweift – was er tun wird –, lass den Gedanken los, und kehre zu dem Punkt zurück, auf den du dich konzentrieren willst.

Um den Grundstein für deinen Erfolg zu legen, verbinde deine Meditation mit etwas, das du bereits jeden Tag tust. Du könntest dich zum Beispiel, bevor du morgens deinen Computer einschaltest, an deinen Schreibtisch setzen und meditieren. Oder du meditierst, wenn du abends ins Bett schlüpfst, erst einmal ein paar Minuten lang, bevor du zu dem Buch greifst, das du lesen möchtest. Wenn das Meditieren noch ganz neu für dich ist, versuche es mit geführten Meditationen.

Was du erreicht hast

Wenn du deine mentalen Gewohnheiten änderst, kannst du leicht die Kontrolle über deine Gedanken behalten. Das wiederum verändert die Qualität deines Lebens. Qualität ist hier wirklich entscheidend. Wir möchten ein Leben mit weniger Stress, mehr Lösungen und größerer Leichtigkeit führen. Die meisten Menschen erkennen nicht, dass sie auf das Problem fokussiert sind, und erschaffen sich deswegen ein Leben, das sich unberechenbar und oft unangenehm anfühlt. Sie fühlen sich festgefahren oder unproduktiv.

Du kannst dein problemorientiertes Denken mithilfe deiner Gewohnheiten auf lösungsorientiertes Denken umstellen, und ich hoffe, dass du dir fest vorgenommen hast, ein paar der in diesem Kapitel aufgeführten mentalen Gewohnheiten in deine tägliche Routine mit aufzunehmen. Ist dies der Fall, dann erzähle auch der Welt davon, indem du auf Instagram oder deinem Social Media Feed darüber berichtest. Vergiss nicht, mich zu taggen!

Nachdem du jetzt gelernt hast, wie wichtig es ist, auf deine mentalen Gewohnheiten zu achten, möchte ich auf die Bedeutung unserer Beziehungen eingehen – nicht nur der angenehmen, sondern auch der schwierigen, der schmerzlichen und derjenigen, bei denen es etwas gibt, das zu verzeihen fast unmöglich ist. Ich möchte dir eine neue Perspektive bieten, die es dir ermöglichen wird, in deiner Komfortzone zu bleiben, egal, wer um dich herum ist.

Kapitel 18

DIE MACHT ALLER BEZIEHUNGEN

Eine meiner Freundinnen, eine Therapeutin, sagte einmal, dass wir unsere Lebenspartner danach auswählen, wer uns helfen kann, unseren tiefsten Schmerz zu identifizieren und zu heilen.

»Was ist mit einem Partner, der einen missbraucht?«, fragte eine andere Person, die dies hörte. »Und mit einem Partner, der einen betrügt?«

»Er oder sie würde dir dennoch helfen, deine Wunden zu erkennen«, erwiderte meine Freundin.

»Aber wie würde mir das *helfen* zu heilen?«

»Weil du dich um deine Wunden kümmern kannst, sobald du sie erkannt hast. Du kannst anfangen, sie zu verstehen, sie zu vergeben und sie schließlich loslassen.«

Das Beispiel vom Missbrauch mag zwar extrem erscheinen, doch Beziehungen bieten uns die größte Möglichkeit zum Wachstum.

Unsere Beziehungen zu Freunden, Familienmitgliedern, Kollegen, Ehepartnern, Kindern, Nachbarn und anderen bestimmen unser Leben. Jeder Mensch, der deinen Weg kreuzt, kann dir etwas über dich selbst zeigen. Durch diese Außenbeziehungen lernst du dich, deine Vorlieben, deine Stärken und deine Schwächen kennen. Denn deine Art, zu anderen Beziehungen herzustellen, kann dir zeigen, wer du in einem bestimmten Moment bist und wie du dich in diesem Moment zeigst. Wenn du bereit bist, nach innen zu schauen und dich selbst zu beobachten, während du mit anderen interagierst, erhältst du Zugang zu wichtigen, transformativen Informationen, die dir helfen können, eine neue, erweiterte Version von dir zu werden.

Du kannst auch mithilfe von Büchern, Artikeln, Podcasts, Songs, Kunst, Fernsehshows, Filmen und anderen Medien Beziehungen zu Berühmtheiten, historischen Persönlichkeiten und Vordenkern aufbauen. Diese Beziehungen sind zwar einseitig, können dich aber auch eine Menge über dich selbst lehren.

Du kannst sogar Beziehungen zu Familienmitgliedern und Freunden haben, die nicht mehr leben, oder zu nichtphysischen, mit dem Verstand nicht fassbaren Energien wie Gott, Engeln und dem Universum, indem du dich mit offenem Herzen mit ihnen verbindest.

Jede Beziehung – egal, ob es sich um eine innere, eine äußere, eine einseitige oder eine mit dem Nichtphysischen handelt – bietet Möglichkeiten für Wachstum. Wenn du bereit bist, ehrlich und urteilsfrei nach innen zu schauen, wirst du in der Lage sein, Verhaltensweisen, Gedanken und Gewohnheiten zu erkennen, denen du es erlaubt hast, in dir Wurzeln zu schlagen. Sind diese nicht gut für dich, wirst du fähig sein, dein inneres Zuhause aufzuräumen und ein Umfeld zu schaffen, das inneren Frieden, Sicherheit und einen freudvollen Selbstausdruck fördert.

In diesem Kapitel möchte ich ein bisschen tiefer auf die Außenbeziehungen mit Menschen eingehen, mit denen wir die meiste Zeit verbringen, denn wenn du dir nicht bewusst bist, wie du dich in diesen Beziehungen zeigst, ist es nur allzu leicht, sie als Entschuldigung dafür zu nutzen, deine Komfortzone zu verlassen.

Wenn du aktiv am Create-with-Comfort-Prozess teilnimmst, werden sich deine Beziehungen ändern, weil *du* dich ändern wirst. Während du mit dir selbst vertrauter wirst und dich selbst mehr akzeptierst, wirst du immer mehr zu dem Menschen, der du wirklich bist. Du beginnst, deine falschen Überzeugungen, Gedankenmuster und Gewohnheiten abzulegen. Du *wirst* dich ändern, doch das ist gut, weil du dich in dein erweitertes Selbst verwandeln wirst. Als Folge werden einige deiner Beziehungen im Sande verlaufen, andere gestärkt werden und sich als neue Beziehungen entwickeln. All das ist ganz natürlich. Wenn dir bewusst ist, was geschieht, bist du fähig, diese Veränderungen in deinen Beziehungen ohne Widerstand, Schuldgefühle oder Festklammern zu handhaben.

Die Wahrheit ist: Selbst wenn eine Beziehung im Sande verläuft, kann sie zu einem späteren Zeitpunkt wieder aufleben. Als ich vorrangig aus meiner Überlebenszone heraus agierte, war ich von Freunden umgeben, die dies ebenfalls taten. Wir waren junge, ehrgeizige Unternehmer auf einer Mission, und wir waren bereit, uns abzurackern, um unsere Träume zu verwirklichen. Als ich meine Perspektive änderte und beschloss, innerhalb meiner Komfortzone zu leben, endeten viele dieser Beziehungen. Einige Menschen nahmen mir meine Entscheidung übel, nicht länger so hart zu arbeiten wie sie, andere versuchten, mich davon zu überzeugen, dass ich mehr Kurse besuchen und mehr Maßnahmen ergreifen müsse, wieder andere empfanden meine Entscheidung, in meiner Komfortzone zu leben, als Angriff auf unsere Freundschaft und verloren schlicht das Interesse an dem, was ich tat, weil sie dachten, ich hätte meine Ambitionen verloren. Im Lauf der Jahre fanden viele von ihnen den Weg zurück in meinen Freundeskreis, oft nachdem sie ihre eigenen Burn-out-Momente erlebt hatten und sich ein angenehmeres Leben wünschten. Einige sind sogar zu meinen *Komfortzonen-Verbündeten* geworden.

Deine Komfortzonen-Verbündeten sind diejenigen, die bereit und fähig sind, sich dir auf deinem Weg anzuschließen. Sie sind diejenigen, die verstehen, dass das Leben nicht mühevoll sein muss. Im Gegensatz zur landläufigen Meinung soll das Leben Spaß machen. Du sollst dich bei den Risiken, die du eingehst, sicher fühlen,

Vertrauen in deine Fähigkeiten haben, dich für deine Ideen begeistern und auf die spirituelle Intelligenz vertrauen, die dein Leben leitet. Wenn du die Welt um dich herum erforschst, sollst du dich wie das Kleinkind fühlen, das weiß, dass seine Eltern in der Nähe sind, wenn es den Spielplatz erkundet, und nicht wie jemand, der versucht, auf Skiern eine sehr schwierige, steile Piste hinunterzufahren, wenn er das erste Mal auf dem Berg ist.

Stell dir einen Zug vor, der in eine bestimmte Richtung fährt, sich aber, während er dies tut, vom gewünschten Ziel entfernt. Als du gemäß den Regeln der rückwärtsgewandten Welt in deiner Überlebenszone gelebt hast, fuhr dein Zug in die falsche Richtung. Jetzt, wo du in deiner Komfortzone lebst, hast du die Möglichkeit, diesen Zug anzuhalten und eine Kurskorrektur vorzunehmen, damit er dich dorthin bringt, wo du im Leben wirklich sein möchtest. Während du dies tust, werden einige Menschen den Zug verlassen und andere zusteigen. Lass es geschehen, und gib dich diesem Prozess hin. Bleib in deiner Komfortzone, und sorg dafür, dass dein Zug weiterhin deinen Träumen entgegenfährt. Wenn du aus deiner Komfortzone heraus agierst und dich mit Gleichgesinnten verbinden möchtest, dann schließ dich der Gruppe an, die ich für dich geschaffen habe. Du findest sie unter thecomfortzonebook.com/resources.

LICHT UND DUNKELHEIT VON BEZIEHUNGEN

Wir verbinden uns mit den Menschen um uns herum entweder auf der Ebene unseres Schmerzes (unserer Dunkelheit) oder auf der Ebene unserer Kraft (unseres Lichts). Wir alle weilen sowohl im Licht als auch in der Dunkelheit. Diese Aussage ist nicht als Wertung gemeint. Deine Dunkelheit ist nicht der »schlechte« oder »falsche« Teil von dir. Sie ist einfach der Teil von dir, der deinen Schmerz, deine Angst und die Ablehnung deiner selbst und anderer beherbergt. Sie ist der Teil von dir, der anderen wehtut, wenn du dich verletzt fühlst, und den Schmerz, Einsamkeit und Verwirrung quälen, wenn du dich aus deiner Komfortzone hinausdrängst und leugnest, wer du wirklich bist.

Dein Licht ist immer präsent, selbst wenn du es nicht in jedem Augenblick spürst. Es ist der Teil von dir, der weiß, dass du kraftvoll, schön und wertvoll bist. Deswegen lautet unser Motto seit der Gründung der Power-of-Positivity-Community: »Jeder Tag ist ein Tag, um zu leuchten. Leuchte weiter!« Natürlich ist nicht jeder Tag perfekt, aber du hast immer die Möglichkeit, in deinem Licht zu bleiben und zu leuchten. Dein Licht muss nicht aufgrund äußerer Umstände verlöschen.

Wenn du in deinem Licht weilst, bist du nicht plötzlich »gut« geworden; du hast dich vielmehr gerade an deine wahre Natur erinnert – an deinen Wert und deine Kraft. Wenn du mehr Zeit in deiner Komfortzone verbringst, beginnst du ganz von selbst, mehr in deinem Licht zu leben. Das liegt daran, dass Zuversicht, Vertrauen, Selbstliebe und das Gefühl, etwas wert zu sein, Nebenprodukte des Lebens in der Komfortzone sind.

Betrachte es als Lichtschalter, der das Licht an- und ausmacht. Wenn du in deinem Licht bist, ist es in dem Raum, in dem du dich aufhältst, hell. Du kannst ganz deutlich sehen, dass sich all das, was du brauchst, um zu erschaffen, was du dir wünschst, direkt vor dir befindet. Du kannst sehen, dass alles, was dich umgibt, für dich bestimmt ist, dass es dir gehört und dass du es wert bist, es zu haben. Wenn das Licht dann plötzlich ausgeschaltet wird, findest du dich in deiner Dunkelheit wieder, in der du nicht einmal mehr die Hand vor Augen sehen kannst. Ist der Raum verschwunden? Sind all die wunderbaren Tools, die vor einem Moment noch dir gehörten, plötzlich nicht mehr da? Bist du mit einem Mal wertlos, weil du nicht mehr sehen kannst? Bist du allein und ungeliebt?

Wichtig für das Leben in der Komfortzone und das Gedeihen durch dieses Leben ist es, den Unterschied zwischen Beziehungen

Natürlich ist nicht jeder Tag perfekt,
aber du hast immer die Möglichkeit, in deinem
Licht zu bleiben und zu leuchten.

auf der Ebene der Dunkelheit oder der Ebene des Lichts zu kennen. Wenn du mit jemandem auf der Ebene deines Schmerzes eine Beziehung eingehst, kann diese sich unbeständig, unberechenbar und triggernd anfühlen. Du findest vielleicht zunächst Trost darin, einer Person begegnet zu sein, deren Schmerz deinen Schmerz widerspiegelt oder ergänzt. Eventuell verbündet ihr euch gegen die gefährliche und unberechenbare Welt, die euren Schmerz und eure Verwirrung verursacht hat. Doch diese Art von Bündnis führt oft zu weiteren schmerzlichen Erfahrungen.

DÜSTERE UND HELLE BEZIEHUNGEN

Ich nenne die zwischenmenschlichen Beziehungen, die wir auf der Ebene der Dunkelheit eingehen, *düstere Beziehungen*, und diejenigen, die wir auf der Ebene des Lichts eingehen, *helle Beziehungen*.

Düstere zwischenmenschliche Beziehungen können sich sehr dunkel anfühlen. In ihrer Extremform können sie anstrengend und emotional auslaugend sein. Oft machen sie uns auch wütend. Ich habe mich in ihnen hilflos, allein und zutiefst unsicher gefühlt. Aber nicht alle düsteren Beziehungen fühlen sich so an. Manchmal können sie tröstlich sein oder sogar ein Gefühl der Sicherheit vermitteln, weil du dich in der Gesellschaft von jemandem befindest, der deinen Schmerz widerspiegelt, deine Dysfunktion verstärkt und deine Überzeugungen in Bezug auf dich selbst und die Welt untermauert. In einer düsteren Beziehung wirst du allerdings oft an deine Unzulänglichkeiten statt deine Stärken erinnert. Du verbringst die meiste Zeit damit, über deinen Schmerz zu klagen, statt über Möglichkeiten und Lösungen zu sprechen. Du fühlst dich in einem destruktiven Kreislauf gefangen und bist frustriert und wütend, weil du ihn nicht durchbrechen kannst. Oft fühlst du dich getriggert und bist aufgewühlt statt geerdet und ausgeglichen.

Gehst du hingegen auf der Ebene deines Lichts Verbindungen ein, hast du die Chance, helle Beziehungen aufzubauen. Diese Beziehungen entstehen dadurch, dass du dir selbst treu bist, egal, was in deinem Leben geschehen mag. Das führt dazu, dass die Person, mit der du die Bindung eingehst, sich auch selbst treu ist. In deinen Stärken geerdet zu sein ermöglicht es dir, auf der Grundlage dieser Stärken Beziehungen einzugehen, in denen du dich gesehen, geliebt und sicher fühlen kannst.

Wichtig ist festzuhalten, dass wir uns mit anderen sowohl auf der Ebene unseres Lichts als auch unserer Dunkelheit verbinden können. Lebst du jedoch vorrangig in deiner Komfortzone, hast du naturgemäß mehr helle Beziehungen. In deiner Komfortzone kannst du aus deiner Kraft heraus agieren, dich zuversichtlich, zufrieden und mit dir selbst im Reinen fühlen, und als Folge findest du Zugang zu ebendiesen Qualitäten bei anderen.

Wenn wir gewohnheitsmäßig außerhalb unserer Komfortzone leben und uns verloren, verwirrt, allein und ängstlich fühlen, werden die meisten unserer Beziehungen düster. Denn außerhalb deiner Komfortzone wurzeln die meisten deiner Beziehungen, wenn nicht gar alle, in Ängsten, Unsicherheiten und Schmerz. Wann immer du dich mit jemandem *gegen* etwas zusammentust, wenn deine Freundschaften um das kreisen, was du bei anderen oder in der Welt *nicht* magst, wenn du dich dabei ertappst, dass du Dinge sagst und tust, die andere verletzen und die du gern ungeschehen machen würdest, dann handelt es sich um Situationen, in denen du auf der Ebene der Dunkelheit Beziehungen eingehst.

Betrachte diejenigen, mit denen du helle Beziehungen hast, als die ***Luminaries*** in deinem Leben, und diejenigen, mit denen du düstere Beziehungen hast, als die ***Gloominaries***.

Natürlich sind wir keine statischen Wesen. Somit sind auch unsere Beziehungen nicht statisch. Wir können mit denselben Individuen zu unterschiedlichen Zeiten unseres Lebens sowohl aus

LUMINARIES

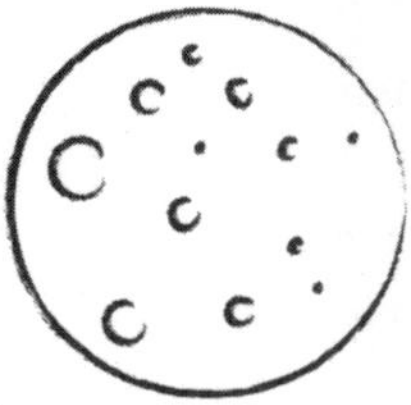

GLOOMINARIES

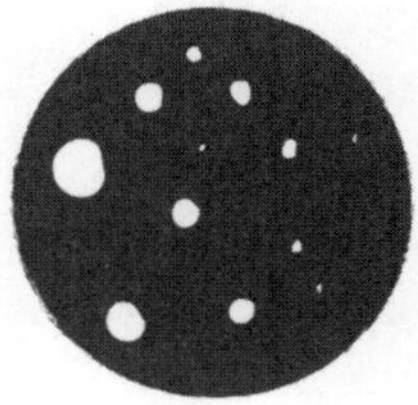

unserem Licht als auch aus unserer Dunkelheit heraus Beziehungen eingehen. Das bedeutet, dass du an jedem beliebigen Tag ein *Luminary* und ein *Gloominary* sein, mit *Luminaries* wie auch *Gloominaries* in Kontakt kommen und dich zwangsläufig sowohl auf düstere als auch auf helle Beziehungen einlassen kannst. Entscheidend ist, wer du im Wesentlichen bist.

Wichtig ist auch zu verstehen, dass *beide* Beziehungsarten uns helfen, als Individuen zu wachsen, und dass beide die Macht haben, einen so heilenden Einfluss auf unser Leben zu nehmen, dass wir vielleicht nie wieder dieselben sind. Deswegen ist es unabhängig davon, ob du Verbindungen auf der Ebene deines Lichts oder deiner Dunkelheit eingehst, wichtig, diese Bindungen wertzuschätzen und Lehren aus ihnen zu ziehen.

9 Dinge, die mit Beziehungen in der Komfortzone geschehen

Wenn du beginnst, bewusst innerhalb deiner Komfortzone zu leben, wirst du feststellen, dass es einige grundlegende Änderungen in deinen Beziehungen geben wird. Hier ist eine kurze Liste von Änderungen, die ich erlebt habe und die vielleicht auch du in deinen Beziehungen erleben wirst:

1. Du fühlst dich auf natürliche Weise zu *Luminaries* hingezogen, suchst öfter den Kontakt zu ihnen und gehst mehr helle Beziehungen ein.
2. Wenn du *Gloominaries* begegnest oder dich in düsteren Beziehungen wiederfindest, ziehst du ganz von selbst bessere Grenzen und neigst weniger dazu, dich auf der Ebene des Schmerzes auf den anderen einzulassen, egal, ob es sich um deinen oder seinen Schmerz handelt.
3. Wenn du dich in deiner eigenen Dunkelheit wiederfindest, kümmerst du dich weniger um deine schmerzlichen Geschichten. Stattdessen machst du es zur Priorität, dich besser zu fühlen, damit du wieder in dein eigenes inneres Licht treten kannst.
4. Deine düsteren Beziehungen und Begegnungen sind von kürzerer Dauer, wenn du es zur Priorität machst, dich öfter gut zu fühlen.
5. Deine Geduld, Gedanken oder Interaktionen in Betracht zu ziehen, die dich in negativem Denken oder emotionalen Mustern festhalten, lässt nach.
6. Du beginnst zu heilen und die *Gloominaries* in deinem Leben wertzuschätzen, weil du merkst, dass sie dir zeigen können, wo in deinem inneren Zuhause nach wie vor ein Durcheinander herrscht. *Gloominaries* können uns mehr als jede andere Gruppe in unserem Leben unsere limitierenden Überzeugungen und unsere Wunden widerspiegeln. Das ermöglicht es uns, unsere Gedanken zu korrigieren und von unseren vergangenen Traumata zu genesen.
7. Du verliest das Interesse an Tratsch, selbsterniedrigendem Gerede, negativen Gedanken und der endlosen Beschäftigung mit deinem Schmerz und deinen Frustrationen. Stattdessen interessierst du dich mehr dafür, Lösungen und Ideen zu erforschen, die dich begeistern.
8. Du beginnst, die *Luminaries* in deinem Leben wahrzunehmen und wertzuschätzen. Sie sind es, deren unterstützende Haltung

dich inspiriert und motiviert. Vielleicht kannst du sie dazu gewinnen, eine Mentoring-Beziehung mit dir einzugehen, um mit ihnen Ideen diskutieren zu können, die dein persönliches Wachstum fördern.
9. Je mehr *Luminaries* du in dein Leben einlädst, desto gesünder und lebendiger wirst du dich fühlen.

Wenn du dir der Natur deiner Beziehungen bewusst wirst, dann mach dir auch klar, dass *zwei Menschen* nötig sind, um eine helle oder eine düstere Beziehung einzugehen. Das heißt: Wenn du dich in einer düsteren Beziehung wiederfindest, so liegt das daran, dass du dich entschieden hast, Teil dieser Beziehung zu sein. Ein *Gloominary* kann dich ohne deine Zustimmung nicht zu einer Beziehung mit ihm zwingen.

Erkenne deine Dunkelheit, um dein Licht leuchten zu lassen

Als eine meiner Freundinnen Single war und Männer datete, fragte sie jeden von ihnen, was zum Ende seiner vorherigen Beziehung geführt habe. Sie nahm sich immer vor Männern in Acht, die über all die schrecklichen Eigenschaften ihrer Ex-Freundin klagten und sie als »kontrollsüchtig« oder »verrückt« bezeichneten. Diese Typen erzählten dann von den ständigen Streits mit ihrer Ex wegen *ihres* unsicheren, gewalttätigen oder auf Angst basierenden Verhaltens und erklärten, sie hätten schließlich die Nase voll gehabt und sich trennen müssen.

Meine Freundin erklärte, dass ihr beim Zuhören bewusst gewesen sei, dass *er* zugestimmt hatte, die Beziehung einzugehen, egal, wie seine Ex sich auch verhalten habe. Auch er war ein *Gloominary* und hatte eine Verbindung auf der Grundlage ihrer beider Schmerz hergestellt, und das Ergebnis war für beide schmerzlich gewesen. Ersten Dates mit Menschen wie diesen folgten nie zweite, weil meine Freundin klug genug war zu erkennen, dass diese potenziellen Partner emotional noch in ihrem Schmerz und ihrer Wut gefangen waren. Sie ging behutsam mit ihrer Energie um und war nicht daran interessiert, eine düstere Beziehung einzugehen.

Allzu oft sind diejenigen, die wie so viele Dates meiner Freundin in düsteren Beziehungen stecken bleiben, nicht fähig, Lehren aus diesen Beziehungen zu ziehen. Es ist sehr leicht, dem anderen die Schuld zu geben, statt die Verantwortung für die eigenen Entscheidungen zu übernehmen. Statt also nach innen zu schauen, aus einer solchen Beziehung etwas zu lernen und den Schmerz zu heilen, der dazu führte, dass wir sie eingegangen sind, verbleiben viele Menschen aufgrund von Schuldgefühlen, Scham, Selbstzweifeln, Unsicherheit oder Angst in schwierigen oder toxischen Beziehungen. Sie sabotieren ihren eigenen Erfolg oder ihr Glück und benutzen ihren düsteren Partner als Ausrede. Wir werden toxisch für uns selbst, wenn wir in diesen Beziehungen stecken, und je schmerzlicher unser Handeln ist, desto schwieriger wird es, sich vom Muster des Schmerzes zu lösen.

Wenn du solch destruktive Beziehungen eingehst, solltest du dir unbedingt eingestehen, dass auch *du* ein *Gloominary* bist. Es ist nie nur die andere Person. Es ist leicht, in den Schmerz und die Dunkelheit in dir hineinzugleiten. Statt dich selbst dafür zu verurteilen, zu tadeln oder zu beschämen, dass du in die Dunkelheit getreten bist, kannst du dich von deinen Schuldgefühlen, deiner Scham und deiner Angst befreien und in deine Komfortzone zurückkehren, wo es dir möglich ist, Zugang zu Geborgenheit, Zuversicht, Vertrauen und Frieden zu finden.

Gloominaries tauchen aus einem bestimmten Grund in unserem Leben auf, sollten jedoch, wenn möglich, nur für eine gewisse Zeit bleiben. Und was dich selbst betrifft: Du magst gelegentlich in deine Dunkelheit eintreten, musst aber dort nicht bleiben.

Komfortzonen-Übung Nr. 23: Düstere + helle Beziehungen

So schön helle Beziehungen auch sein mögen, es sind die düsteren Beziehungen, die dir helfen können, über negative Teile von dir, die Aufmerksamkeit erfordern oder geheilt werden müssen, nachzudenken und sie loszulassen. Sie ermöglichen es dir auch zu verstehen, was du nicht willst, und somit klar zu erkennen, was du dir wünschst. Diese Übung wird dir helfen, auch aus den schwierigsten düsteren Beziehungen in deinem Leben Lehren zu ziehen.

Gloominaries

1. Denk an jemanden, mit dem du eine besonders schwierige Beziehung hast, eine Person, die dir oft unter die Haut geht, dich herausfordert, triggert oder wütend macht.
   - Was macht diese Beziehung so schwierig?
   - Was frustriert dich am meisten an dieser Person oder dieser Beziehung?
2. Sei völlig ehrlich zu dir selbst, und schreib über eine Zeit, in der *du* genau diese Art von Verhalten an den Tag gelegt hast, die du so stark ablehnst. Hast du dein Verhalten damals als gerechtfertigt empfunden?
   - Versetz dich in die Lage des *Gloominary*, der dich so wütend macht und frustriert, und beantworte die folgenden Fragen aus seiner Sicht:
   - Was versuche ich, mit meinem Verhalten zu erreichen?
   - Wie fühle ich mich, wenn ich andere mit meinem Verhalten verletze?

- Was sonst könnte ich tun, um die gewünschten Resultate zu erzielen?
- Wenn ich mich anders verhalte, werde ich dann noch gehört werden?
- Was würde ich sagen oder tun müssen, um meine Bedürfnisse klarer zu kommunizieren?

3. Überlege weiter:
   - Kannst du Mitgefühl mit dieser Person empfinden?
   - Was hast du aus dieser Beziehung gelernt?
   - Was hättest du nicht über dich selbst gelernt, wenn es diese Beziehung in deinem Leben nicht gegeben hätte?
   - Welches Ergebnis, über das du glücklich bist oder das dich stolz macht, hättest du nicht erzielt, wenn diese Beziehung nicht existiert hätte?
   - Kannst du Dankbarkeit für diese düstere Beziehung in deinem Leben empfinden?

Luminaries

Richte deine Aufmerksamkeit nun auf die *Luminaries* in deinem Leben. Diese Übung wird dir helfen herauszuarbeiten, inwiefern dich deine hellen Beziehungen inspirieren und positiv beeinflussen, und diese positiven Aspekte mit anderen zu teilen.

1. Denk an jemanden, mit dem du eine starke, positive Beziehung hast, jemanden, der dir oft ein gutes Gefühl vermittelt, dich inspiriert, dessen Freundschaft sich mühelos anfühlt und/oder dir geholfen hat, eine bessere Version von dir selbst zu werden.
   - Was macht diese Beziehung so leicht und schön?
   - Was an dieser Person oder Beziehung beeinflusst oder inspiriert dich am meisten?

2. Denk an eine Zeit, in der du ebendieses Verhalten einem anderen Menschen gegenüber an den Tag gelegt hast. Wie hast du dich dabei gefühlt? Wie kannst du mehr von diesem Verhalten zeigen?
   - Versetz dich in die Lage des *Luminary*, der dich so stark beeinflusst, und beantworte die folgenden Fragen aus seiner Sicht:
   - Was ist das Wichtigste im Leben?
   - Welche Art von Beziehungen schätze ich am meisten?
   - Welche Eigenschaften schätze ich bei Freunden? Bei Liebhabern?
   - Wie bleibe ich positiv und motivierend?
   - Welches Gefühl vermittle ich meinen Freunden und Angehörigen? Warum behandle ich sie auf diese Weise?
   - Wie behandle ich Fremde? Warum behandle ich sie auf diese Weise?
3. Überlege weiter:
   - Welche Eigenschaften schätzt du am meisten an dieser Person?
   - Was hast du aus dieser Beziehung gelernt, das du dir zu eigen machen möchtest?
   - Was hättest du nicht über dich selbst gelernt, wenn es diese Beziehung nicht in deinem Leben gegeben hätte?
   - Welches Ergebnis, über das du glücklich bist oder das dich stolz macht, hättest du nicht erzielt, wenn diese Beziehung nicht existiert hätte?
   - Wie kannst du diese hellen Verhaltensweisen gegenüber anderen Menschen in deinem Leben zum Ausdruck bringen?

MACH KONKURRENTEN ZU HERAUSFORDERERN

Andere Beziehungen, in denen du dich in deinem Leben wiederfindest, sind allgemeinerer Natur und weniger persönlich. Dies können Beziehungen mit Menschen sein, denen du beim Sport, im Business oder in Bereichen des Lebens begegnest, die eher sozialer als persönlicher Natur sind. In solchen Beziehungen neigen die Beteiligten dazu, auf eine Weise miteinander zu konkurrieren, die für alle schädlich sein kann.

Von früh an bringt man dir bei, dass einige Menschen gewinnen und andere verlieren werden. Du lernst, dass deine Freunde verlieren müssen, damit du gewinnen kannst. Damit dein Team gewinnen kann, müssen die rivalisierenden Teams verlieren. Du lernst, dass es nur einen Sieger geben kann, aber eine Menge Verlierer. Du betrachtest den Sieger als den »Besten«. Dann triffst du die Annahme, dass es, wenn es einen »Besten« gibt, auch einen »Schlechtesten« geben muss.

In unserer heutigen Gesellschaft schaffen wir Organisationssysteme, die auf Vergleichen basieren, und weisen ihnen Werte zu. Wir erstellen Tests, um unsere Fähigkeiten mit den Fähigkeiten anderer vergleichen zu können, und wir nutzen die Ergebnisse, um soziale Hierarchien zu bilden, die uns zu verstehen helfen, wer klüger ist, wer schneller Probleme lösen kann, wer sich mehr Wörter einprägen kann, wer sportlicher, musikalischer, wissenschaftlich gebildeter, wichtiger, salonfähiger, erfolgreicher ist. Das führt allerdings zu folgendem Schluss:

Da nicht zu gewinnen schändlich ist, beschließt du, dass du nicht zu den Verlierern gehören willst. Da man dir sagt, dass die einzige Chance zu gewinnen, die ist, anders zu werden, als du es von Natur aus bist, beginnst du, Dinge zu tun, die sich unangenehm und gefährlich anfühlen. Du lernst, dass du vielleicht haben wirst, was du brauchst, um erfolgreich zu sein, wenn du bereit bist, dich unwohl zu fühlen, in den Schützengräben zu leben und um dein Leben zu kämpfen.

Wir vergleichen uns mit anderen, weil man es uns von klein auf beibringt, dies zu tun, aber auch weil unsere Welt uns das Gefühl gibt, dass wir wissen müssen, wo wir im Vergleich zu anderen stehen. Dies trifft im heutigen Social-Media-Zeitalter mehr denn je zu – es ist das Vergleichsspiel, das dich in einem nie endenden Kreislauf des »Ich genüge nicht« festhalten kann.

Es ist leicht, in diese Art des Denkens und als Folge davon in diese auf Wettbewerb beruhende Lebensweise hineingezogen zu werden. Es ist leicht, dich dein Leben lang abzuhetzen, unwohl zu fühlen und zu versuchen, die Nase vorn zu haben. Die bedauernswerte Wahrheit ist, dass du nicht automatisch Erfolg hast, wenn du außerhalb deiner Komfortzone lebst. Dein Wunsch, deine Willenskraft und deine Disziplin können dir Höhen und Tiefen des Ruhms gewähren, dir aber ebenso ein Leben voll harter Arbeit, Angst, Stress und oft auch Bedauern garantieren. Wenn du Erlebnissen hinterherjagst, die deine Sicherheit gefährden, findet eine Traumatisierung statt, die sich im Lauf der Jahre verschlimmern und deine physische, mentale und spirituelle Gesundheit wie auch die Gesundheit deiner Beziehungen beeinträchtigen kann. Deine Anstrengungen, andere zu überflügeln, können dich teuer zu stehen kommen, wenn du dich gewohnheitsmäßig aus deiner Komfortzone hinausdrängst.

Heißt all das, dass Konkurrenz eine schlechte Sache ist?

Das ist vielleicht die Lehre, die du aus deinen Erfahrungen mit Konkurrenz als Ergebnis deiner Erziehung gezogen hast, doch dies ist nicht die einzige Lehre, die Konkurrenz zu bieten hat. Konkurrenz kann etwas Wunderbares sein. Um den größten Nutzen daraus zu ziehen, musst du dich der Konkurrenz jedoch aus dem Inneren deiner Komfortzone heraus stellen.

Konkurrenz gehört vielleicht zu den energetisierendsten Arten, deine Komfortzone zu erweitern. Sie gehört aber auch zu den leichtesten Arten, aus deiner Komfortzone hinausgedrängt zu werden oder dort stecken zu bleiben. Für unterschiedliche Menschen kann Konkurrenz unterschiedliche Bedeutungen oder Folgen haben. Während die eine Person unter dem Druck der Rivalität gedeihen mag, macht die andere vielleicht dicht und taucht unter.

Ich habe gemerkt, dass Konkurrenz sich inspirierend anfühlen kann, wenn ich mich in meiner Komfortzone befinde. Konkurrenz kann Möglichkeiten eröffnen und mir helfen, das Ausmaß meiner Fähigkeiten zu erforschen. Bin ich außerhalb meiner Komfortzone, kann Konkurrenz sich jedoch bedrohlich anfühlen und mich zu abwehrendem, hektischem, angstbasiertem Handeln drängen.

Auf Konkurrenz beruhende emotionale Trigger

Wenn du dir nicht sicher bist, ob du dich in puncto Konkurrenz innerhalb oder außerhalb deiner Komfortzone bewegst, findest du im Folgenden ein paar Hinweise dazu. Du weißt, dass du dich außerhalb deiner Komfortzone bewegst, wenn der Erfolg von jemandem:

- dir ein schlechtes Gefühl in Bezug auf dich selbst und deine Fähigkeiten vermittelt,
- dich an dir selbst und deinen Fähigkeiten zweifeln lässt,
- dich denken lässt: »Warum sie oder er und nicht ich? Ich bin so viel talentierter usw.«,
- ein Gefühl der Eifersucht hervorruft,
- dich entmutigt,
- bewirkt, dass du unsicher, wütend oder verängstigt bist,
- Verzweiflung hervorruft,
- dazu führt, dass du dichtmachst.

Konkurrenz kann negative Emotionen triggern, wenn du dich außerhalb deiner Komfortzone befindest. Denn wenn du dich nicht sicher, wohl und zuversichtlich fühlst, glaubst du, jedes Mal, wenn du einer Konkurrenzsituation ausgesetzt bist, um dein Leben kämpfen zu müssen.

Fühlst du dich jedoch sicher und wohl und hast Vertrauen in dich selbst und deine Fähigkeiten, erkennst du, dass das Konzept des Verlierens nicht existiert, solange du dir selbst treu bleibst. Wenn du dich bewusst aus deiner Komfortzone heraus weiterentwickelst, verhilft dir jede Erfahrung, jede Beziehung und jede Interaktion dazu, immer mehr zu der Person zu werden, die du sein möchtest, und die Erfahrungen zu machen, die du machen möchtest.

In mir fand eine Revolution statt, als mir klar wurde, dass niemand verlieren musste, damit ich gewinnen konnte. Denn je mehr ich gewinne, desto mehr können auch die Menschen um mich herum gewinnen. Ebenso kann ich mehr gewinnen, je mehr meine Konkurrenten gewinnen.

Diese Einsicht führte dazu, dass ich vor einigen Jahren damit aufhörte, das Wort *Konkurrent* zu benutzen, wenn ich von Menschen sprach, die Unternehmen aufbauten oder sich ein Leben erschufen, das dem ähnlich war, was ich mir erschuf. Ich schloss mich im Lauf der Jahre mit anderen Unternehmen zusammen und wurde jedes Mal gefragt: »Wer sind die Top Fünf deiner Konkurrenten?« Worauf ich antwortete: »Ich kann dir die Top Fünf meiner *Herausforderer* nennen, nicht meiner *Konkurrenten*. Das sind die Unternehmerinnen und Unternehmer, die mich inspirieren. Ich liebe das, was sie tun.« Ich muss lachen, während ich dies schreibe, denn du kannst dir sicher den Gesichtsausdruck der Leute vorstellen, als sie das hörten. Doch im Lauf der Jahre hat sich mein Team an meine radikalen Ideen gewöhnt und inzwischen sogar Gefallen an ihnen gefunden.

Die Sache ist die: Wenn du die Denkweise aufgibst, dass *jemand gewinnen und jemand verlieren muss* und erkennst, dass wir alle gemeinsam aufsteigen und untergehen, dann erkennst du etwas Entscheidendes. Deine Konkurrenten sind nicht da, um dir ein Gefühl der Unsicherheit zu vermitteln oder dich um deinen Erfolg zu bringen. Du kannst dich vielmehr von ihrem Schwung und Erfolg antreiben lassen. Wir stecken da zusammen drin. Der Wettkampf ist eine Illusion. Wir können alle gemeinsam etwas schaffen und gedeihen. Die Siege einer Person entwerten nicht die einer anderen. Im Gegenteil: Je mehr Mitglieder deiner Familie, deiner Gemeinschaft und deines Freundeskreises Fülle, Erfolg, Glück und Erweiterung erleben, desto eher wirst auch du all dies erleben. Es gibt genug für uns alle, und wir sind alle in unserer eigenen kreativen Energie und können einander buchstäblich nichts wegnehmen. Wir können uns alle erfolgreich schlagen!

Herausforderer lassen uns Möglichkeiten sehen, die wir oft nicht von selbst erkennen. Sie machen uns unser Potenzial deutlich oder inspirieren uns dazu, eine Möglichkeit oder eine Idee zu erforschen. Sie zeigen uns, dass wir, selbst wenn wir »verlieren«, tatsächlich gewonnen haben, weil sich unser Vorstellungsvermögen und damit auch unser Leben erweitert hat. Da mit dem Verlieren kein Schamgefühl einhergeht, nehmen wir Niederlagen nicht persönlich. Wir betrachten sie vielmehr als Chance, uns wieder mit uns zu verbinden, unsere Fertigkeiten und unsere Vorstellungskraft zu verbessern und es noch einmal zu versuchen. Das ist die energetische Wahrheit, die dem Erfolg zugrunde liegt, der möglich ist, wenn du in deiner Komfortzone lebst: Alles ist immer dabei, mehr von dem zu werden, was es bereits ist.

Deswegen ist es für einen wohlhabenden Menschen leichter, noch wohlhabender zu werden. Wenn du Schulden hast, ist es leicht, weitere Schulden anzuhäufen. Wenn du Glück hast, hast du im Lauf der Zeit noch mehr Glück. Bist du mürrisch, wirst du noch mürrischer werden. Wir werden immer mehr von dem, was wir praktizieren. Wenn du es deinen Herausforderern erlaubst, dich dazu zu inspirieren, kreativer und besser in deinem Job zu werden, wirst du noch mehr Herausforderer finden, und diese werden dich zunehmend inspirieren und bewirken, dass du stets besser und besser wirst. Welch unglaubliches Geschenk ist das!

Komfortzonen-Übung Nr. 24: Wer sind deine Herausforderer?

Schreib in dein Tagebuch, wer deine Top-Fünf-Herausforderer sind. Erstelle für jeden von ihnen eine Liste der Dinge, die dich inspirieren. Welche Emotionen hast du, wenn du an diese Person denkst? Was kannst du von ihr lernen? Wie kannst du das Gelernte umsetzen, um deine eigene Komfortzone zu erweitern?

Falls du auf diese Personen eifersüchtig bist, dann bedenke dies: Was dich eifersüchtig macht, sind Qualitäten, die du selbst besitzt, aber aufgrund von falschen Überzeugungen, Scham, Schuldgefühlen oder Angst nicht zulässt.

Klingt da eine Wahrheit an? Welche falschen Überzeugungen müssen korrigiert werden, um die wahre Ursache deiner Eifersucht zu beheben?

Was du erreicht hast

Gut gemacht, du bist am Ende von Kapitel 18 angelangt. Ich liebe Beziehungen, so schwierig sie auch sein können. Und du?

Du hast die drei Schritte des Create-with-Comfort-Prozesses abgeschlossen und damit auch Teil II, sodass du nun mit Teil III: Werde ein Komfortzonen-Profi, weitermachen kannst.

In diesem Kapitel hast du gelernt, dass wir mit den Menschen um uns herum entweder auf der Ebene unseres Schmerzes (unserer Dunkelheit) oder unserer Kraft (unseres Lichtes) Verbindungen eingehen. Letztlich bieten uns alle Beziehungen unsere größten Möglichkeiten zu persönlichem Wachstum. Unsere Beziehungen helfen uns, unsere Identität, unsere Vorlieben und unsere Art, uns der Welt zu zeigen, weiterzuentwickeln. Wenn wir bereit sind hinzuschauen, können unsere Außenbeziehungen uns deutlich machen, als wer wir uns zeigen, welche von unseren Wunden oder Überzeugungen unsere Reaktionen prägen und welchen Schmerz wir noch heilen müssen.

Darüber hinaus können uns unsere Beziehungen auch zeigen, wer wir sein können, wenn wir aus unserer Kraft heraus leben. Ich hoffe, der Abschnitt über die *Luminaries* und *Gloominaries* hat dich angesprochen. Ich würde es liebend gern wissen, zögere also nicht, mit mir über Social Media Kontakt aufzunehmen und deine Gedanken zu teilen. Ebenso hoffe ich, dass du begonnen hast, deine Konkurrenten in einem helleren Licht, das heißt, als deine Herausforderer zu sehen. Dies entpuppt sich sogar als mögliche Quelle der Inspiration.

Inzwischen weißt du, dass ich die Dinge gern in einem positiven Licht sehe und gern Vokabular austausche, das unserer höchsten Mission abträglich ist. Ich hoffe, du genießt diese »Outside the box«-Konzepte. Ich bin unglaublich stolz, dass du es so weit geschafft hast. Und ich hoffe, dass auch du stolz auf dich bist. Lass uns nun lernen, wie man ein Komfortzonen-Profi werden kann, okay?

Teil III

WERDE EIN KOMFORTZONEN-PROFI

Wenn deine Träume an deine Tür klopfen,
ohne dass du dich dafür abrackern musst,
ist das eine *große Sache,* weil es dir zeigt,
dass du im Einklang mit dir selbst und deiner
Bestimmung auf diesem Planeten bist.

Kapitel 19

LERNE DICH MIT DER SCHWUNGKRAFT WOHLZUFÜHLEN

Deine Komfortzone zu beherrschen ist entscheidend dafür, ein Leben zu führen, das du dir wirklich wünschst. Du verliebst dich in dich selbst, in deine Träume, deine Ziele, deine Gegenwart und deine Zukunft. Je mehr du zum Profi darin wirst, einfach du selbst zu sein und auf eine Weise zu leben, die sich gut anfühlt, desto mehr wird sich alles mühelos entfalten. Davon bin ich überzeugt.

Es geschieht auch noch etwas anderes Magisches. Wenn du deinem eigenen Wohlbehagen Vorrang einräumst, beginnst du, dich sicher zu fühlen. Wenn du dich sicherer fühlst, baust du Vertrauen in dich selbst, dein Leben und deine Fähigkeiten auf. Wenn du Vertrauen aufbaust, fängst du an, zu experimentieren und dich selbst zum Ausdruck zu bringen. Wenn du dich selbst zum Ausdruck bringst, genießt du das Leben mehr und träumst mehr. Wenn du größere Träume träumst, beginnst du, dich auf deine Wünsche zuzubewegen. Und schließlich: Wenn du dich auf das zubewegst, was du dir wünschst, wirst du – wenn du in deiner Komfortzone bleiben kannst, wo du dich sicher, zuversichtlich und enthusiastisch fühlst – das erlangen, was wir *Schwungkraft* nennen.

Die Schwungkraft ist am Werk, wenn das, was du dir wünschst, mit größerer Leichtigkeit und schneller zu dir kommt. Du bittest um etwas und findest es plötzlich gleich um die Ecke. Du möchtest mit einer Freundin sprechen, und diese ruft dich aus heiterem Himmel an. Du verstehst die Funktionsweise von etwas nicht, und jemand erklärt sie zufällig in einem Fernsehprogramm, das du dir gerade ansiehst. Du stellst jemandem eine Frage und kommst kurz danach auf die Antwort, noch bevor der andere sie dir geben kann. Du brauchst etwas Bestimmtes, und jemand taucht damit auf, ohne dass du ihn darum gebeten hast. Solch angenehme, ständig vorkommende Ereignisse sind Anzeichen dafür, dass du dein Leben in der Komfortzone meisterst. Du bist im Flow. Du bist auf dem richtigen Weg.

Derzeit bezeichnest du diese unerklärlichen Geschehnisse vielleicht als *Zufälle*. Das habe ich früher auch getan, aber heute spreche ich von *Synchronizität,* weil es sich nicht um Zufälle handelt. Unter Synchronizität versteht man das zeitliche Zusammentreffen von Ereignissen, die maßgeblich miteinander verbunden, jedoch kausal nicht erklärbar sind. Sie fühlen sich fast magisch an, und sie treten ein, wenn du in deiner Komfortzone lebst und den Flow und die Leichtigkeit erfährst, die durch die Schwungkraft erzeugt werden.

FEIERE LEICHTIGKEIT UND FLOW

In deiner Komfortzone kann die Schwungkraft in jeden Bereich deines Lebens geleitet werden. Projekte werden leichter denn je abgeschlossen, Beziehungen gedeihen schöner, Konflikte lösen sich von selbst, und Dinge funktionieren reibungsloser, als du es dir je vorgestellt hast. Das Leben fließt ohne all den Stress und die zusätzlichen Anstrengungen immer besser.

So wunderbar diese zunehmende Schwungkraft auch sein mag, möglicherweise wehrst du dich zunächst gegen sie. Schwungkraft kann sich beängstigend anfühlen, vor allem in einer rückwärtsgewandten Welt, die das langsame, schrittweise und mühevolle Hinbewegen auf ein Ziel glorifiziert und den Segnungen misstraut, die sich zu leicht und zu schnell einstellen.

Ich habe nie verstanden, warum jemand Erfolge oder gute Dinge, die sich mit Leichtigkeit einstellen, abwertet oder abtut. Doch dies ist eine weitverbreitete Sichtweise in unserer rückwärtsgewandten Welt. Wenn etwas funktioniert, denken wir oft, es sei »zu gut, um wahr zu sein«. Von dieser »Ohne Fleiß, kein Preis«-Mentalität zeugt auch der Ausspruch »Wie gewonnen, so zerronnen«. Ich habe Eltern ihren Kindern erklären hören, dass sie Dinge, für die sie nicht hart gearbeitet haben, nicht schätzen werden. Erwachsene haben mir gesagt, sie würden ihren Erfolg nicht wertschätzen, wenn sie ihn zu leicht hätten erzielen können.

Lass uns diese limitierenden Überzeugungen loslassen und stattdessen die Gefühle der Leichtigkeit, des Flows, des Wohlbehagens und der Harmonie feiern, die von entscheidender Bedeutung für die Entwicklung der Schwungkraft sind. Lass uns aufhören, die leichten Erfolge von Menschen herunterzuspielen, indem wir sagen, dass sie »Glück gehabt« haben, und lass uns aufhören, uns schuldig zu fühlen und Dinge zu sagen wie »Oh, das ist nichts« und »Oh, das ist keine große Sache«, wenn wir etwas ohne viel Mühe erreichen.

Doch es *ist* eine große Sache, wenn sich im Zusammenhang mit deinen Wünschen Schwungkraft entwickelt und diese Wünsche sich leicht erfüllen. Wenn deine Träume an deine Tür klopfen, ohne dass du dich dafür abrackern musst, ist das eine *große Sache,* weil es dir zeigt, dass du im Einklang mit dir selbst und deiner Bestimmung auf diesem Planeten bist.

Lass uns einen Moment lang zu dem Vergleich deiner Komfortzone mit deinem physischen Zuhause zurückkehren. Stell dir vor, dass du in dem Zuhause sitzt, das du dir geschaffen und deinem Geschmack und deinen Vorlieben entsprechend eingerichtet hast.

Während du auf deinem Sofa faulenzt, deinen Lieblingsnachmittagsdrink schlürfst, die Sicherheit und Ruhe deines Zuhauses genießt, fällt dir ein Buch ein, von dem dir ein Freund erzählt hat, das zu bestellen du jedoch vergessen hast. Du greifst zum Telefon und bestellst das Buch.

Was tust du nun als Nächstes? Kaufst du ein Flugticket zum Verlagssitz, um dich nach dem Buch umzusehen, das du bestellt hast? Verlässt du dein Haus, fährst durch die Gegend und suchst in beliebigen Buchläden nach deinem Buch? Oder wartest du einfach darauf, dass es bei dir eintrifft?

Natürlich wartest du, bis dir das Buch geliefert wird.

Doch wenn es um unser Leben geht, verspüren wir, sobald wir entschieden haben, was wir wollen, und darum bitten, mit einem Mal das Bedürfnis, unsere Komfortzone zu verlassen, weil wir darauf konditioniert sind zu denken, dass das, was wir uns wünschen, nicht zu uns kommen wird, solange wir uns wohl und sicher fühlen. Also verlassen wir in dem Versuch, das zu finden, was wir gerade bestellt haben, gewissermaßen unser Haus, fahren ziellos umher, klopfen wahllos an Türen und schauen unter Steine.

Tatsache ist jedoch, dass du zu Hause sein musst, um das zu bekommen, was du haben möchtest. In der Sprache der Komfortzone bedeutet das: Was du dir wirklich wünschst, kann dich nur finden, wenn du dich sicher, wohl und erfüllt fühlst. Und je mehr Zeit du in deiner Komfortzone verbringst, wo du diese Emotionen erleben kannst, desto schneller kann das, was du dir wünschst, dich finden. Solange du dort draußen, außerhalb deiner Komfortzone, bist und um dein Überleben kämpfst, wirst du es schwer haben zu finden, worum du gebeten hast. Kehrst du jedoch nach Hause in deine Komfortzone zurück, wirst du schließlich sehen, dass alles, was du haben wolltest, auf deiner Türschwelle auf dich gewartet hat.

Wenn das Leben in deiner Komfortzone zu deiner Standard-Lebensweise wird, wirst du entdecken, dass das, was du dir wünschst, schneller und häufiger zu dir kommt. Solange du in deiner Komfortzone bleibst, bist du bereit, jede Segnung und jede Chance in deinem Leben willkommen zu heißen. Und je öfter du diese Segnungen in dein Leben lässt, desto häufiger werden sie auftauchen. Die Schwungkraft bildet sich, und schon bald findest du dich im Flow aller möglichen Erfahrungen wieder, die andere sagen lassen, dass du »vom Glück begünstigt« bist.

Vielleicht zögerst du jedoch so wie die meisten Menschen, deine Träume hineinzulassen, wenn sie an deine Tür klopfen. Wenn du nach wie vor mit den Überzeugungen und Idealen der rückwärtsgewandten Welt lebst, löst es bei dir möglicherweise Schuldgefühle aus, zu bekommen, was du dir wünschst. Du glaubst vielleicht, all diese Segnungen nicht zu verdienen oder ihrer nicht wert zu sein. Du hast vielleicht das Gefühl zu betrügen, wenn du das, worum du gebeten hast, mit Leichtigkeit erhältst.

Ich begegne sehr vielen Menschen, die zögern, von ihren Segnungen zu erzählen, weil sie Angst haben, jemand anders damit ein schlechtes Gefühl zu vermitteln. Während der Pandemie von 2020 fühlten sich viele Menschen, die Erfolg hatten, zu schuldig, um anderen davon zu erzählen. Wann immer ich erklärte, dass die Pandemie es mir ermöglicht habe, mich tiefer mit meiner Familie zu verbinden, Projekte abzuschließen, die ich jahrelang hinausgeschoben hatte, und mein Unternehmen auf neue und aufregende Art zu erweitern, nahm mich jemand zur Seite und sagte: »Weißt du, auch für mich ist es wirklich gut gewesen. Aber da draußen gibt es so viel Leid, dass ich gezögert habe, anderen davon zu erzählen, wie stark mein Unternehmen gewachsen ist. Ich fühle mich schuldig.«

Nur in einer rückwärtsgewandten Welt würden wir es leugnen, bagatellisieren, ignorieren oder herunterspielen, dass wir uns entfaltet haben. Ich liebe das folgende Zitat, das sich wie ein Lauffeuer verbreitet hat und Esther Hicks zugeschrieben wird. »Du kannst nicht krank genug sein, um andere gesund zu machen. Du kannst nicht arm genug sein, um andere reich zu machen.«

Diese klugen Worte weisen auf eine grundlegende Wahrheit hin: Wenn du es dir zur Gewohnheit machst, in deiner Komfortzone zu leben, erkennst du, dass du anderen nur helfen kannst, indem du in deinem eigenen Leben vorankommst. Wenn du ein vielfältiges Leben führst, erweitert sich auch das Leben der Menschen um dich herum. Wenn du deine Erfolge und Segnungen feierst, werden weitere Segnungen in dein Leben Einzug halten und dadurch stellvertretend mehr Segnungen im Leben derer, die dir nahestehen. Wenn du in einer Zeit erfolgreich bist, in der viele Menschen leiden, erteilst du anderen die Erlaubnis, ebenfalls erfolgreich zu sein. Letztlich richten wir die Menschen um uns herum auf, indem wir unsere eigenen Siege feiern und ihnen helfen, die ihren zu feiern. Der Welleneffekt ist real.

GIB DEINEN WIDERSTAND UND DIE KONTROLLE AUF

Es gibt noch einen Grund, warum du vielleicht zögerst, dich dem schnellen Flow der Schwungkraft hinzugeben. Wenn plötzlich alles in einem schnelleren Tempo in dein Leben strömt, hast du vielleicht das Gefühl, die Kontrolle zu verlieren, so als würden dir die vielen Einzelheiten deines Lebens entgleiten. Während dein Leben größer wird, um alles umfassen zu können, worum du gebeten hast, bist du möglicherweise überwältigt von den vielen neuen Elementen, die deine Aufmerksamkeit erfordern.

So habe ich selbst es erlebt. Bevor ich wusste, wie ich gezielt aus meiner Komfortzone heraus etwas gestalten konnte, gab es Phasen, in denen ich mit Leidenschaft und Leichtigkeit kreierte. Die Schwungkraft nahm zu, doch da ich nicht reif oder erfahren genug war, um zu wissen, was ich mit all diesem Schwung anfangen sollte, fühlte ich mich davon überfordert. So viele Erfolge stellten sich ein, und statt sie zu genießen, glaubte ich, unter ihrem Gewicht begraben zu werden. Ich verausgabte mich völlig, geriet ins Stocken und schon bald ins Hintertreffen.

Wenn ich der Schwungkraft all der neuen Möglichkeiten, die sich mir boten, nicht gewachsen war, hatte ich das Gefühl, als würde man auf mich eintrommeln. Ich konnte nicht schnell genug reagieren oder so lange arbeiten, dass ich den Überblick über die erstaunliche Erweiterung behielt, die in meinem Leben stattfand. Einerseits wollte ich die Tür schließen und nichts mehr hineinlassen, um alles in den Griff zu bekommen, was getan werden musste. Andererseits empfand ich eine so tiefe Dankbarkeit für jede Chance, die ich erhielt, dass ich mir keine von ihnen entgehen lassen wollte.

In dieser Situation half es mir vor allem, die Kontrolle abzugeben. Wenn das Leben an Fahrt gewinnt, ist es leicht, sich zu verspannen. Instinktiv wollen wir dann die Kontrolle noch *stärker* an uns reißen. Je mehr du jedoch versuchst, an ihr festzuhalten, desto rigider und unflexibler wirst du. Diese Rigidität erzeugt innere Anspannung und Widerstand.

Stell dir vor, du würdest auf Skiern einen Berg hinabfahren. Wenn du in Fahrt kommst, musst du unbedingt loslassen und dich dem zunehmenden Schwung hingeben. Verspannst du dich oder drückst deine Knie durch, kannst du stürzen und dir schwere Verletzungen zuziehen. Je schneller du fährst, desto wichtiger ist es, dich dem Berg hinzugeben und auf deine Fähigkeiten und Fertigkeiten, deine Ausrüstung und die Fähigkeiten der anderen Skifahrer zu vertrauen, denen du auf dem Hang begegnest.

Heutzutage verlasse ich meine Komfortzone nicht, wenn sich alles in einem Tempo entwickelt, das sich überwältigend anfühlt. Statt mich überrollen zu lassen, härter zu arbeiten oder zu erstarren, erstelle ich sofort eine Prioritätenliste dessen, was mir am wichtigsten ist. Neben meinen professionellen Zielen schließt die Liste auch meine Familie, meine Selbstfürsorge und meine Verpflichtungen mir selbst gegenüber mit ein. Sobald ich einen Überblick darüber habe, was von Bedeutung ist, schaue ich auf meine

Liste und überlege, wo ich einen Teil der Kontrolle abgeben kann. Was kann ich delegieren? Was aufschieben? Was streichen? Bei welchen Dingen kann ich darauf vertrauen, dass sie geschehen, ohne dass ich viel dazu beitrage?

In deiner Komfortzone zu leben heißt nicht, dass du alles selbst tun musst – dann wärst du in der Überlebenszone. Wenn du in deiner Komfortzone lebst, bist du bereit, mit anderen zusammenzuarbeiten. Du bittest um Hilfe, wenn du sie brauchst. Du begrüßt die Gemeinschaft.

Vielleicht liest du dies und denkst: *An andere zu delegieren, erfordert eine finanzielle Investition. Es kostet mich weniger, es selbst zu tun*. Das verstehe ich. Mir ist es genauso ergangen. Doch ob es um Hilfe bei einem nebenberuflichen Projekt, deinem Unternehmen, im Haus oder mit den Kindern geht, alles selbst zu tun, wird dir langfristig nicht gut bekommen. In den Anfangsstadien deines Wachstums mag es schwierig sein, sich geschlagen zu geben und Mitarbeiterinnen und Mitarbeiter einzustellen. Doch ich kann dir nur sagen, dass es ein Gamechanger ist. Du investierst in jemand anders und vertraust ihm. Du schätzt deine Zeit und deinen Wert. Jonathan Blank, ein Freund von mir, hat mir einmal erzählt, dass er es liebe, Menschen für ihre Hilfe zu bezahlen:

»Jede Person besitzt einen Schlüssel, der eine Tür für dich aufschließt. Eine Tür, die du allein vielleicht nie so leicht hättest öffnen können.«

Ich habe seine Worte nie vergessen, weil sie sich in meinem eigenen Leben bewahrheitet und mir geholfen haben, in Schwung zu kommen und mit der Schwungkraft Schritt zu halten.

Die Welt bietet uns jede Menge Ressourcen. Wenn du in deiner Komfortzone lebst, bist du bereit, dich ehrlich selbst zu betrachten, zu bewerten, wobei du Hilfe brauchst, und ohne Schuldgefühle oder Scham darum zu bitten. Was immer dich überfordert, kannst du in kleine Schritte aufteilen, und dann das, was nicht sofort erledigt werden muss, delegieren, streichen oder aufschieben. Du kürzt

Je größer unser Leben wird,
desto mehr müssen wir darauf vertrauen,
dass die Welt Gutes für uns bereithält.

deine Prioritätenliste, um auf der Überholspur deiner Komfortzone bleiben zu können.

Je mehr du auf diese Weise lebst, desto mehr Vertrauen gewinnst du in dich selbst und in die höhere Intelligenz, die unser aller Leben leitet. Je mehr Zeit du damit verbringst, zu vertrauen und loszulassen, desto stärker wird deine Beziehung zu der göttlichen, nichtphysischen Intelligenz. Wenn du erkennst, dass das Leben sich sicher, angenehm und erfüllend anfühlen soll, vertieft sich dein Glaube an das Gutsein, die Fairness und die Vielfältigkeit der Welt. Ich glaube, dass ebendieser Glaube an etwas, das größer ist als wir und unser Leben leitet, uns hilft, uns der Schwungkraft hinzugeben und die Kontrolle abzugeben, um die Segnungen genießen zu können, die in unser Leben kommen. Je größer unser Leben wird, desto mehr müssen wir darauf vertrauen, dass die Welt Gutes für uns bereithält.

Wenn du deine spirituelle Beziehung vertiefst, kannst du die Kontrolle leichter abgeben, weil du darauf vertraust, dass eine höhere Intelligenz am Werk ist, die alles für dich richtet. Selbst wenn du nicht verstehst, *wie* das Nichtphysische funktioniert, vertraust du darauf, dass es dein Leben in die richtige Richtung lenkt. In einem Flugzeug brauchst du ja auch nicht zu wissen, *wie* der Flieger es schafft, dich über so große Entfernungen durch die Luft zu transportieren. Du vertraust einfach darauf, *dass* er es tut. Du musst nicht die ganze Zeit über deinen exakten Standort kennen oder ständig bei der Crew nachfragen, wohin man dich bringt. Stattdessen vertraust du einfach darauf, dass das Flugzeug dich an das gewünschte Ziel bringt. Da du an seine Fähigkeit, in der Luft zu bleiben, und an die Fähigkeit des Piloten, dich zu deinem Ziel zu steuern, glaubst, kannst du dich entspannen und den Flug genießen.

Genau so wird es auch sein, wenn du in deiner Komfortzone lebst. Du vertraust darauf, dass das Leben eine relativ reibungslose Fahrt sein wird, wenn dein nichtphysischer allwissender Pilot dich dorthin bringt, wo du sein möchtest. *Wie* all das funktioniert, spielt nicht wirklich eine Rolle, du kannst dich also ruhig zurücklehnen, dich entspannen und die Fahrt genießen.

Komfortzonen-Übung Nr. 25: Verlagere deine Energie, um dir die Schwungkraft zunutze zu machen

Wenn du dich das nächste Mal festgefahren oder überfordert fühlst, tu dies:

- Hör auf, dich auf die Dinge zu fokussieren, die dir das Gefühl geben, festgefahren oder überfordert zu sein. Werde stattdessen aktiv, und tu etwas, das dir Spaß macht. Geh wandern oder spazieren, beschäftige dich kunsthandwerklich, spiel ein Instrument, sieh dir eine Komödie an, löse ein Puzzle usw.
  - Beantworte in deinem Tagebuch folgende Fragen:
  - War ich imstande, Spaß zu haben?
  - War ich imstande, mich mit mir selbst zu verbinden?
  - Wie fühlt es sich jetzt an, in meinem Körper zu sein?
- Richte deine Aufmerksamkeit nun auf deine Selbstfürsorge. Beantworte in deinem Tagebuch folgende Fragen:
  - Bei welcher Beschäftigung habe ich ein gutes Gefühl?
  - Wie sorge ich für meinen Körper? Meinen Geist? Meine spirituelle Verbindung?
  - Wie tanke ich wieder auf, wenn meine Energie aufgebraucht ist?

Was du erreicht hast

Du hast gerade Kapitel 19 abgeschlossen und jetzt nur noch drei Kapitel vor dir. Wow! Ich weiß, dass es sich enorm auszahlen wird, wenn du dich dir selbst widmest, und zu überraschenden, sich wunderbar anfühlenden Ergebnissen in deinem Leben führen wird.

Inzwischen hast du alles gelernt, was du über das Leben in der Komfortzone und das Sich-Entfalten aus der Komfortzone heraus wissen musst. Die Kapitel in Teil III dienen dem Zweck, dich auf die nächste Ebene zu befördern! Je besser du die Tools, die ich in diesen Kapiteln vorstellen werde, nutzen kannst, desto schneller und leichter wird deine Entfaltungsreise vonstattengehen. Lies die Kapitel immer wieder, wenn es dir dabei hilft, diese Art zu leben voll und ganz zu meistern.

Ein bedeutender Nebeneffekt des Lebens in der Komfortzone ist, dass du mit einem Mal anfängst, dich schneller auf deine Träume zuzubewegen. Wir sind so sehr daran gewöhnt, in der Überlebens- und der Selbstzufriedenheitszone zu leben, dass sich diese zunehmende Schwungkraft manchmal beängstigend anfühlen kann. Sie zu erkennen und sich ihr hinzugeben, während du in deiner Komfortzone bleibst, kann ein scheinbar schwer zu beherrschender Balanceakt sein. Doch wenn dies gelingt, wirst du die Wellen deines Lebens ebenso mühelos reiten, wie ein geschickter Surfer die Wellen im Ozean reitet/meistert.

Im nächsten Kapitel werde ich dir eins der effektivsten mentalen Tools vorstellen, das ich täglich nutze, um in praktisch jeder Situation mein Gleichgewicht zu finden.

Kapitel 20

NUTZE EINE POWER-HALTUNG FÜR DEIN INNERES GLEICHGEWICHT

Hast du jemals in einem fahrenden Zug gestanden? Zugfahrten sind im Allgemeinen so ruhig, dass man sich relativ leicht hin und her bewegen kann. Du musst dich vielleicht, um dein Gleichgewicht zu finden, irgendwo festhalten, bist möglicherweise aber auch fähig, hierzu deine Rumpf- und Beinmuskulatur zu nutzen.

Stell dir jetzt vor, dass du in einem fahrenden Bus stehst. Ist die Fahrt nicht zu holprig, reicht es möglicherweise schon, wenn du dich leicht an der Rückenlehne des vor dir befindlichen Sitzes festhältst. Du forderst vielleicht sogar dein Glück heraus, lässt los und nutzt deine Beine und deinen Rumpf, um das Gleichgewicht zu halten. Wird die Fahrt jedoch zu holprig, musst du dich besser festhalten, ja, eventuell umgreifen, um den plötzlichen Bewegungen entgegenzuwirken. Du beugst vielleicht leicht die Knie, um Erschütterungen abfedern zu können. Möglicherweise fühlst du dich gezwungen, die Füße ein wenig weiter auseinanderzustellen, um deinen Körperschwerpunkt zu senken und sicherer dazustehen.

Du wirst diese Korrekturen fast automatisch vornehmen, weil dein Körper intelligent ist. Er weiß von Natur aus, wie er in verschiedenen Situationen das Gleichgewicht herstellen soll. Er weiß, wie er deine Haltung als Reaktion auf die Außenwelt korrigieren muss, damit du, egal, was um dich herum geschieht, weiterhin ein ausreichendes Maß an Stabilität hast.

Natürlich kannst du die Fähigkeit deines Körpers, sich selbst zu stabilisieren, verbessern und es trainieren, unter zunehmend schwierigen Bedingungen ein immer größeres Gleichgewicht zu erzielen. Wenn ich mich umschaue, sehe ich Menschen, die dies in allen möglichen Situationen üben: während sie Yoga-Positionen einnehmen, auf dünnen Kufen Schlittschuh laufen, auf Simsen, Seilen, Stangen und Bällen balancieren, auf Surfbretter hüpfen, die Wellen durchpflügen und sogar auf galoppierenden Pferden stehen. Das Gleichgewicht, das wir physisch erreichen können, und die unterschiedlichen Arten, dies zu erleben, können ehrfurchtgebietend sein.

Rein physisch gesehen ist es sinnvoll, dass wir ständig unsere Haltung korrigieren, um ein größeres Gleichgewicht zu erzielen. Es ist etwas, das wir tun, seit wir uns zum ersten Mal als Kleinkinder auf die Füße hochgezogen haben. Wir haben uns nicht davon entmutigen lassen, wie wackelig unsere ersten Schritte waren. Wir wussten, dass wir schließlich das Gleichgewicht finden würden, weil unsere Körper dazu geschaffen sind, genau das zu tun.

Interessant finde ich jedoch Folgendes: Wir erwarten, ein gutes körperliches Gleichgewicht zu haben, machen uns aber keine Gedanken um unser inneres Gleichgewicht. Gleichgewicht und Stabilität sind jedoch keine ausschließlich physischen Konzepte. So wie du körperlich im oder aus dem Gleichgewicht sein kannst, kann dies auch innerlich der Fall sein.

Wenn du außerhalb deiner Komfortzone lebst und versuchst, dein inneres Gleichgewicht zu finden, ist das so, als würdest du versuchen, auf einem fahrenden Bus herumzulaufen. Der Bus muss nicht einmal mit hoher Geschwindigkeit eine kurvenreiche, ungepflasterte Straße hinunterfahren, um dir das Gefühl zu geben, dass du dein Gleichgewicht unmöglich halten kannst. Je weiter du dich aus deiner Komfortzone entfernst, desto holperiger wird die Fahrt, und desto schwieriger wird es, Halt zu finden. Deine Komfortzone bietet dir festen Grund, auf dem du leicht stehen und dich sicher bewegen kannst.

Wenn du deine Komfortzone verlässt und der Boden unter deinen Füßen instabiler wird, hängt deine Stabilität davon ab, wie wohl du dich mit der Aufgabe fühlst, die du erfüllen möchtest. Als Erwachsener, der daran gewöhnt ist, zu stehen und zu gehen, wirst du es viel leichter haben, auf einem fahrenden Bus zu stehen und zu gehen als ein Kleinkind, das gerade erst lernt, auf zwei Beinen das Gleichgewicht zu halten. Wenn du dich mit Aufgaben wohlfühlst, kannst du es üben, sie unter zunehmend unbeständigen, instabilen und unvorhersehbaren Bedingungen zu erfüllen. Tust du dies, gewöhnst du dich an die Unbeständigkeit, Instabilität und Unberechenbarkeit. Mit anderen Worten, du machst diese Bedingungen auf die gleiche Weise zu einem Teil deiner Komfortzone, wie ein Surfer sich an die Unbeständigkeit des Meeres gewöhnt. Dadurch wird es dir möglich, trotz instabiler Bedingungen dein Gleichgewicht zu finden.

Du passt deine Haltung an – die Position oder Haltung deines Körpers, während du stehst –, um in der physischen Welt das Gleichgewicht zu finden. Du passt deine Körperhaltung an jedem Tag deines Lebens mit so großer Leichtigkeit den äußeren Gegebenheiten an – der Neigung der Auffahrt, dem unebenen Pflaster auf dem Bürgersteig und der Höhe der Treppenstufen –, dass du es nicht einmal bemerkst.

Auf dieselbe Weise passt sich deine *innere Haltung*, die nichtphysische Position, die du in deinem Bewusstsein einnimmst, ständig der Außenwelt an. Das liegt daran, dass du die Informationen, die auf dich einströmen, permanent bewertest und auf sie reagierst. Wenn du die meiste oder gesamte Zeit in deiner Komfortzone lebst, wird sich deine innere Haltung ganz von selbst auf eine Weise anpassen, die dir das Gefühl gibt, ausgeglichener, stabiler, entspannter, sicherer und gelassener zu sein. Ich bezeichne eine innere Haltung, die ein größeres inneres Gleichgewicht erzeugt, als *Power-Haltung*. Power-Haltungen einzunehmen wird dir möglich, wenn du in deiner Komfortzone lebst.

MACH DEIN INNERES WISSEN ZU DEINER POWER-HALTUNG

In deiner inneren Welt wurzelt die Haltung, die du einnimmst, in dem, was deines *Wissens nach* wahr ist.

Wissen ist ein Zustand, der völlig frei ist von Zweifeln. Wenn du *weißt*, dass etwas die absolute, unmissverständliche Wahrheit ist, dann empfindest du es als so überzeugend, dass es verrückt erscheinen würde, diese Wahrheit zu leugnen.

Du stellst nicht infrage, dass die Sonne jeden Morgen aufgeht, der Ozean nahezu unermesslich weit ist oder deine Füße dir gehören. Du *weißt*, dass dies wahr ist.

Wissen geht über Überzeugungen hinaus. Eine Überzeugung ist zwar ein Gedanke, der für dich wahr ist, kann aber infrage gestellt und bewusst geändert werden. Wenn du jedoch *weißt*, dass etwas wahr ist, gehört viel dazu, deinen absoluten Glauben daran zu erschüttern, sofern dies überhaupt möglich ist.

Die Haltungen, die du einnimmst, entstehen aus deinem *Wissen*, dass etwas wahr ist, und aus diesem Grund werden deine inneren Haltungen mit großer Überzeugung zum Ausdruck gebracht. Sie sind der tiefste Ausdruck deiner Identität.

Du nimmst im Leben ständig innere Haltungen ein: durch deine politische Einstellung, deine Nahrungswahl, deinen Stil, die Art, wie du deine Kinder großziehst, was du im Leben priorisierst, wie du lebst. Jede Überzeugung, Idee oder Entscheidung, die darin wurzelt, was deinem *Wissen* zufolge absolut wahr ist, ist potenziell eine Haltung. Je weniger du geneigt bist, deine Meinung zu einem Thema zu ändern, desto stärker ist deine Haltung.

Wir sind oft stolz auf die Haltungen, die wir einnehmen. Zumindest sind wir bereit, sie zu verteidigen. Denn wenn unsere Haltung infrage gestellt wird, werden auch unsere Wahrheiten in Bezug auf uns selbst und die Welt infrage gestellt. Andererseits nehmen wir vielleicht überhaupt keine Abwehrhaltung ein, wenn jemand etwas infrage stellt, von dem wir *wissen*, dass es wahr ist. Denn spielt es eine Rolle, wenn jemand sagt, dass der Himmel schwarz ist, wenn wir *wissen*, dass er blau ist? Während wir uns entfalten und ändern, ändert sich auch das, was unseres Wissens nach wahr ist, und damit auch unsere Haltung.

EINE CHANCE, SICH ZU ÄNDERN UND NICHT ANGEKETTET ZU BLEIBEN

Eine Power-Haltung ist eine, die in ermächtigendem Wissen wurzelt. Sie fühlt sich immer gut an, weil sie im Einklang mit der inneren Gewissheit steht, dass die Welt Gutes für uns bereithält.

Eine solche Haltung hat die Macht, dich aus deinen destruktiven oder einschränkenden Gedankenmustern herauszuziehen und eine Situation augenblicklich so zu erhellen, als hättest du das Licht angeknipst. Da Power-Haltungen in deiner Komfortzone entstehen und deine Wertvorstellungen untermauern, können sie Gefühle der Sicherheit, Zuversicht und Erleichterung hervorrufen.

Wenn du außerhalb deiner Komfortzone agierst, ist es fast unmöglich, eine Power-Haltung einzunehmen. Es ist so, als würdest du vom Wind herumgeschleudert. Es gibt nichts Festes, worauf du stehen kannst, und als Folge nimmst du eine zynische, abwehrende Haltung gegenüber der Welt und dem Leben ein. Wenn du dich die meiste Zeit unsicher fühlst, wird die Welt für dich zu einem gefährlichen, unfairen Ort und deine Haltung verzweifelt und chaotisch, so als würdest du versuchen, auf einem Bus Halt zu finden, der außer Kontrolle gerät. Du kannst das Gute nicht kennen, das

Eine Power-Haltung stärkt die Widerstandkraft.
Sie ist ein unerschütterliches, felsenfestes Wissen,
das es dir ermöglicht, flexibler und präsenter
zu sein, egal, was passiert.

dich leitet, wenn du nichts weiter gelernt hast, als um dein Leben zu kämpfen.

Sobald du dich in deiner Komfortzone befindest, kannst du deine Beziehung mit ihr vertiefen, indem du Power-Haltungen identifizierst und verfeinerst. Dies ist das innere Äquivalent zu Sportarten wie Yoga oder Kampfsport, die die Flexibilität, die Kraft und das Gleichgewicht des Körpers verbessern. Power-Haltungen verbessern die Flexibilität, die Kraft und das Gleichgewicht innerhalb deiner Seele, damit du deine Komfortzone problemlos erweitern kannst, ohne sie verlassen zu müssen. Eine Power-Haltung stärkt die Widerstandskraft. Sie ist ein unerschütterliches, unverrückbares Wissen, das es dir ermöglicht, flexibler und präsenter zu sein, egal, was passiert.

Wenn du eine Power-Haltung praktizierst, wählst du eine innere Wahrheit, die dich ermächtigt. Wird eine Power-Haltung in Form einer Aussage zum Ausdruck gebracht, geht sie über Affirmationen hinaus, weil sie Wissen darstellt, das bereits in dir aktiv ist, während eine Affirmation einen Gedanken darstellt, den du in deinem Leben verwirklichen möchtest.

Wir Menschen können nicht anders, als Haltungen einzunehmen. Es liegt in unserer Natur. Wenn du es also ohnehin zwangsläufig tust, kannst du auch eine Haltung einnehmen, die deiner Kraft und deiner Komfortzone entspringt – eine Power-Haltung.

DER KOMFORTZONE ENTSPRINGENDE POWER-HALTUNGEN

Hier sind einige meiner Lieblings-Power-Haltungen, zum Ausdruck gebracht durch Aussagen, die auf das innere Wissen hindeuten, das sie widerspiegeln.

- **Bei mir klappt immer alles:** Wenn ich diese Power-Haltung einnehme, weiß ich ohne jeden Zweifel, dass jede Situation, in die ich gerate, zu meinem Vorteil ist, selbst wenn es nicht danach aussieht. Und so denke ich oft, wenn etwas nicht so funktioniert, wie ich möchte: *Oh, das ist interessant. Ich bin gespannt, welche Chance sich dadurch für mich auftut.* Das Erstaunliche ist, dass aufgrund dieser Haltung letztlich alles auf die bestmögliche Weise funktioniert.

- **Ungewissheit bedeutet Möglichkeit:** Früher hatte ich große Angst vor Ungewissheit. Ich hasste das Gefühl, mich ohne Netz im freien Fall zu befinden, und dachte, dass ich von all den schrecklichen Dingen, die schiefgehen könnten, erschlagen werden würde. Als ich schließlich wusste, dass Möglichkeiten und Erweiterung aus Ungewissheit entstehen, änderte sich mein Leben buchstäblich über Nacht. Wenn Ungewissheit Möglichkeit bedeutet, dann ist Ungewissheit aufregend. Heutzutage habe ich Schmetterlinge im Bauch, wenn das Leben ungewiss wird, da ich voller Begeisterung erahne, welch erstaunliche Erweiterung ich erleben werde. Diese Power-Haltung passt sehr gut mit der folgenden zusammen:
- **Göttliche Energie schützt mich:** Wenn das Leben unsicher oder unvorhersehbar wird, werden wir oft in eine Ecke gedrängt. Dann besteht der einzige Ausweg darin, die Kontrolle abzugeben. Es hat etwas sehr Befreiendes, dies zu tun und es der nichtphysischen Intelligenz zu erlauben, die Kontrolle zu übernehmen. Zu wissen, dass das Göttliche bereits alles für mich ergründet hat und mich sowohl leitet, als mir auch Erfolg wünscht, ist ein großer Trost. Diese Power-Haltung einzunehmen erinnert mich daran, dass stets alles funktionieren kann und Wunder nie ausgeschlossen sind, weil das Leben eine größere Bedeutung hat und es einen Schöpfer aller Dinge gibt, der einen besseren Überblick hat, als ich ihn aus meinem begrenzten Blickwinkel haben kann.
- **Auch das wird vorübergehen:** Ich erinnere mich, dass mich die Einfachheit dieser Redensart beeindruckte, als ich sie zum ersten

Mal hörte. Damals wusste ich nicht, welch unglaubliche Power-Haltung dieser einfache Satz verkörpert. Wenn ich weiß, dass er stimmt, dann können mich die Tiefpunkte in meinem Leben nicht erschüttern. Ich nehme auch nicht die Höhepunkte in meinem Leben als gegeben hin. Jede Erfahrung, ob angenehm oder nicht, geht vorbei. Wie wunderbar ist es, das zu wissen. Diese Power-Haltung ermöglicht es mir, nicht bei den schweren Zeiten zu verweilen und die guten Zeiten nicht abzutun.

- **Ich werde immer unterstützt**: Wir fühlen uns leicht allein, während wir durchs Leben gehen, vor allem, wenn wir versuchen, etwas zu erschaffen, das sich größer anfühlt als wir oder unsere Fähigkeiten zu übersteigen scheint. Diese Power-Haltung erinnert mich daran, dass ich nie allein bin, selbst wenn es sich so anfühlt. Mir gibt das Wissen von der ständigen Gegenwart Gottes und der göttlichen Energie, die durch alles hindurchfließt, das Gefühl, dass es immer etwas Größeres als mich selbst gibt, auf das ich mich stützen kann. Möglicherweise hast du diesem Größeren einen anderen Namen gegeben, und vielleicht hat es für dich eine andere Bedeutung, doch im Grunde genommen geht es um dein Wissen, dass dieses Größere existiert, und um dein Vertrauen in das Nichtphysische. Gib dich, wenn möglich, dieser Art beruhigender spiritueller Energie hin, und kultiviere sie, damit du dir diese Power-Haltung voll und ganz zunutze machen kannst.
- **Das, worum ich gebeten habe, ist auf dem Weg zu mir:** Hast du dir jemals etwas gewünscht und es dann ohne große Mühe einfach bekommen? Das geht mir ständig so. Und je weniger Stress ich mir wegen etwas, das ich mir wünsche, mache, und je weniger ich mich damit beschäftige, desto schneller und leichter findet es mich. Ich sage, »es findet mich«, weil es sich so anfühlt, denn zuweilen fällt es mir buchstäblich in den Schoß, und ich lächle und lache einfach aus schierer Dankbarkeit und schierem Erstaunen. Ich möchte zum Beispiel eine bestimmte Show in der

Stadt sehen und bekomme dann die Tickets dafür geschenkt. Ich möchte eine Freundin sehen, und diese Freundin schickt mir dann aus heiterem Himmel eine Nachricht. Dinge wie diese passieren uns allen ständig. Wenn ich diese bestimmte Power-Haltung einnehme, kann ich sehen, dass sie passieren, weil ich *weiß*, dass die Intelligenz, die unser Leben lenkt, stets alles dafür tut, mir das zu bringen, worum ich gebeten habe.

- **Wenn es ein Problem gibt, gibt es auch eine Lösung:** Probleme und Lösungen werden gleichzeitig geboren. Sobald es ein Problem gibt, gibt es auch eine Lösung. Sobald es eine Frage gibt, gibt es eine Antwort. Diese einfache Wahrheit hat mein Leben revolutioniert, denn sie bedeutet, dass ich nie auf ein Problem stoße, das nicht gelöst werden kann. Allein das Wissen, dass es eine Lösung gibt, reicht oft schon, um sie zu finden.

Hier sind ein paar weitere Beispiele für Power-Haltungen. Vergiss nicht: Auch wenn einige dieser Power-Haltungen Ähnlichkeiten mit Affirmationen zu haben scheinen, unterscheiden sie sich durch dein *Wissen*. Wenn du *weißt*, dass diese Aussagen wahr sind, kannst du sie als Power-Haltungen nutzen, um während herausfordernder Situationen dein Gleichgewicht wiederzufinden. Wenn du hin- und hergerissen bist und sie anzweifelst oder infrage stellst, kannst du sie als Affirmationen nutzen, bis du fester an sie glaubst.

- Ich muss jetzt keine Entscheidung treffen.
- Alles lässt sich ergründen.
- Ich kann alles durchstehen.
- Mein Timing ist immer perfekt.
- Ich bin in Sicherheit.
- Wenn die Zeit gekommen ist, werde ich es wissen.
- Ich werde jederzeit auf jede nur erdenkliche Weise unterstützt.
- Der Himmel bildet die Grenze.
- Das Leben ist fair.
- Ich kann Schwieriges bewältigen.
- Die Sterne geben mir Licht.

- Es ist in Ordnung, wenn ich es im Moment nicht weiß.
- Die Liebe besiegt alles.
- Geduld ist der Schlüssel.
- Wunder können geschehen und tun es auch.
- Das Leben sorgt für mein Wohlergehen.
- Alles geschieht im richtigen Moment.
- Was sein soll, wird sein.
- Was ich tue, zählt.
- Es ist in Ordnung, wenn ich nicht alles tun kann.
- Ich bin lernfähig.
- Ich vertraue der Reise.
- Ich kann das, was ich tun kann, jetzt gleich tun.
- Jeder Schritt zählt.
- Grenzen sind gesund.
- Ich habe meine Art, zu reagieren, unter Kontrolle.
- Das Blatt kann sich wenden.

Komfortzonen-Übung Nr. 26: Deine Power-Haltung

1. Schreibe die Power-Haltungen, die bei dir den größten Anklang finden – oder deine eigenen –, auf ein Blatt Papier, in dein Tagebuch oder in die Notizen-App auf deinem Handy. Wichtig ist, dass du *weißt*, dass diese Aussagen für dich wahr und ermächtigend sind. Führe die Liste immer mit dir. Schau sie in der nächsten Woche durch, wann immer du dich unsicher oder aus dem Gleichgewicht fühlst. Wähle eine oder zwei der Haltungen, und nimm sie ein.
2. Halte in deinem Tagebuch fest, wie sich deine Erfahrung der Situation geändert hat, sobald du diese Power-Haltung eingenommen hast. War es leicht oder schwierig, sie einzunehmen? Was hat es leicht gemacht? Was hat es schwierig gemacht?

Was du erreicht hast

Glückwunsch, du hast Kapitel 20 abgeschlossen und eine neue Möglichkeit kennengelernt, dein inneres Gleichgewicht zu halten, egal, was um dich herum passiert. Das ist großartig! Die meisten Menschen in unserer Gesellschaft sind innerlich aus dem Gleichgewicht geraten, weil sie außerhalb ihrer Komfortzone leben und nicht wissen, wie sie das ändern können. Mit einer Power-Haltung kannst du ganz bewusst eine innere Wahrheit wählen, die dich ermächtigt.

Ich hoffe, dass du an den Beispielen, die ich in diesem Kapitel für dich zusammengestellt habe, Gefallen findest und sie nutzt. Fallen dir weitere Power-Haltungen ein, die hier nicht aufgeführt sind? Erstelle eine Liste. Ich würde liebend gern einige von deinen Haltungen hören. Deine Erkenntnisse sind wertvoll für mich. Und vergiss nicht, mich unter @positive kristen und @powerofpositivity zu taggen, mit dem Hashtag #PowerStance, damit unsere Gemeinschaft es sehen und auch inspiriert werden kann.

Ich freue mich, im nächsten Kapitel meine Erkenntnisse dazu mit dir zu teilen, wie du dir Flow und Wachstum aus deiner Komfortzone heraus zunutze machen kannst.

Kapitel 21

WACHSTUM UND FLOW: WO DAS MAGISCHE GESCHIEHT

Dein natürlicher Seinszustand, die menschliche Erfahrung, ist einer, der gedeiht, wenn du im Flow und dabei bist, dich zu entfalten. Mein tiefster Wunsch ist es, dass du das Wachstum, das du dir wünschst, auf eine Weise erzeugst, die sich für dich richtig und angenehm anfühlt. Dass du dich forderst, ohne dein inneres Zuhause zu verlassen, um die beste Version der Person zu werden, die zu sein dir bestimmt ist. Selbst wenn du dich nicht forderst, wirst du, solange du dich in deiner Komfortzone befindest, auf natürliche Weise Wege finden, dein Leben zu bereichern und zu erweitern. Wenn du die Komfortzone nicht zu deinem Feind machst, wird dein Leben nach und nach erfüllter werden, weil du instinktiv Möglichkeiten findest, die Qualität deiner Erfahrungen zu verbessern.

Auf dem Höhepunkt deiner Kreativität fließen die Ideen völlig mühelos. Dies geschieht, wenn du so in den Schaffensprozess vertieft bist, dass du dich ganz in ihm verlierst. Die Zeit hört auf zu existieren, du vergisst zu essen oder zu trinken, die Kreativität fließt durch dich hindurch und aus dir heraus, und bei all dem empfindest du ein vollkommenes Gefühl der Leichtigkeit. Die Menschen beschreiben diesen Zustand als das Gefühl, zu schweben oder zu fliegen, als ein Gefühl der Schwerelosigkeit, von dem sie erfasst werden, wenn sie sich vom Gewicht ihrer weltlichen Begrenztheit befreien. Das ist die ultimative Erfahrung von Freude, die oft *Flow* genannt wird.

FLOW: »IN DER ZONE«

Wenn du im Flow bist, bewegt sich alles schnell, obwohl du das Gefühl hast, dass es sich um ein gemächliches Tempo handelt – ähnlich einem Flugzeug, das mit unglaublicher Geschwindigkeit hoch über der Erde fliegt. Obwohl die Reisegeschwindigkeit des Flugzeugs mehrere Hundert Kilometer pro Stunde beträgt, kommt es dir so vor, als würdest du dich überhaupt nicht bewegen. Wenn du ganz in eine Erfahrung vertieft bist, die du genießt, spürst du nicht die hohe Geschwindigkeit deiner eigenen Schwungkraft. Die Zeit scheint sich zu verlangsamen und deiner zunehmenden Freude Platz zu machen.

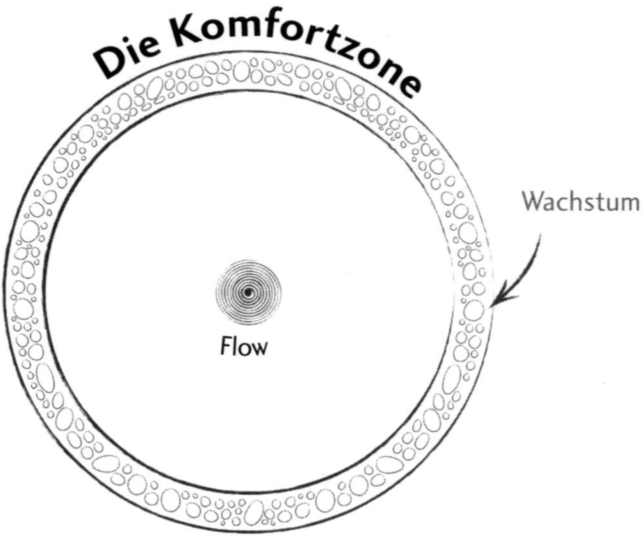

Wachstum erfolgt am Rand deiner Komfortzone.

In den Flow-Zustand gelangst du, wenn du dich mitten in deiner Komfortzone befindest, niemals außerhalb von ihr. Du hast Zugang zu ihm, wenn du dich dort, wo du bist, vollkommen sicher fühlst und volles Vertrauen in deine Fähigkeiten sowie darin hast, dass dir alles gelingen wird. Du kannst dich in diesem Zustand entspannen, Zeit und Raum vergessen und dich ganz deinen Ideen und Talenten überlassen. Im Flow kannst du dich Aufgaben widmen, die dich herausfordern, und dich dennoch wohlfühlen, weil du in der Lage bist, diese Aufgaben zu bewältigen. Du weißt, dass du die Lösung finden wirst, egal, wie schwierig das Problem auch sein mag.

Nichts ist der kreativen Erforschung so dienlich wie das Wissen, dass alles gut werden wird, komme, was wolle.

Viele Menschen versuchen, den Flow zu erzwingen, während sie Angst, Mangel, Stress oder Druck verspüren. Sie drängen sich auf der Suche danach aus ihrer Komfortzone. Das ist ein Rezept für Frustration, weil man von diesen Emotionen aus keinen Zugang zum Flow hat. Je unwohler, verängstigter oder gestresster du dich fühlst und je weiter du dich von deiner Komfortzone entfernst, desto schwieriger wird es, in den Flow zu gelangen.

Wenn du hingegen beginnst, mehr Zeit in deiner Komfortzone zu verbringen, in der die vorherrschenden Emotionen Sicherheit, Klarheit, Dankbarkeit, Würdigkeit und Liebe sind, wirst du feststellen, dass du in der Lage bist, fast nach Belieben den Flowzustand zu erreichen.

Der Raum im Zentrum deiner Komfortzone ist der ideale Ort, um dir den Flow mühelos zunutze zu machen. Ebendort hast du das Gefühl, »in der Zone« zu sein. Ebendort geschieht das Magische. Während du damit vertraut wirst, was für dich natürlich ist und was nicht, gelingt es dir immer besser, in diesen optimalen Flowzustand zu gelangen und dort zu bleiben.

ERWEITERUNG DEINER KOMFORTZONE

Während das Verweilen im Zentrum deiner Komfortzone, dir – mit den Tools und Fertigkeiten, die du bereits besitzt – einen Schaffensprozess auf hohem Niveau ermöglicht, erlernst du an den äußeren Rändern der Komfortzone neue Fertigkeiten, vergrößerst deine Wissensbasis und erweiterst dein Vorstellungsvermögen. Wenn du dich in deiner Komfortzone sicher fühlst, ist es aufregend, ja, sogar beglückend, ihre äußeren Ränder zu verschieben und dein Potenzial zu erweitern. Dich daran zu gewöhnen, Zeit am Rand deiner Komfortzone zu verbringen, ist vielleicht eins der größten Geschenke, die du dir selbst machen kannst, vor allem, wenn du eine große Vision verfolgst.

Stell dir deine Komfortzone als Blase vor. Je näher du dem Zentrum bist, desto sicherer, behaglicher und entspannter fühlst du dich. Näherst du dich jedoch dem Rand der Blase, schärfen sich deine Sinne. Du wirst wachsamer. Aufregung, die mit Ängstlichkeit verwechselt werden kann, ist hier zu Hause, während auf der anderen Seite der Blase, außerhalb unserer Komfortzone, Angst und Verwirrung herrschen. Möglicherweise erahnst du diese Emotionen, während du dich den Grenzen dessen näherst, was für dich angenehm ist.

Je mehr du dich dem äußeren Rand deiner Komfortzone näherst, desto unwohler fühlst du dich vielleicht. Dieses Unbehagen zeigt sich in Form von Verwirrung *(Ich weiß nicht, was ich tun soll)*, Lethargie *(Ich habe keine Lust, das zu tun)* oder Aufregung *(Ich bin zu aufgeregt. Ich kann nicht stillsitzen)*. Schenk der emotionalen Mixtur, durch die du hier watest, Beachtung.

Denk noch einmal an die drei Phasen des Akklimatisationsprozesses, die wir in Kapitel 15 behandelt haben. Wenn du dich am Rand deiner Komfortzone aufhältst, befindest du dich in Phase 2: gewohnt + unangenehm. Hier überschreitest du mit einem Bein die dünne Linie zwischen Wohlbehagen und Unbehagen, während du bis an die Grenzen deiner Fertigkeiten und deines Wissens gehst.

Kinder verbringen von Natur aus sehr viel Zeit damit, die Grenzlinie zwischen Wohlbehagen und Unbehagen zu erforschen. Von dort aus dehnen sie vorsichtig die Grenzen ihrer Komfortzone aus. Dies lässt sich gut beobachten, wenn man mit einem Kleinkind in den Park geht. Für das Kleinkind stellt der Elternteil die Komfortzone dar. Sobald es sich der Gegenwart des Elternteils sicher ist, beginnt es vielleicht, sein Umfeld zu erforschen, kehrt aber immer wieder zu dem Elternteil zurück – dem Mittelpunkt des Wohlbehagens und der Sicherheit. Je sicherer sich das Kind der Gegenwart des Elternteils ist, desto mutiger fühlt es sich bei seiner Erforschung der Welt.

Ich frage mich oft, warum wir uns, wenn wir älter werden, am Rand unserer Komfortzone nicht mehr wohlfühlen. Warum glauben so viele von uns, dass Wachstum nicht auf der Grundlage von Wohlbehagen erfolgen kann?

Wenn du dich wohl dabei fühlst, Zeit an den Rändern deiner Komfortzone zu verbringen, lernst du, durchweg Maßnahmen zu ergreifen und subtile Änderungen in dir vorzunehmen, die behutsam deine Komfortzone erweitern. Wachstum erfolgt am Rand deiner Komfortzone, einem Ort, der dir große Kraft gibt. Wenn du es lernst, dich gern an diesem Ort aufzuhalten, kann dies enorme Auswirkungen auf deine Fähigkeit haben, dir ein Leben in Fülle zu erschaffen.

Achte, während du diesen Raum erforschst, darauf, auf welche Weise du deine aufkommenden Emotionen abschwächst. Du linderst vielleicht deine Nervosität, indem du Zeit auf Social Media verbringst, deine Unzulänglichkeitsgefühle, indem du Dinge aufschiebst, oder dein Gefühl der Unwürdigkeit, indem du fernsiehst. Was immer es auch sein mag, schreib auf, was du tust und welches Gefühl dem vorausgeht.

Nicht Wohlbehagen ist der größte Killer von Flow und Wachstum, die Ablenkungen sind es. Diese können durch dein Umfeld (Nachbarn, Werbung, Mitbewohner, dein Handy) oder durch dich selbst (deine Gedanken, deine Überzeugungen, dein Handeln) verursacht werden.

Wenn du tiefer in deine Komfortzone hineingehst oder ihre Ränder ausdehnst, ist es leicht möglich, dass du irgendwelchen Ablenkungen nachgibst. Je mehr Zeit du in diesen beiden Bereichen – im Zentrum und am äußeren Rand deiner Komfortzone – verbringst, desto vertrauter werden sie, und desto länger bist du in der Lage, dort zu bleiben.

Gelingt es dir, die Ablenkungen auszuschalten oder zu ignorieren, wenn du in diesen Bereichen bist, übst du dich darin, wann immer du möchtest, in den Flow zu kommen, im Flow zu bleiben und zu wachsen. Diese Bereiche deiner Komfortzone zu meistern fühlt sich magisch an. Als Folge hast du Zugang zu deinen schöpferischen Fähigkeiten und entfaltest dich bewusst und mit Leichtigkeit.

Komfortzonen-Übung Nr. 27: Sich Wachstum zunutze machen

Versuche, dich während deiner täglichen Aktivitäten näher zum Rand deiner Komfortzone hin zu bewegen. Du könntest dies tun, indem du ein neues gesundes Lebensmittel ausprobierst, dein Sportprogramm änderst, ein neues Café besuchst, Fremde grüßt, einem geliebten Menschen einen verletzlichen, aber von Herzen kommenden Brief schreibst, ehrenamtlich arbeitest, eine neue Fertigkeit erlernst oder dir ein neues Ziel setzt. Achte darauf, wie du dich fühlst, wenn du etwas tust, was dir nicht vertraut ist. In welchem Moment, wenn überhaupt, empfindest du Druck, Stress oder Angst? In welchem bist du nervös, unruhig oder verwirrt? Kannst du den Moment ausmachen, in dem du deine Komfortzone verlässt und in die Überlebenszone eintrittst? Welche der Tools kannst du nutzen, um wieder zurück in deine Komfortzone zu gelangen?

Willst du in deine Komfortzone eintreten und in ihr bleiben, während du dich in einem Wachstumsprozess befindest, solltest du dich auf deine Emotionen einstimmen und dein Handeln beobachten. Je bewusster dir ist, wie es sich anfühlt, in der Komfortzone zu sein, desto leichter wird es, dort Zeit zu verbringen und dein Leben zu erweitern, indem du feine Änderungen vornimmst.

Was du erreicht hast

Kapitel 21 ist geschafft! Wenn du in deiner Komfortzone lebst, ist Wachstum unausweichlich. Zu erkennen, wo in deiner Komfortzone dieses Wachstum und dieser Flow stattfinden, ermöglicht es dir, bewusst in diese Zustände einzutreten, damit du bei der Erweiterung deines Selbst eine neue Ebene erreichen kannst! Dein Leben wird unglaublich aufregend, wenn du lernst, bewusst und nach Belieben zu wachsen und in den Flowzustand zu gelangen. Was für eine wunderbare Art, dich auf den Erfolg vorzubereiten, während du größte Freude empfindest.

Inzwischen verfügst du über all die Tools, die du brauchst, um dir voller Behagen das Leben zu erschaffen, das du wirklich liebst. Deswegen möchte ich im letzten Kapitel kurz all das wiederholen, was du gelernt hast, und dann meine Vision von unserer gesamten, in Wohlbehagen gedeihenden Welt mit dir teilen. Alles, was es heute gibt, war einst ein Traum, nicht wahr? Warum also sollten wir keine großen Träume haben und beginnen, unsere Schwungkraft darauf zu richten, wohin wir – gemeinsam – gehen wollen? Auf geht's!

Nicht Wohlbehagen ist der größte Killer von Flow und Wachstum, die Ablenkungen sind es.

Kapitel 22

MEISTERE EIN LEBEN, DAS DU WIRKLICH LIEBST

Deine Komfortzone ist keine Gefahrenzone. In ihr kannst du die wahre Quelle des Wachstums und der Life Mastery finden. Ich habe dieses Buch geschrieben, weil ich aufzeigen wollte, dass wir uns selbst, unser Wohlergehen und unser Leben in *Gefahr* bringen, wenn wir uns dazu zwingen, außerhalb unserer Komfortzone zu agieren.

Stell dir vor, dass du dich oben auf einem Berg befindest und gleich auf Skiern einen steilen Hang hinabfahren willst. Wenn du ein Skifahrer bist, erfasst dich vielleicht freudige Aufregung beim Anblick der weißen Pracht, die zwischen den Bäumen hindurchscheint. Auf deinen Skiern den Berg hinabzugleiten ist Teil deiner Komfortzone geworden. Deswegen ist Skifahren etwas, das dir Spaß macht, das aufregend ist und dir das Gefühl gibt, lebendig und erfüllt zu sein. Du fühlst dich auf diesem Berg nicht unsicher, sondern sicher. Du hast keine Angst, sondern bist beschwingt.

Bist du jedoch noch nie Ski gefahren, kann dir ebendieser wunderschöne Anblick des schneebedeckten Berges Angst einflößen. Dass deine Füße an langen, flachen Brettern festgeschnallt sind, fühlt sich möglicherweise einschränkend und sogar gefährlich an. Sobald du den Berg, egal, wie langsam, hinabgleitest, empfindest du vielleicht Panik. Je mehr Schwung du gewinnst, desto mehr Angst durchfährt dich, und du wappnest dich für den Aufprall auf dem Boden. In diesem Szenario liegt das Skifahren außerhalb deiner Komfortzone, und so kann die Erfahrung schnell angsterregend werden.

Dieses einfache Beispiel veranschaulicht, warum das Konzept der Komfortzone von derart großer Bedeutung ist. So wie man sich nicht dafür schämen muss, nicht Ski fahren zu können, muss man sich auch nicht dafür schämen, dass man sich bei dem Gedanken unwohl fühlt, eine Rede halten zu sollen, Kinder zu bekommen, ein Unternehmen zu gründen oder irgendetwas anderes zu vollbringen, was außerhalb der Komfortzone liegt. Denn wie du in diesem Buch gelernt hast: Je schneller du die Gefühle der Scham oder Schuld, die du im Zusammenhang mit deinen Träumen oder deiner Komfortzone hast, loslässt und aufhörst, dich zu beurteilen, desto eher kannst du in deine Kraft kommen und beginnen, dich auf deine Träume zuzubewegen.

Um noch einmal auf das Ski-Beispiel zurückzukommen: Wenn Skifahren außerhalb deiner Komfortzone liegt, kannst du Möglichkeiten finden, diesen Sport kennenzulernen und dich an ihn zu gewöhnen. Du kannst zu einem Wintersportort fahren, Unterricht nehmen und auf dem Kinderhang üben. Du kannst dich mit deinen Skiern langsam über flache, schneebedeckte Flächen bewegen, um dich an das Gefühl zu gewöhnen, an ihnen festgeschnallt zu sein; du kannst Menschen beim Skifahren beobachten und mit anderen Skifahrern darüber sprechen, wie sie sich in verschiedenen Situationen verhalten. Und du kannst dir online Ski-Videos ansehen.

Wenn du das Skifahren auf einfache, sichere Weise in dein Leben mit aufnimmst, gewöhnst du dich nach und nach daran. Dein Geist und dein Körper beginnen zu verstehen, wie Skifahren funktioniert, und du erfährst, wie es sich anfühlt.

Bist du noch nie im Leben Ski gefahren, solltest du *auf keinen Fall* einen Skilift hoch hinauf zur Bergspitze nehmen und versu-

Deine Komfortzone ist keine Gefahrenzone.
In ihr kannst du die wahre Quelle
des Wachstums und der Life Mastery finden.

chen, allein eine besonders schwierige Abfahrt hinabzusausen. Im Grunde genommen tun Menschen genau das, wenn sie sich an die falsche Rhetorik der Gesellschaft halten, dass wir uns aus unserer Komfortzone hinausdrängen müssen, um erfolgreich zu sein. Dass wir uns mit Volldampf in Dinge stürzen und es in Ordnung finden sollen, wenn wir versagen, weil dies Teil unseres Wachstums ist. Aber dieser Rat würde dir nie helfen, das Skifahren zu lernen. Im Gegenteil – die Erfahrung wäre beängstigend und könnte zu schweren Verletzungen, ja sogar zum Tod führen.

Doch wenn du der Botschaft der Gesellschaft Gehör schenken würdest, dass deine Komfortzone der Ort ist, an dem deine Träume sterben werden, und dass sie eine Gefahrenzone darstellt, würdest du eine solch waghalsige und ineffektive Strategie vielleicht in Erwägung ziehen. Deswegen möchte ich, dass du den Glauben, dass deine Komfortzone der Ort ist, an dem du leben und gedeihen kannst, wirklich verinnerlichst.

DU BIST HIER, UM ZU GEDEIHEN

Du sollst dich sicher und zuversichtlich fühlen, wenn du deine Träume verfolgst. Du sollst jedwede Fertigkeit, die du brauchst, mit Leichtigkeit und der nötigen Unterstützung erlernen, damit du in allen möglichen Lebenssituationen gedeihen kannst. Gedeihen heißt, das Leben, das du dir wirklich wünschst, aus deiner Komfortzone heraus zu meistern.

Die meisten unserer Entscheidungen, außerhalb unserer Komfortzone zu leben, sind vielleicht nicht so unmittelbar lebensbedrohlich, wie eine schwierige Skipiste hinunterzufahren, aber die psychischen und physiologischen Auswirkungen unseres Lebens in der Überlebens- oder der Selbstzufriedenheitszone sind dennoch nicht unerheblich. Wie bereits erwähnt, können ein Großteil der in unserer Gesellschaft verbreiteten erhöhten Stresslevel und stressbedingten Krankheiten abgeschwächt oder sogar aus der Welt geschafft werden, wenn wir beginnen, dem Leben in der Komfortzone Vorrang vor dem Leben außerhalb von ihr einzuräumen.

Ich hoffe, dass du, falls du noch am Ball bist, inzwischen die Vorteile des Lebens aus der Komfortzone heraus erfahren hast. Und ich hoffe, dass du als Folge deine Beziehung zu dir selbst vertiefen, deine Vorlieben herausfinden und würdigen, deine Zukunftsvision weiterentwickeln, deinen Stress verringern und besser für dein Wohlergehen sorgen konntest.

Im Grunde geht es beim Leben in der Komfortzone darum, dich selbst auf einer tiefen, persönlichen Ebene kennenzulernen, damit du deine Werte und Bedürfnisse würdigen, deine Vorlieben zum Ausdruck bringen und deine Wünsche ohne Scham oder Einschränkungen verfolgen kannst. Es geht um Erweiterung und darum, in dein Inneres vorzudringen. Es bedeutet, dich mit dem spirituellen Teil deiner Selbst zu verbinden und deinen Geist mithilfe deiner eigenen Wahrheit zu formen. Es ist so befreiend zu wissen, dass es dir nicht misslingen kann, du selbst zu sein.

Wenn du aus deiner Komfortzone heraus lebst, erweiterst du dein Leben, indem du dafür sorgst, dass du in Bereichen, in denen du dir persönliches Wachstum wünschst, Unterstützung erfährst. Ob du eine neue Sportart erlernen oder Wohlstand aufbauen möchtest, du bewegst dich auf deine Ziele zu, indem du dich an sie gewöhnst. Es ist extrem befreiend zu wissen, dass es keine Schande ist, die Dinge, die du dir wünschst, noch nicht zu haben, weil sie noch nicht in deine Komfortzone gelangt sind. Indem du an diesem wunderschönen Ort lebst und von ihm aus wirkst, kannst du dafür sorgen, dass sich nach und nach immer mehr Dinge angenehm und natürlich anfühlen, bis deine Komfortzone schließlich alles umfasst, was du dir im Leben wünschst.

Idealerweise befinden wir uns vor unserer Geburt in einer sicheren, warmen Umgebung, in der für all unsere Bedürfnisse gesorgt wird. Nach der Geburt werden wir im Idealfall von liebevollen Menschen in die Arme genommen, die es als ihre wichtigste Aufgabe betrachten, für uns zu sorgen, uns zu beschützen, uns anzuleiten, sich um unsere Bedürfnisse zu kümmern und uns Zuneigung zu schenken. In beiden Fällen befinden wir uns in unserer Komfortzone.

In diesem Buch habe ich die Komfortzone in ihre wesentlichen Teile aufgegliedert und dir so viele Tools wie möglich an die Hand gegeben, damit du in deine eigene Komfortzone eintreten und in ihr bleiben kannst. Das ist der Zweck von Tools wie dem Create-with-Comfort-Prozess, der SEE-Pyramide, der Akklimatisation und dem Scaffolding, dem erweiterten Selbst, dem Komfortzonen-Visionboard, Affirmationen und Power-Haltungen. Die siebenundzwanzig Übungen, die in diesem Buch enthalten sind, funktionieren einzeln und zusammen und sollen dir helfen, deine Komfortzone zu definieren, weiterzuentwickeln und in sie zurückzukehren.

Nachdem du diese Tools nun kennengelernt und die Übungen absolviert hast, empfehle ich dir, noch einmal zurückzukehren zu Komfortzonen-Übung Nr. 2: In welcher Zone befindest du dich? (Du findest sie auf Seite 75). Geh die Fragen noch einmal durch, und schau, wie sich deine Antworten während der Lektüre des Buches verändert haben. In welcher Zone befindest du dich jetzt? Du kannst diese Übung, so oft du möchtest und jederzeit wiederholen, um zu prüfen, wie es um dein Wohlgefühl steht.

Ich empfehle dir auch, dieses Buch griffbereit zu halten. Greif danach, wann immer du in deine Überlebens- oder Selbstzufriedenheitszone abgleitest, lies die relevanten Kapitel, mach ein oder zwei Übungen, und leite dich behutsam wieder in deine Komfortzone zurück.

Wenn du zusätzliche Unterstützung brauchst, kannst du dich immer an die Power-of-Positivity-Community wenden oder thecomfortzonebook.com/resources besuchen. Wir sind für dich da!

DEIN LEBEN IN WOHLBEHAGEN

Wie also sieht ein Leben in Wohlbehagen aus?

Je mehr Zeit du in deiner Komfortzone verbringst und je mehr du dich darauf festlegst, in ihr zu leben, desto sicherer, zuversichtlicher und kreativer wirst du dich fühlen. Als Folge wird sich deine Komfortzone erweitern. Deine Identität wird sich ändern, da du ständig in neue Versionen von dir schlüpfst. Auf diese Weise zu leben ist, glaube ich, das größte Geschenk, das du dir und denen, die dir nahestehen, machen kannst.

Der Außenwelt wird es so erscheinen, als würdest du dich ändern und eine neue, andere Person werden. Einige werden diese Änderungen willkommen heißen und dich und die Schritte, die du unternimmst, feiern. Sie werden wissen wollen, was du anders machst, warum du zuversichtlich und mit dir selbst im Reinen wirkst und wie auch sie sich auf diese Weise entfalten können. Wenn du diesen Freunden von den Entdeckungen erzählst, die du dank des Lebens in deiner Komfortzone gemacht hast, werden ihre Gesichter leuchten. Irgendwo tief in ihrem Inneren haben sie vielleicht geahnt, dass es nicht richtig war, sich aus ihrer Komfortzone zu drängen, haben sich jedoch wie die meisten Menschen unter Druck gefühlt, in ihrer Überlebenszone zu leben.

Wie erklärst du anderen dieses neue Ich? Was werden sie denken? Ich verstehe, warum du dies möglicherweise fragst. Auch ich habe mich an dieser Wegkreuzung befunden. Hilfreich ist es, die Leute wissen zu lassen, dass du neu definiert hast, was es heißt, in der Komfortzone zu bleiben, und sie mit den drei Zonen des Lebens bekannt zu machen. Das ist nicht so brisant, wie es scheinen mag. Dennoch werden sie es vielleicht nie verstehen. Das ist in Ordnung, denn du bist nicht hier, um irgendjemanden zu ändern. Jeder von uns befindet sich auf seiner eigenen Reise. Indem du authentisch du selbst bist, kannst du es auch anderen zugestehen, authentisch sie selbst zu sein. Das Wirkungsvollste, was du tun kannst, ist, auf eine

Weise zu leben, die dein Licht leuchten lässt. Diejenigen, denen es bestimmt ist, in deinem Leben zu sein, werden sich davon angezogen fühlen. Und wenn dies bei einer Person nicht der Fall ist, dann ist es in Ordnung, sie ihren eigenen Weg gehen zu lassen.

Zu den größten Geschenken des Lebens in der Komfortzone gehört es wohl, dass das Akzeptieren deiner eigenen Reise durchs Leben dir hilft, die Reise anderer Menschen zu akzeptieren und zu respektieren. Wenn du es anderen erlaubst, dort zu sein, wo sie sind, ohne sie ändern zu wollen, hörst du auf, eine weitere Kraft in ihrem Leben zu sein, die sie aus ihrer Komfortzone hinausdrängt. Das ist wirkmächtig, denn dich wohl damit zu fühlen, wo du bist, ist der erste Schritt zu der Erkenntnis, dass es in Ordnung ist, dich in deiner Komfortzone zu befinden. Ob diese Individuen bewusst den nächsten Schritt unternehmen, aus ihrer Komfortzone heraus zu leben oder nicht, ist ganz allein ihre Entscheidung, eine, die du sie ganz für sich selbst treffen lassen musst.

Das Beste, was du und ich tun können, ist, zu demonstrieren, wie es ist, innerhalb *unserer eigenen* Komfortzone zu leben und zu gedeihen. Du kannst dich dafür entscheiden, dich selbst und deine Vorlieben zu würdigen oder aber zu ignorieren.

So einfach ist die Sache. Wenn du es dir zur Gewohnheit machst, dich selbst anzunehmen, wirst du ganz von selbst beginnen, die von mir vorgestellten Tools anzuwenden, um Sicherheit, Zuversicht und Vertrauen zu gewinnen und Selbstentfaltung und Freude zu erfahren. Du fängst von selbst an, ohne Schuldgefühle deine Grenzen zu definieren und sie klar zum Ausdruck zu bringen. Du hörst auf, Situationen und andere Menschen kontrollieren zu wollen, und gewöhnst dich an die erweiterte Version von dir, die alles hat, was du dir wünschst.

Das Vertrauen, die Zuversicht und Sicherheit, die du in deiner Komfortzone empfindest, wird ergänzt durch das tiefe Wissen, dass du nicht allein auf dieser Reise des Lebens bist. In jedem von uns lebt eine höhere Intelligenz, die unser Leben auf effiziente und geheimnisvolle Weise lenkt. Innerhalb deiner Komfortzone hast du Zugang zu dieser Intelligenz. Deswegen gilt: Je weniger du dich darauf konzentrierst, *wie* deine Träume sich erfüllen sollen, desto schneller werden sie es tun. Die Menschen, Ereignisse, Möglichkeiten und Ideen, die du innerhalb deiner Komfortzone entdeckst, beschleunigen dein Wachstum.

Wenn du etwas im Internet bestellst und darauf wartest, dass es eintrifft, machst du dir keine Gedanken darüber, wie es den Weg zu dir findet. Es ist dir egal, auf welchem Schiff, in welchem Auto, Lastwagen oder Flugzeug oder in wessen Besitz es sich zu einem bestimmten Zeitpunkt befindet. Warum also solltest du dir Gedanken darüber machen, *wie* deine Wünsche zu dir kommen? Wenn du in deiner Komfortzone lebst, hast du nicht länger das Bedürfnis, hinauszugehen und Jagd auf das zu machen, was du bestellt hast. Du ergreifst aus der Sicherheit deines inneren Zuhauses heraus weiterhin angenehme, inspirierte Maßnahmen, bis das auftaucht, was du dir wünschst. Da du weißt, dass das Gewünschte bereits dir gehört und auf dem Weg zu dir ist, spielt es keine Rolle mehr, wie die Verpackung aussieht oder wie es zu dir kommt. Du bist bereit für Wunder hinter jeder Ecke, und zu deiner großen Freude widerfahren dir ständig Wunder.

Das Leben ist immer dabei, mehr zu werden. *Du* bist immer dabei, eine größere Version deiner selbst zu werden. Alles in unserer Welt ist dabei, sich auszudehnen. Selbst unser Universum dehnt sich immer weiter aus.

Erweiterung ist die Natur aller Dinge. Es ist auch unsere Natur. Wenn du auf eine Weise lebst, die im Einklang mit deinem wahren Selbst steht – eine Weise, die sich richtig und angenehm anfühlt –, wirst du zu einer erweiterten Version deiner selbst werden.

Je mehr Freude du erzeugst, desto mehr Freude *wirst* du erzeugen. Wenn du innerhalb deiner Komfortzone lebst, bist du in der Lage, an dieser ständigen, wunderbaren Erweiterung des Lebens teilzuhaben.

DIE WELT IM WOHLBEHAGEN

Wie also sieht unsere Welt aus, wenn wir alle aus unserer Komfortzone heraus leben?

Stell dir einen Moment lang vor, wie dein Leben aussehen könnte, wenn es dir voll und ganz gelungen ist, ein Leben in der Komfortzone zu meistern. Stell dir vor, du würdest dich jederzeit sicher genug fühlen, um dich anderen gegenüber voller Liebe und Klarheit zum Ausdruck zu bringen, wärst zuversichtlich genug, um all deine Träume zu verfolgen, würdest dir selbst und der Welt genug vertrauen, um nie Angst zu haben oder Zweifel zu hegen, und dich würdig genug fühlen, um all die Segnungen zu akzeptieren, die bereits dir gehören, wenn sie zu dir kommen.

Stell dir nun vor, deine Familienmitglieder und deine Freunde würden auf ebendiese Weise leben. Stell dir vor, deine Freunde, deine Ehepartnerin, dein Ehepartner, deine Geschwister, Eltern, Cousinen, Cousins, Tanten, Onkel und jedes andere Mitglied deiner engsten sowie deiner erweiterten Familie würde sich sicher, ausgeglichen, geliebt und zuversichtlich fühlen. Wie würden sich deine Beziehungen ändern, wenn sich plötzlich keiner mehr bedroht oder unsicher fühlen würde? Wie würden sich deine Familientreffen ändern, wenn die Angst und die Zweifel im Leben dieser Menschen durch ein tiefes Gefühl der Zugehörigkeit und des Vertrauens ersetzt würden? Wie könnten sich deine Familienmitglieder zeigen, wenn sie sich um ihr Wohlergehen kümmern und es priorisieren würden, sich gut und geerdet zu fühlen? Wenn sie ihre Wünsche, Vorlieben und Grenzen voller Klarheit, Liebe und Offenheit äußern könnten? Wenn ihnen ihr physisches, psychisches und spirituelles Wohlergehen wichtig wäre? Wenn sie ihrer Gesundheit und der Gesundheit ihrer Beziehungen Vorrang einräumen würden?

Stell dir nun vor, wie die Welt aussehen könnte, wenn *jeder* Erdenbewohner so wie deine Familienmitglieder und Freunde aus seiner Komfortzone heraus leben würde? Wie würden wir uns denen gegenüber verhalten, die anders sind als wir, wenn wir uns geliebt, erfüllt und sicher in unserem inneren Zuhause fühlen würden?

Stell dir vor, selbst die größten Skeptiker würden beginnen, darauf zu vertrauen, dass in ihrem Leben immer alles zu ihrem Besten läuft. Stell die vor, diejenigen, die mit Stillstand, Depressionen und Angst zu kämpfen haben, würden in ihrem Inneren Frieden und die Inspiration finden, sich ein für sie gutes und lohnendes Leben zu erschaffen.

Wie würden sich weltweit unsere Gespräche ändern, wenn jeder Mensch in jeder Stadt in jedem Land die Erlaubnis hätte, sich auf das zu fokussieren, was für ihn richtig ist und ihm Spaß macht? Wie würden unsere Politiker sich zeigen, wenn sie sich nicht länger in ihren Ängsten, Egos, Zweifeln und dem Bedürfnis verlieren würden, permanent ihre Autorität und ihren Wert durch Handeln zu beweisen?

Kannst du dir das Paradies vorstellen, das möglich wäre, wenn jeder Mensch auf diesem Planeten auf diese Weise leben würde?

Du denkst vielleicht, dass ich idealistisch bin, wenn ich ein solches Bild male. Ich glaube nicht, dass ich das bin.

So groß und komplex die Welt, in der wir leben, auch sein mag, letztlich setzt sie sich aus Individuen zusammen. Die Gesundheit des Ganzen spiegelt genauso die Gesundheit seiner Teile wider, wie die Gesundheit unseres menschlichen Körpers die Gesundheit der einzelnen Zellen widerspiegelt, die unseren Körper bilden. Je gesünder diese Zellen, desto gesünder der Körper. Je mehr wir als Individuen mit uns im Reinen sind, desto friedlicher wird unsere Welt.

Dir selbst die Erlaubnis zu erteilen, in deiner Komfortzone zu leben, ist ein Akt der Selbstliebe. Doch es ist auch ein Akt des Sozialaktivismus, weil es nicht nur deine Lebensqualität verbessert, sondern auch das Leben von allen, die deinen Weg kreuzen. Wenn du in deiner Komfortzone lebst, wirst du ein Leuchtfeuer für jene, die versuchen, ihren Weg aus der Dunkelheit herauszufinden. Dein Einfluss auf die Welt ist groß, selbst wenn du nicht fünfzig Millionen Social-Media-Follower hast. Du kannst durch deinen eigenen individuellen Welleneffekt tatsächlich zu dem Wandel beitragen, den du in dieser Welt sehen möchtest.

Und nur damit du es weißt: Mein Online-Publikum von über fünfzig Millionen Seelen existiert, weil ich mich entschieden habe, in meiner Komfortzone zu leben. Die Power-of-Positivity-Community erwuchs aus dieser Entscheidung, und ihr Wachstum ist darauf zurückzuführen, dass ich konsequent den Weg wähle, der sich sicher, angenehm und aufregend anfühlt.

Ich habe dieses Buch geschrieben, weil ich möchte, dass du dein Leben in deiner Komfortzone verbringst, wo du Zugang zu der wahren Quelle deiner Kraft haben kannst. Wenn du auf diese Weise lebst, wirst du kraftvoller als die vielen Millionen, die sich in ihre Überlebens- oder Selbstzufriedenheitszone gedrängt haben. Wenn genug Menschen auf diese Weise leben, werden wir einen enormen Einfluss auf die Gesundheit unseres Planeten und das Glück unserer Gesellschaft haben. Die Verbundenheit, die wir schaffen, wird sich ausbreiten, weil die Idee zu diesem Buch aus der Inspiration, der Liebe, der Freude und dem Flow geboren wurde, die in meiner Komfortzone zu Hause sind.

Mein Leben ändert sich so wie deines fortwährend. Indem du in deiner Komfortzone lebst, kannst du diesen Wandel so lenken, dass du Erfahrungen machst, die sich für dich und andere gut anfühlen. Du kannst es deinen Talenten erlauben zu erblühen, und dir selbst die Erlaubnis erteilen zu gedeihen.

Du wirst geschätzt, geliebt und unterstützt, und du verdienst es, das Leben zu leben, das dir die größtmögliche Freude bringt. Ich wünsche dir und jedermann dieses Leben. Ich möchte, dass wir alle unser bestes Leben leben. Einstweilen gebe ich die Fackel an dich weiter, damit du vorangehst.

Leuchte!

LITERATURHINWEISE

Einleitung

Häufigkeit von Depressionen und Angst. Dugan, Andrew, »Serious Depression, Anxiety Affect Nearly 4 in 10 Worldwide«, Gallup, 20. Oktober 2021. https://news.gallup.com/opinion/gallup/356261/serious-depression-anxiety-affect-nearly-worldwide.aspx.

Yerkes-Dodson-Gesetz (die Quelle der »Komfortzone«, wie wir sie kennen). Yerkes, Robert M. und John D. Dodson, »The Relation of Strength of Stimulus to Rapidity of Habit-Formation«, in: *Journal of Comparative Neurology and Psychology*, Nr. 18 (1908). Gesammelt in *Classics in the History of Psychology*, eine Online-Ressource der York University: http://psychclassics.yorku.ca/Yerkes/Law/.

Kapitel 1

Definition der Komfortzone. Psychologen definieren die Komfortzone als »einen Verhaltenszustand, in dem eine Person angstneutral agiert, wobei sie eine begrenzte Anzahl von Verhaltensweisen nutzt, um ein konstantes Leistungsniveau zu erreichen, normalerweise ohne ein Risikogefühl«. White, Alasdair, »From Comfort Zone to Performance Management«, Baisy-Thy, Belgien, 2009. http://www.whiteandmaclean.eu/uploaded_files/120120109110852performance_management-final290110(2)-preview.pdf.

Körper macht dicht. Ro, Christine, »How Overwork Is Literally Killing Us«, *BBC Worklife*, BBC, 19. Mai 2021. https://www.bbc.com/worklife/article/20210518-how-overwork-is-literally-killing-us.

Burn-out im Job. Ein Burn-out im Job ist eine spezielle Art des arbeitsbezogenen Stresses – ein Zustand der physischen oder emotionalen Erschöpfung, der auch ein Gefühl der verminderten Leistungsfähigkeit und den Verlusts der persönlichen Identität beinhaltet. Mayo Clinic Staff, »Know the Signs of Job Burnout«, Mayo Clinic (Mayo Foundation for Medical Education and Research), https://www.mayoclinic.org/healthylifestyle/adult-health/in-depth/burnout/art-20046642.

Äußerst produktiv, ehrgeizig und überarbeitet zu sein ist ein beliebter Trend. Schulte, Brigid, *Overwhelmed: Work, Love, and Play When No One Has the Time,* New York 2014. Siehe auch Rosin, Hanna, »You're Not as Busy as You Say You Are«, in: *Slate*, 23. März 2014. https://slate.com/human-interest/2014/03/brigid-schultes-overwhelmed-and-our-epidemic-of-busyness.html.

Die USA sind das Industrieland der Welt, in dem es die meisten überarbeiteten Menschen gibt. Miller, G. E., »The U.S. Is the Most Overworked Nation in the World«, 20somethingfinance.com, 30. Januar 2022. https://20somethingfinance.com/american-hours-worked-productivity-vacation/.

Kapitel 2

Verstehen, was Überzeugungen sind. Lewis, Ralph, »What Actually Is a Belief? And Why Is It so Hard to Change?, in: *Psychology Today*, 7. Oktober 2018. https://www.psychologytoday.com/us/blog/finding-purpose/201810/whatactually-is-belief-and-why-is-it-so-hard-to-change.

Glaubenssätze kosten dich dein Glück, deine Gesundheit, dein Wohlergehen und deinen Wohlstand. Mautz, Scott, »A Harvard Psychologist Shows How to Change Those Limiting Beliefs You Still Have about Yourself«, in: *Inc.*, 1. März 2019. https://www.inc.com/scott-mautz/a-harvard-psychologist-shows-how-to-change-those-limiting-beliefs-you-still-have-about-yourself.html.

Shermer, Michael, The Believing Brain: From Ghosts and Gods to Politics and Conspiracies – How We Construct Beliefs and Reinforce Them as Truths, New York 2012. Siehe auch Grayling, A. C., »Psychology: How We Form Beliefs, in: Nature 474, Nr. 7352 (2011), S. 446 f. https://doi.org/10.1038/474446a.

Warum es so schwierig ist, Überzeugungen zu ändern. Bouchrika, Imed, »Why Facts Don't Change Our Minds and Beliefs Are So Hard to Change?«, Research.com, 30. September 2022. https://research.com/education/why-facts-dont-change-our-mind.

Kapitel 3

Der Kampf, authentische Beziehungen aufzubauen und aufrechtzuerhalten. Willsey, Pamela S., »Creating Authentic Connections«, in: *Psycho-*

logy Today, 24. August 2021. https://www.psychologytoday.com/us/blog/packing-success/202108/creatingauthentic-connections.

Amerikanischer Traum. Barone, Adam, »What Is the American Dream? Examples and How to Measure It«, Investopedia, 1. August 2022. https://www.investopedia.com/terms/a/american-dream.asp.

Burn-out. Abramson, Ashley, »Burnout and Stress Are Everywhere«, in: *Monitor on Psychology*, 1. Januar 2022. https://www.apa.org/monitor/2022/01/specialburnout-stress.

Räumst du der Selbstfürsorge Priorität ein? Barnett, J. E., L. C. Johnston und D. Hillard, »Psychotherapist wellness as an ethical imperative«, in: L. VandeCreek und J. B. Allen (Hg.), *Innovations in clinical practice: Focus on health and wellness,* Sarasota, FL, 2006, S. 257-271.

Amygdala. »Know Your Brain: Amygdala«, Neuroscientifically Challenged, o. D. https://neuroscientificallychallenged.com/posts/know-your-brain-amygdala.

Kohärenz. Laut wissenschaftlichen Studien des HeartMath Institute zu den Interaktionen von Herz und Gehirn kann, wenn du dich sicher fühlst, ein Zustand der Herzkohärenz erreicht werden. »Heart-Brain Interactions«, The Math of HeartMath (HeartMath Institute, 7. Oktober 2012). https://www.heartmath.org/articles-of-the-heart/the-math-of-heartmath/heart-brain-interactions/. Siehe auch, »Heart Rate Coherence«, Natural Mental Health, 13. Februar 2020. https://www.naturalmental-health.com/blog/heart-rate-coherence.

Clear, James, Atomic Habits, New York 2018.

Dehnen lockert die Muskeln. »The Importance of Stretching«, Harvard Health (Harvard Medical School, 14. März 2022). https://www.health.harvard.edu/staying-healthy/the-importance-of-stretching.

McLeod, Saul, »The Zone of Proximal Development and Scaffolding«, Simply Psychology 2019. https://www.simplypsychology.org/Zone-of-Proximal-Development.html.

Kapitel 4

Ellison, C. W. und I. J. Firestone, »Development of interpersonal trust as a function of self-esteem, target status, and target style«, in: *Journal of Personality and Social Psychology* 29, Nr. 5 (1974), S. 655-663. https://doi.org/10.1037/h0036629; https://psycnet.apa.org/record/1974-32307-001.

Brown, Brené, »SuperSoul Sessions: The Anatomy of Trust«, 1. November 2015. https://brenebrown.com/videos/anatomy-trust-video/.

Taylor, Jill B., *Mit einem Schlag*, München 2008.

Kapitel 5

Anwendung einer Einheitsmethode in der Bildung. Donohue, Nicholas C., »How Scrapping the One-Size-Fits-All Education Defeats Inequity«, in: *The Hechinger Report*, 4. Juni 2015. https://hechingerreport.org/how-scrapping-the-one-size-fits-all-education-defeats-inequity/.

Wir unterschätzen, wie wirkmächtig unsere Worte sind und wie sehr unsere Selbstgespräche unser Erleben beeinflussen können, »Self-Talk«, healthdirect (Healthdirect Australia, Februar 2022). https://www.healthdirect.gov.au/self-talk.

Kapitel 6

Der magische Effekt. Lipton, Bruce, *Der Honeymoon-Effekt,* Burgrain 2013. Siehe auch https://www.youtube.com/watch?v=JKe43Ak1y1c.

Abraham Maslows Bedürfnishierarchie. Maslow, Abraham, *Motivation and Personality,* New York 1954.

Kapitel 7

Amygdala. Ressler, Kerry J., »Amygdala Activity, Fear, and Anxiety: Modulation by Stress«, in: *Biological Psychiatry* 67, Nr. 12 (15. Juni 2010), S. 1117 ff. https://doi.org/10.1016/j.biopsych.2010.04.027.

Kampf oder Flucht. »Fight or Flight Response«, Psychology Tools, o. D. https://www.psychologytools.com/resource/fight-or-flight-response/.

Brown, Brené, *Atlas of the Heart,* New York 2021.

Taylor, Jill B., *Mit einem Schlag,* München 2008.

Kapitel 11

Paradigmenwechsel. Lombrozo, Tania, »What Is a Paradigm Shift, Anyway?«, NPR, 18. Juli 2016. https://www.npr.org/sections/13.7/2016/07/18/486487713/what-is-a-paradigm-shift-anyway.

Kapitel 12

Werteidentifizierung. Swart, Tara, »What Is Value Tagging?«, in: *Psychology Today*, 14. Oktober 2019. https://www.psychologytoday.com/us/blog/faith-inscience/201910/what-is-value-tagging. Siehe auch Scipioni, Jade, »Top Execs Use This Visualization Trick to Achieve Success – Here's Why It Works, According to a Neuroscientist«, CNBC, 26. November 2019. https://www.cnbc.com/2019/11/22/visualization-that-helps-executives-succeed-neuroscientist-tara-swart.html.

Kapitel 13

Affirmationen. Cascio, Christopher N. et al, »Self-Affirmation Activates Brain Systems Associated with Self-Related Processing and Reward and Is Reinforced by Future Orientation«, in: *Social Cognitive and Affective Neuroscience* 11, Nr. 4 (2015), S. 621-629. https://doi .org/10.1093/scan/nsv136.

Hay, Louise, *Heile dein Leben,* Frankfurt am Main 2020.

Kapitel 14

RARE-Methode. Butler, Kristen, *3 Minute Positivity Journal,* Asheville, NC, 2021.

Kapitel 15

Lew Wygotskis Zone der nächsten Entwicklung. McLeod, Saul, »The Zone of Proximal Development and Scaffolding«, in: Simply Psychology 2019. https://www.simplypsychology.org/Zone-of-Proximal-Development.html.

Scaffolding. Cavallari, Dan, »What Is Vygotsky's Scaffolding?«, in: *Practical Adult Insights,* 31. Oktober 2022. https://www.practicaladultinsights.com/what-is-vygotskys-scaffolding.

Neurowissenschaftler in den 1970er-Jahren. »Self-Affirmation Theory«, Encyclopedia.com (International Encyclopedia of the Social Sciences), o. D. https://www.encyclopedia.com/social-sciences/applied-and-social-sciences-magazines/selfaffirmation-theory.

Kapitel 17

Nervensystem. OpenStax College, »Parts of the Nervous System«, General Psychology. University of Central Florida, o. D. https://pressbooks.online.ucf.edu/lumenpsychology/chapter/parts-of-the-nervous-system/.

Studien zu Meditation und Achtsamkeit. National Center for Complementary and Integrative Health, »Meditation and Mindfulness: What You Need to Know«, U.S. Department of Health and Human Services, Juni 2022. https://www.nccih.nih.gov/health/meditation-and-mindful ness-what-you-need-to-know.

INFORMATIONSQUELLEN

Ich habe einige frei zugängliche Informationsquellen zusammengestellt, die dich bei deiner Reise zu einem Leben in Wohlbehagen unterstützen sollen, und überall im Buch im Zusammenhang mit bestimmten Themen auf sie hingewiesen. Du findest Zugang zu ihnen unter: http://www.thecomfortzonebook.com/resources

DANKSAGUNG

Einer meiner Freunde hat einmal folgende Weisheit mit mir geteilt: »Jeder Mensch hat einen Schlüssel, der eine Tür für dich öffnet – eine Tür, die du vielleicht nie so leicht selbst hättest öffnen können.« Der weise Freund ist Jonathan Blank, und ich werde seine Worte nie vergessen. Dieses Buch ist der Beweis für die Wahrheit, die sie enthalten. Jede Person, die mir half, hatte etwas Spezielles und Einzigartiges zu bieten, was das Buch besser machte. Es ist das erfolgreiche Ergebnis der Komfortzone in voller Aktion.

Obwohl mein Name auf dem Einband steht und ich die Idee zu diesem Buch schon vor fast einem Jahrzehnt hatte, bin ich dankbar für die vielen unglaublich talentierten Seelen, die an mich glaubten, mich unterstützten und mir dabei halfen, in Worte zu fassen, wie ich auf clevere Art und Weise erfolgreich wurde, indem ich innerhalb meiner Komfortzone lebte. Ich erfuhr während der gesamten Zeit Unterstützung und fand die richtigen Menschen, die ebenfalls damit im Einklang standen, in ihrer Komfortzone zu leben. Jeder von ihnen widmete sich auf die eine oder andere Weise beharrlich der Aufgabe, dieses Buch Wirklichkeit werden zu lassen. Ich bin von Ehrfurcht ergriffen angesichts der Unterstützung, der Synchronizitäten, der Ermutigung und der Genialität all derer, die mir halfen, der Welt dieses einen Paradigmenwechsel darstellende Konzept vorstellen zu können. So wie die Kraft der Positivität ist diese Bewegung größer als ich, und das verlangt besonderen Dank.

Danksagung

In erster Linie möchte ich meiner Familie für ihr Verständnis dafür danken, wie viel Zeit und Engagement es erfordert hat, dieses Buch zu schreiben. Die größte Unterstützung habe ich von meinem Ehemann Chris erfahren, selbst als ich anfänglich Scham empfand, auf eine Weise zu leben, zu kreieren und erfolgreich zu sein, die im Widerspruch zu den herrschenden Gesellschaftsnormen steht. Meine beiden Töchter Aurora und Evelynn gaben mir immer voller Respekt und Liebe die Zeit und den Raum, der nötig war, an diesem Buch zu arbeiten. Zusammen verbrachten wir fröhliche Teepartys und Pausen auf dem Spielplatz, die mich jedes Mal neu belebt an den Schreibtisch zurückkehren ließen. Meine Mädchen inspirierten mich, sie in dieses Buch mit aufzunehmen, als ich beobachtete, wie sie laufen lernten, Neues ausprobierten und das Leben voller Leidenschaft und Begeisterung aus ihrer Komfortzone heraus genossen. Euch allen ganz herzlichen Dank – ich liebe euch!

Ebenso dankbar bin ich auch meiner nun lieben Freundin und Komfortzonen-Mitarbeiterin bei der Herstellung des Manuskripts, Ellie Shoja von Peace Unleashed. Elli, du gehörst zu den kreativsten, organisiertesten und talentiertesten Menschen, mit denen ich je zusammengearbeitet habe. Ich habe es von Anfang an geliebt, dass du mit derselben Leidenschaft wie ich mit Normen brichst und zu deinen eigenen Bedingungen ein Leben führst, das du liebst. Danke für die unzähligen Stunden, die du in den letzten beiden Jahren damit verbracht hast, mir zu helfen. Ich weiß deine partnerschaftliche Art zu arbeiten und deinen herausfordernden Stil sehr zu schätzen. Deine Fähigkeiten in puncto kreatives Schreiben und Redigieren sind phänomenal, und die Tatkraft, mit der du dieses Projekt bis zum Ende mit durchgezogen hast, war einmalig. Ich bin dankbar, dass du an mich und die Kraft dieses Buches geglaubt hast. Ich glaube an göttliche Führung, doch sollte Glück im Spiel gewesen sein, dann würde ich sagen, ich hatte Glück, dass unsere Wege sich gekreuzt haben und wir zusammenarbeiten konnten. Danke, Ellie – du bist einzigartig.

Unendlich dankbar bin ich auch dem wunderbaren Team bei Hay House, das dieses Buch Wirklichkeit werden ließ. Danke, Reid Tracy, für deinen Glauben an *Rein in die Komfortzone!* und unsere großartige Partnerschaft. Eine dicke Umarmung und herzlichen Dank dir, Patty Gift, für deine fortwährende Unterstützung, deine Freundlichkeit und dein Verständnis. Du hast mir sofort das Gefühl gegeben, willkommen zu sein, was für mich von großer Bedeutung war. Ich weiß dein Engagement für dieses Buch, deine Änderungen und Vorschläge sehr zu schätzen. Zutiefst dankbar bin ich meiner Lektorin bei Hay House, Anne Barthel, deren Änderungen ich freudig akzeptierte, weil sie immer hervorragend waren. Danke für deine Offenheit und deine unverwechselbare Art, bei jeder Bearbeitungsrunde genau das aus mir herauszuholen, was ich sagen wollte. Herzlichen Dank auch dem restlichen Team bei Hay House, einschließlich (aber nicht begrenzt auf) Michelle Pilley, Tricia Bridenthal, Patty Niles, Laura Gray, Sarah Kott, Mollie Langer, Yvette Granados und Marlene Robinson. Eure Unterstützung war für mich von großem Wert.

Ich habe auch von der Hilfe der unglaublich talentierten und erfahrenen Nancy Marriott von den New Paradigm Literary Services bei abschließenden Zeilenbearbeitungen profitiert. Eine weitere Synchronizität, was das Timing unserer Verbindung und Zusammenarbeit angeht.

Danken möchte ich auch meinen Freunden und meiner Familie, die wiederholt fragten: »Wie läuft es mit dem Buch?« Eure Nachfragen und eure Unterstützung haben mir unendlich viel bedeutet. Mein besonderer Dank gilt Dimitra Jhugroo, die mich und meine Community-Plattform Power of Positivity während der letzten 13 Jahre unterstützt hat. Wir haben eine wunderbare Freundschaft aufgebaut, und ich habe tiefstes Vertrauen zu dir, meine Seelenschwester. Vex King, ich bin dir unglaublich dankbar für deine Ermutigung, deine freundlichen Worte und dafür, dass du mich zu Hay House gebracht hast. Du bist eine wahrhaft liebenswürdige, inspirierende, positive Seele. Danke! Meine liebste Freundin und Coachin Cliona O'Hara, ich danke dir für die Selbstbild-Arbeit, die wir zusammen geleistet haben. Deine Intuition ist immer goldrichtig, und du hast mich auf leidenschaftliche, liebevolle und bedeutsame Weise angeleitet. Lauren Magers, ich bin dir dankbar für unsere Freundschaft sowie deine Unterstützung und deinen Glauben an diese Mission. Deine Liebe, Führung, Ermutigung und deine Geschenke waren wunderbare Überraschungen während dieses Prozesses.

Danken möchte ich auch den Mitgliedern meines Power-of-Positivity-Teams und den unabhängigen Unternehmern, die mir bei einzelnen Teilen des Buches geholfen haben: Chris Butler, Branislav Aleksoski, David Papanikolau, Serhat Ozalp und Stephanie Wallace.

Nicht zuletzt bin ich dir, ja, *dir*, der oder die du gerade dieses Buch liest, äußerst dankbar. Ich bin dankbar für deine Unterstützung und dein Engagement für persönliches Wachstum. Unsere Wege haben sich aus einem bestimmten Grund gekreuzt. Lass uns also verbunden bleiben!

Für alle, die Teil meiner Reise gewesen sind: Was für eine wunderbare Gruppe von Menschen, die eine solche Stärke, Kraft, Liebe und Ausdauer in Bezug auf persönliches Wachstum zeigt und sich so leidenschaftlich für eine bessere Welt einsetzt!

DIE AUTORIN

Kristen Butler sieht ihre Aufgabe darin, eine bessere Welt zu schaffen. Sie ist die CEO und Gründerin von Power of Positivity und die Erfolgsautorin des Buches *3 Minute Posivitity Journal*. Nachdem sie den absoluten Tiefpunkt erreicht hatte und mithilfe der Kraft der Positivität wieder auf die Beine gekommen war, rief sie 2009 die Community-Plattform Power of Positivity ins Leben.

Kristen ist seit 1998 in den Bereichen Social Media und Publizistik tätig. Sie hilft anderen leidenschaftlich gern, ihr Gehirn zu trainieren und ihre Gemütslage und ihr Leben zu verbessern. Kristen, die die Natur liebt, lebt mit ihrem Mann, ihren Töchtern und ihren Haustieren im Herzen der Blue Ridge Mountains in North Carolina. Zu ihren Interessen und Hobbys gehören Wandern, Studieren, Schreiben, Gesundheit und Fitness, Reisen und eine pflanzenbasierte Ernährung.

Kristen hat ihr Leben in *vielen* Bereichen wesentlich geändert und verspürt den starken Wunsch, anderen zu helfen.

Verbinde dich mit ihr online und auf Social Media:

positivekristen.com
facebook.com/positivekristen
instagram.com/positivekristen
twitter.com/positivekristen

REGISTER